放射科设备操作
与常见疾病诊断识别

主　编：温晓玲　王成龙

副主编：刘　露　吴　霜　代沁希

参　编：（排名不分先后）

曹小萍　方　婷　胡碧月

林　岚　李　梅　李　叶

林　玥　裴　雪　庆　浩

余飞雪　张洪静　张　耀

郑后军

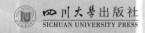

四川大学出版社
SICHUAN UNIVERSITY PRESS

图书在版编目（CIP）数据

放射科设备操作与常见疾病诊断识别 / 温晓玲，王
成龙主编 . 一 成都：四川大学出版社，2024.5
ISBN 978-7-5690-6870-2

Ⅰ．①放… Ⅱ．①温… ②王… Ⅲ．①放射诊断
Ⅳ．① R814

中国国家版本馆 CIP 数据核字（2024）第 086499 号

书　　名：放射科设备操作与常见疾病诊断识别
Fangsheke Shebei Caozuo yu Changjian Jibing Zhenduan Shibie
主　　编：温晓玲　王成龙

选题策划：许　奕
责任编辑：许　奕
责任校对：倪德君
装帧设计：胜翔设计
责任印制：王　炜

出版发行：四川大学出版社有限责任公司
　　　　　地址：成都市一环路南一段 24 号（610065）
　　　　　电话：（028）85408311（发行部）、85400276（总编室）
　　　　　电子邮箱：scupress@vip.163.com
　　　　　网址：https://press.scu.edu.cn
印前制作：四川胜翔数码印务设计有限公司
印刷装订：成都市火炬印务有限公司

成品尺寸：185 mm×260 mm
印　　张：24.75
字　　数：600 千字

版　　次：2024 年 6 月 第 1 版
印　　次：2024 年 6 月 第 1 次印刷
定　　价：126.00 元

扫码获取数字资源

四川大学出版社
微信公众号

前言

　　医学影像诊断学和医学影像技术学为独立教学的课程，涵盖了影像诊断医师和技师需要掌握的知识内容。医学影像诊断学侧重于疾病的诊断，而医学影像技术学则从成像原理出发，注重技术层面的学习，常见病、急危重症的诊断内容偏少，影像技师对常见病的了解尤其是危急值的识别较为欠缺。如果接诊患者时无法第一时间发现异常，则可能延误治疗。若能准确识别，则可及时通知临床医师，随即采取急救诊疗措施。影像诊断医师的知识储备主要围绕疾病诊断，成像原理等方面的知识通常了解不够深入。熟知各类检查的成像原理和方法不仅对疾病的诊断有所帮助，还能拓宽影像诊断医师的科研视野。护理是放射科又一个重要岗位，护士要掌握对比剂的相关原理知识，熟练的急救能力也是非常重要的一环。

　　综上所述，放射科医、技、护三个岗位既各自独立，又相互交叉，只有深度融合才能促进整个科室医疗服务能力的提升。

　　本书涵盖放射科医、技、护等岗位的专业技术及专科科室管理内容，包括放射科设备技术和医学影像学诊断解剖基础、X 线设备操作、CT 设备操作、MRI 设备操作、放射介入设备操作、放射科常用对比剂、常见疾病的诊断识别、危急值疾病的识别、放射科核心制度等。本书主要面向放射专业初入临床工作者，以规范放射科设备操作、提升安全诊断及危急值处理能力为主要目标，具有专业性与实用性，有助于放射专业初入临床工作者有针对性地巩固专业知识，拓宽知识面，同时使其全方位了解各岗位的工作职责和操作规范，不局限于自己的工作岗位，明确各岗位协同合作的重要性。

本书的各位编者还从临床实用的角度出发，将自身工作经验融入书中。由于编者能力和时间有限，书中难免存在遗漏和不足之处，恳请广大师生和读者不吝指教。

目录

第一章 放射科设备技术和医学影像学诊断解剖基础

第一节 成像技术

一、概述

医学影像学是一门集综合性、实用性和发展性为一体的学科。该学科以影像设备为基础，配置不同的影像成像技术和参数，可满足临床各学科的检查需求。

医学影像技术发展迅猛，目前主要分为三部分：

1. 放射影像技术，包括 X 线成像技术、计算机断层成像（Computed Tomography，CT）技术、磁共振成像（Magnetic Resonance Imaging，MRI）技术、数字减影血管成像（Digital Subtraction Angiography，DSA）技术等。

2. 超声医学技术，包括 A 型超声、B 型超声、M 型超声和 D 型超声等。

3. 核医学技术，包括核素显像［正电子发射断层显像（Positron Emission Tomography，PET）、单光子发射计算机断层显像（Single Photon Emission Computed Tomography，SPECT）、γ 照相］、功能测定（如肾图、甲状腺摄^{131}I 率）、体外放射分析和核素治疗等。

近年来，医学影像技术的一个重要进展就是图像融合技术的发展与应用。新型影像设备 PET/CT 和 PET/MR 可以将功能代谢显像 PET 与解剖结构成像 CT/MR 结合起来，这也意味着放射科与核医学科的合作。如今，放射影像技术在无数影像人的艰辛努力下，不断更迭换代，正向着快速、高清、安全及多功能的方向不断发展。

二、X 线成像

（一）X 线成像过程及原理

X 线成像是医学成像的一大类别。传统的模拟 X 线成像是指利用传统 X 线摄影、X 线造影、X 线透视、X 线电视等成像技术，采集人体形态学与功能学的信息，通过光学影像的方式呈现或者记录下来。这种光学影像是可以连续变化的，但由于计算机存储与显示图像输出的矩阵是离散的二进制数据，因此连续的模拟 X 线函数无法直接使用计算机处理，也无法进行数字化存储和传输。模拟 X 线信号的数据保存、处理和显示远没有数字信号方便。数字化是 X 线设备必须完成的。计算机 X 线摄影（Computed Radiography，CR）、数字化 X 线摄影（Digital Radiography，DR）实际上是基于模拟 X 线设备的改进和创新。这里我们以模拟 X 线的成像过程及曝光参数来详细说明影像信息的形成。

1. X 线的发生。

X 线成像的先决条件是 X 线管利用电子轰击阳极靶面形成适合人体检查的 X 线。每一次检查中需要根据人体解剖学、病理生理学等，充分考虑不同检查部位的差异，通过控制台来调节 X 线的曝光参数。可调节的参数包括管电压（kV）、管电流（mA）、曝光时间（秒）等。

2. 影像信息的传递（图 1-1）。

由 X 线管发出的 X 线大致是一束强度均匀的射线，当它穿过人体时发生吸收、散射等，同时产生衰减，形成在空间上分布不均的 X 线，此时的 X 线被称作调制 X 线。这部分衰减的 X 线是 X 线成像的根本，最终形成的图像也反映了组织对 X 线的透过（吸收）情况。而载有人体信息的 X 线是无法被直接读取的，必须传递到某种能量转换器（如屏-片系统、荧光屏、X 线探测器等），经过介质转换，才能形成可见的二维光强度分布。

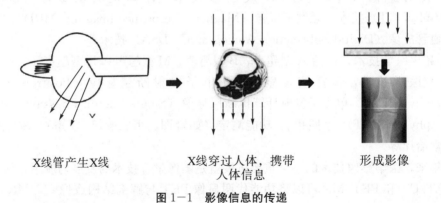

X线管产生X线　　　　　X线穿过人体，携带　　　　形成影像
　　　　　　　　　　　　　人体信息

图 1-1　影像信息的传递

3. X 线影像信息的形成与显示。

X 线摄影和透视分别对应 X 线胶片系统与 X 线电视系统。X 线胶片系统是在荧光屏将 X 线信号转换成荧光信号后，利用胶片感光的特性，使用显影液、定影液等化学材料处理，形成可见的密度图像，并以照片的形式固定下来，如图 1-2 所示。X 线照片为黑白密度的负片，借助观片灯将其转换成光强度的空间分布，形成视觉图像。X 线电视系统是利用影像增强器的荧光屏将 X 线转换成可见光，再通过摄像机摄取图像进行光电转换，最终形成电视信号，如图 1-3 所示。通过 X 线电视系统可以实时观察人体组织的结构以及功能状态。

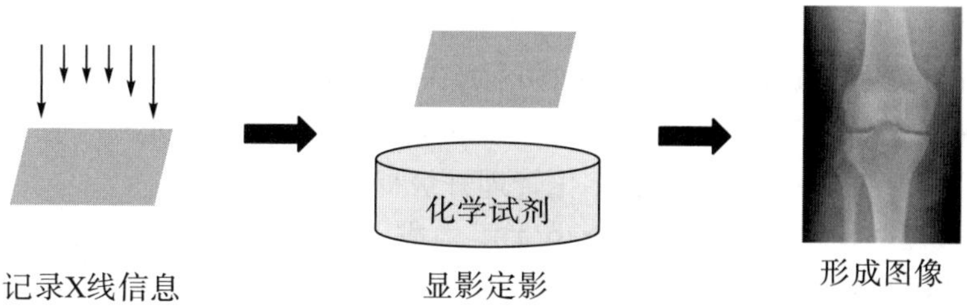

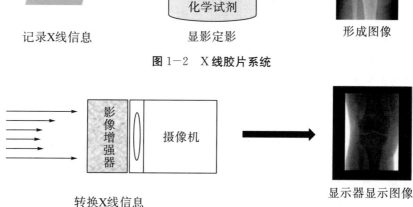

化学试剂
记录X线信息
显影定影
形成图像

图 1－2　X 线胶片系统

影像增强器
摄像机
转换X线信息
显示器显示图像

图 1－3　X 线电视系统

模拟 X 线成像的主要流程包括 X 线的发生、影像信息的传递、X 线影像信息的形成与显示。数字化 X 线在第二步以及第三步进行了改进，利用各种电子技术直接或间接对调制 X 线或其感光形成的荧光进行探测记录，并形成电信号。由计算机逐一读取各个像素点，形成一个二维矩阵数据，再对其进行调整储存，阅读时按照一定的规律投射到显示器上，完成对调制 X 线的显示，如图 1－4 所示。

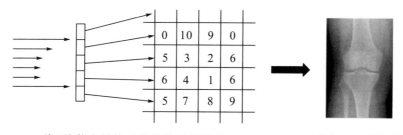

0 10 9 0
5 3 2 6
6 4 1 6
5 7 8 9
将X线信息转换成离散数据并储存
计算机显示影像数据

图 1－4　数字化 X 线主要成像流程

（二）CR 设备概述

CR 设备按照结构分成普通型（又称暗盒型）与专用型（又称无暗盒型）。普通型的阅读器分为柜式阅读器与台式阅读器。柜式阅读器有单槽与多槽之分：单槽阅读器一次只能插入一个影像板（Image Plate，IP），通常称为 IP 板；多槽阅读器一次能插入多个 IP 板，系统可以依次自动读取 IP 板数据。台式阅读器为桌面式简易阅读器，只有一个槽口。专用型的 IP 板固定在暗盒槽内，IP 板曝光后自动读取图像，传向图像工作站，免去取放动作，可提高工作效率。

1. IP 板。

CR 设备与常规模拟 X 线设备最大的区别在于影像记录和读出环节。IP 板是 CR 成像系统的关键元件，它不仅适用于固定 X 线机，也可在床旁 X 线机上使用，为许多原本拥有模拟 X 线设备的医院进行数字化管理升级提供了便利。

IP 板外观像一块增感屏，实际上由 4 层构成，分别为表面保护层、光激励荧光物质层、基板层和背面保护层，成像核心是光激励荧光物质层。光激励荧光物质层内氟卤化钡晶体含有微量的二价铕离子，作为活化剂形成发光中心，在接收 X 线照射后，X 线的能量以潜影的形式储存起来，然后经过激光扫描激发储存的能量，产生的荧光被读出，继而转换为数字信号。

2. 阅读器装置。

IP 板采集数据后需要使用阅读器读出暂时储存的潜影信息。CR 阅读器装置分为探测器型和无探测器型两种。探测器型需要装载 IP 板来经历曝光和激光扫描的过程，可以与模拟 X 线设备兼容，不需要单独配置 X 线发生装置。无探测器型的 IP 曝光和阅读装置组合为一体，图像向工作站传输的整个过程都是自动完成的，但是需要配置单独的 X 线发生装置。

（三）DR 设备概述

DR 是基于传统 X 线成像技术发展而来的数字化 X 线成像技术。相较于传统 X 线成像系统，DR 设备在 X 线透过人体后经探测器采集和计算机处理后能够在几秒内快速出图，在成像流程上更加便捷。

DR 设备是高度集成化数字化影像设备，其组件主要包含两大核心单元，即 X 线发生装置和 X 线采集装置。

1. X 线发生装置。

1）X 线管：诊断用 X 线管主要分为三类，即固定阳极 X 线管、旋转阳极 X 线管以及特殊 X 线管。常见的 DR 设备以旋转阳极 X 线管为主。

（1）固定阳极 X 线管：由阳极、阴极和玻璃壳三部分组成。阳极主要接受来自阴极的电子并产生 X 线，大量电子轰击阳极靶面，释放出的 X 线能量不到电子携带能量的 1%，其他能量均以热量形式散失。阳极靶面的工作温度非常高，因此一般选用熔点较高的金属作为靶面材料，如钨（W），熔点为 3370℃。但钨的散热效率比较低，可以与无氧铜焊接在一起提高散热效率。阴极的主要功能是产生电子，为提高产生电子的效率，阴极一般有两根灯丝，长的一根形成大焦点，短的一根形成小焦点。当需要调节 X 线的量时，可以调控灯丝的电流。玻璃壳主要起支持与保持管内真空度的作用，由于电子在线管中高速运动，若线管密封不良，漏入的空气分子会与高速电子发生碰撞而损失一部分高速电子。固定阳极 X 线管最大的问题是每次散热均在同一位置，故不能将电子聚焦的面积（即焦点）设计太小，但焦点大又会导致图像模糊度增加，降低诊断的效能。

（2）旋转阳极 X 线管：除了阳极外，其余结构与固定阳极 X 线管相似。旋转阳极 X 线管使用耐高温的材料制成转子装在轴承内，旋转时可以使电子轰击的区域均匀分布到整个环形区域，减小单处热负荷。

（3）特殊 X 线管：一般是指栅控 X 线管、软 X 线管以及金属陶瓷 X 线管。

栅控 X 线管：在普通 X 线管的阳极和阴极之间增加了一个控制栅极来控制 X 线的产生，此时灯丝发出的电子不仅取决于灯丝电流、管电压，还取决于栅极电位的变化。当施加一个较大的栅极点位时，阴极发射的电子无法获取足够的能量到达阳极，不能形成管电流，就无法产生 X 线。根据上述原理，栅控 X 线管可以通过控制电信号来完成曝光时间的精准控制，达到小剂量曝光。如果施加脉冲电信号，还可以出现间断性 X 线摄影，并且可以人为控制间隔时间。特殊的栅极形状可以筛选 X 线，通过调节栅极电压可以聚焦很窄的电子束，获得极小的焦点，如 0.1mm×0.1mm 的微焦点。所以栅控 X 线管一般用于床旁摄影、DSA 以及超小焦点的摄影。

软 X 线管：对于乳腺等软组织进行 X 线摄影，常规能量的 X 线往往不能获得较好的对比度，此时必须使用软 X 线成像。软 X 线管的滤过窗与阳极靶面材料与常规的 X 线管不同。常规滤过窗使用铝作为滤过材料，低能 X 线被滤过，软 X 线管使用原子序数更低的铍来保证获取大量低能射线。钼靶在管电压高于 20kV 时，除了辐射连续 X 线，还能辐射大量波长为 0.07nm、0.063nm 的特征 X 线。另外，钼片吸收波长小于 0.063nm 的 X 线，留下较低能量的 X 线。这些特性都是非常契合软组织摄影需求的。软 X 线管发出的 X 线能量较低，电子需要加速的距离也较其他 X 线管短，因此极间距离也较短，非常适合软组织摄影。

金属陶瓷 X 线管：针对大功率开发的 X 线管，其结构与旋转阳极 X 线管相似，不同的是金属陶瓷 X 线管外壳由金属与陶瓷组合而成，金属部分位于 X 线管中部，位置接地，以吸收二次电子。金属陶瓷 X 线管可以消除玻璃壳的钨沉积，还能将灯丝加热到较高温度，提高 X 线管负荷，满足连续曝光的要求。

2）高压发生装置：按照工作方式分为工频、中频、高频和电容放电四种。

2. X 线采集装置。

DR 的核心就是使用 A/D 转换器将模拟的 X 线信号转换成数字信号，传输给计算机处理。X 线探测器是 DR 设备的关键部件。目前主流的 DR X 线采集装置包括非晶硒平板探测器、非晶硅平板探测器、多丝正比室、电荷耦合器件（Charge Coupled Device，CCD）摄像机。

1）非晶硒平板探测器：主要由基板、集电矩阵、硒层、电介层、顶层电极和保护层构成，可以在 X 线照射后的极短时间内（3~7 秒）形成 X 线图像。

2）非晶硅平板探测器：有两种，一种是以碘化铯晶体材料作为 X 线转换介质的探测器，另一种是以硫氧化钆作为 X 线转换介质的探测器，两者构成相似。非晶硅平板探测器主要由基板层、非晶硅阵列、碘化铯层构成。

3）多丝正比室：一种气体探测器，所有结构位于一个封闭的铝腔室内，可以被看作是许多独立正比技术管的组合。在两块平行的金属板之间有大量的金属丝，这些金属丝彼此绝缘，各施加一定的正电压，形成许多阳极，金属板接地形成公共的阴极，每一根金属丝均作为一个独立的信号采集通道。室内充满惰性气体。

4）CCD 摄像机：使用 CCD 摄像器件取代摄像管制成的摄像机，利用电荷的储存和转移将 X 线空间分布转换成电信号的空间分布。

三、CT 成像

（一）CT 成像原理

1972 年，英国工程师 Hounsfield 发明了 CT，这是一项震惊医学界的发明。在此之前，人们已经可以使用 X 线透视和摄影得到清晰的人体解剖图像，但是这些图像都是三维人体在二维平面上的投影。对于许多存在遮挡的组织结构是不能完全清晰分辨的，只能通过逆向思维推断，导致许多细微病变无法早期被发现。而 CT 形成的是断层图像，能够去除遮挡，清晰显示被照物的内部结构。

CT 扫描方式是随着 CT 机发展而变化的。目前共有五代 CT 机，每代之间的扫描技术存在一定的差异，见表 1-1。第三代 CT 机中滑环技术的出现使 CT 扫描方式发生重大革新，从不连续的轴扫向连续的螺旋扫描发展。尽管电子束 CT 在目前来讲扫描速度最快，但是因为造价高、密度分辨率和空间分辨率低等因素，尚未大规模普及，目前临床上使用的 CT 机以第三代 CT 机为主。

表 1-1　五代 CT 机的扫描参数

CT 机	扫描方式	探测器数	扫描时间
第一代	单束平移－旋转	2~3 个	一个断面 3~5 分钟
第二代	窄扇形束平移－旋转	3~30 个	20~90 秒
第三代	宽扇形束旋转－旋转	300~800 个	2~9 秒
第四代	宽扇形束旋转－静止	600~1500 个	1~5 秒
第五代	电子束静止－静止	环形排列的探测器	10~50 毫秒

1. 原理。

1) X 线在透过人体的时候会衰减。CT 成像同样使用 X 线，它与 X 线在人体产生作用的机制完全相同。在忽略散射作用而只考虑 X 线在人体中发生吸收作用的情况下，通过实验验证，在均匀物质中，X 线的衰减函数服从指数规律：

$$I = I_0 e^{-\mu d}$$

式中，I_0 为入射 X 线的强度，d 为穿过均匀物质的厚度，I 为射出的 X 线强度，μ 为衰减系数。

人体组织并非完全均匀，各种组织的平均原子序数、密度都存在差异，衰减系数各不相同。为了简化模型，把人体某一个方向分成非常多的小像素，每个像素长度为 d，衰减系数分别为 μ_1，μ_2，...，μ_n，I_0 为入射 X 线的强度，穿过第一个像素的 X 线强度为：

$$I_1 = I_0 e^{-\mu_1 d}$$

穿过第二个像素的 X 线强度为：

$$I_2 = I_1 e^{-\mu_2 d} = I_0 e^{-(\mu_1 + \mu_2)d}$$

以此类推，穿过最后一个像素的 X 线强度为：

$$I_n = I_{n-1} e^{-\mu_n d} = \cdots = I_0 e^{-(\mu_1 + \mu_2 + \cdots + \mu_n)d}$$

简单变换后即得：

$$\mu_1 + \mu_2 + \cdots + \mu_n = -\frac{1}{d} \ln \frac{I_n}{I_0}$$

d、I_n、I_0 均可以通过测量或者接收信号获得，每发出一个方向的 X 线就可以获得这个方向上衰减系数的和，从多个方向发出射线，可获取一个方程组。在多次测量后即可获得各个衰减系数的具体值。

2）衰减系数 μ 并非一成不变的，X 线的能级不同，衰减系数也会随之变化。随着 X 线能量的增加，光电效应的发生概率逐渐降低。能量较高的 X 线在人体内发生衰减，衰减系数 μ 会明显小于低能量的 X 线。对于单能 X 线，人体组织的衰减系数是相对稳定的。

但在实际应用中，X 线的发生效率比较低，电子能量绝大部分（超过 99%）以热能形式散失，采用单能 X 线照射会浪费较多其他能级 X 线。传统 X 线设备均使用连续 X 线。低能 X 线较容易衰减，高能 X 线相对不容易衰减，连续 X 线在人体中发生物理作用后其平均能量会逐渐上升，这也使得前后衰减的射线能级存在差异，导致 CT 图像的不均匀度增加。上述效应也被称为 X 线硬化效应，在肩颈部扫描中容易出现。

2. CT 的基本概念。

1）CT 值：衰减系数作为一个物理量，是一个无量纲的系数，临床实际工作中使用此类参数十分不便，日常使用较多的是 CT 值。实际应用的 CT 值是以人体中成分最多的水作为基准，以某组织的衰减系数减去水的衰减系数的差，除以水的衰减系数，最后乘以 1000 得到，公式如下：

$$CT\ 值 = \left(\frac{\mu_{某组织} - \mu_{水}}{\mu_{水}} \right) \times 1000$$

把人体组织 CT 值界限划分成 2000 个单位，水的 CT 值为 0HU，密质骨的 CT 值为 1000HU，空气的 CT 值为 −1000HU。人体常见组织的 CT 值见表 1−2。

表 1−2　人体常见组织的 CT 值

组织	CT 值（HU）	组织	CT 值（HU）
密质骨	＞250	肝脏	45～75
钙化	80～300	肾脏	20～40
血液	50～90	脾脏	35～55
渗出液	＞15	胰腺	25～55
漏出液	0～18	肌肉	35～50

续表1-2

组织	CT 值（HU）	组织	CT 值（HU）
脑脊液	3~8	脑白质	28~32
脂肪	−50~−100	脑灰质	32~40

2）密度分辨率：在低对比的情况下，图像中两种软组织之间能分辨的最小密度差别称为密度分辨率。影响密度分辨率的主要因素有层厚、X线剂量、噪声等。

3）时间分辨率：对于静止的器官，时间分辨率指单位时间内 CT 设备采集的帧数。对于运动的器官，时间分辨率指采集数据所需的最短时间。如临床中脑灌注的时间分辨率指 1 分钟内采集的帧数，而冠状动脉扫描的时间分辨率指分布在心电图（ECG）波形图上相对位置用于图像重建的起始点到终止点的时间窗宽度。

4）空间分辨率：在高对比的情况下，密度分辨率大于 10%，图像中区分组织空间结构差异的能力叫作空间分辨率。与密度分辨率相比，空间分辨率更强调图像的"细致"程度，一般来讲较小的视野、较大的重建矩阵会有更高的空间分辨率。空间分辨率分为横向分辨率和纵向分辨率。横向分辨率指 CT 成像平面上的分辨率。纵向分辨率指 CT 扫描方向或者人体长轴方向上的分辨率。

5）部分容积效应：由于 CT 的体素是具有一定大小的，扫描数据重建后，一个体素内可能存在多种组织，其测得的 CT 值为这几种组织 CT 值的加权平均，这种现象称为部分容积效应。部分容积效应会掩盖许多小病灶，所以在日常临床工作中会针对小病灶进行薄层扫描，减轻甚至消除部分容积效应的干扰。

（二）CT 扫描方式

1. 逐层扫描。

逐层扫描又称轴扫，是传统的 CT 扫描模式，五代 CT 机均可实现。X线束的轨迹是不相互连续的环形，是真正的断层影像。逐层扫描多应用于头部和心脏扫描。目前许多厂家生产的宽体探测器，充分利用 X 线管发射出的锥形射线，一次扫描可以获得16cm 范围的软组织数据，消除了以前分层采集中不同层面间因受检部位运动而导致的图像错层。

2. 螺旋扫描。

螺旋扫描是目前应用最广泛的 CT 扫描技术，绝大部分检查均使用螺旋扫描。螺旋扫描 X 线的轨迹呈螺旋状，每一层是一个不封闭的圆，重建数据时通过插值的方式来得到一层的数据。整个扫描的数据是一个容积数据，在层与层之间没有数据的遗漏，可以提供更好的 3D 数据，方便进行不同角度的数据重建，如常规临床需要的冠状面和矢状面图像的重建。螺旋扫描按旋转一圈所得图像的层数可分为单层螺旋和多层螺旋。

（三）CT 数据重建

1. 平行束的 CT 数据重建。

第一代 CT 机同一角度下的原发射线完全平行，利用采集到的 X 线数据进行数学重

建，重建方式有反投影法、迭代法和解析法。反投影法是将众多的投影数据强度成正比地沿投影方向反向填回原矩阵中，再将其累加起来，得到物体的层面图像。迭代法是将近似重建所得图像的投影与实测层面进行对比，得到的差值再反投影到图像上，每次反投影都会得到一幅新的近似图像，多次迭代后可以明显减少图像噪声。解析法主要是利用傅里叶中心切片定理，对于二元函数，它在某一个方向投影的一维傅里叶变换等于该函数的二维傅里叶变换在该方向的值。解析法中最主要的是滤波反投影算法（Filtered Back Projection，FBP）。滤波反投影算法是通过数学计算发现反投影图像在投影前经过滤波算子$|\rho|$［极坐标系（ρ，θ）］修正后得到的准确图像。

2. 扇形束的 CT 数据重建。

扇形束的 CT 数据尽管是多个探测器同时采集数据，但是在重建图像时，可以将所得的所有数据进行重排，通过不同的组合方式，依然可以得到平行束射线的数据。如图1-5 所示，扇形束在转换成平行束后即可使用之前的所有方法进行图像重建。

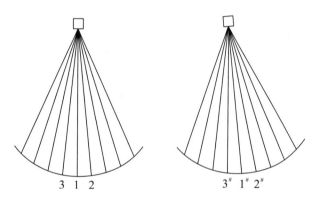

图 1-5　扇形束射线与平行束射线等效示意图

注：1方向上的射线，与旋转一定角度的$3^{\#}$方向上的射线为平行射线，在多角度不同方向的扇形束中选出平行的射线投影数据，与平行束 CT 类似，采集的数据是完全等效的。

（四）CT 设备的基本构造

1. 扫描机架。

1）X 线管：相较于常规 X 线管，CT 用的 X 线管在性能与结构上有较大差异。目前第三代、第四代 CT 机使用的均是旋转阳极 X 线管，其热容量与管电流均较高，以满足在扫描过程中连续曝光的需求。另外，为了能显示细微结构的病变，CT 的 X 线管旋转阳极焦点较小，为 0.6mm×0.6mm（有的也有大焦点，如 1.2mm×1.2mm）。扫描时间短的 CT 机常常管电流较大（一般为 100～600mA）。

此外，为了在单位时间内提升采集效率，许多 CT 机都配备了飞焦点技术。其原理是在阴极发射电子流后，被偏转电场改变垂直入射点，打在阳极靶面的另一位置，分别采集这两组数据。飞焦点技术能在不增加辐射功率的前提下，获取最大信息量。

2）冷却系统：旋转阳极在连续扫描过程中会产生大量的热量，若热量不及时散去，就会影响电子发射，甚至出现阳极靶面龟裂，影响 X 线的质量。目前冷却系统分为两种：风冷与水冷。

3）高压系统：CT 机的电压精度要求较高，一般在 0.5% 以下，这需要将其高压发生器的电压稳定度控制在较高水平（变化幅度一般在千分之一以内）。目前的 CT 高压发生器与 DR 高压发生器类似，都采用高频逆变技术，其生成的电压具有一致性好、干扰小、分辨率高等优点。

2. 数据采集系统。

数据采集系统包括探测器、缓冲器、积分器和 A/D 转换器等组件，其核心组件为探测器。探测器主要分为气体探测器和闪烁探测器。

3. 准直器与滤过器。

准直器分为两种：一种为 X 线管侧的准直器，称为前准直；另一种为探测器侧的准直器，称为后准直。准直器决定了扫描的厚度。

滤过器则是位于 X 线管一侧用于滤过低能 X 线的装置。

4. 计算机处理系统、扫描床和高压注射器。

CT 的整个系统一般是由一台主计算机和许多微机共同执行操作的，同时拥有一台专用的计算机来执行图像重建的任务。为了得到最真实的 CT 数据，在日常工作中会进行数据校正，校正包括零点漂移校正、参考校正、空气校正、体模校正和环形校正。

扫描床的精度定位直接决定扫描图像的准确性，其定位精度不能大于 0.1mm。另外，扫描床在垂直方向升降以及水平方向移动都需要非常平稳，以达到精确定位。

高压注射器是 CT 增强扫描和血管成像不可缺少的设备。它可以将对比剂在短时间内集中注射到人体的心血管内，充盈受检部位，获得优异的图像对比度。高压注射器可以通过调节注射总量、速率、压力以及与生理盐水组合，来达到不同的检查目的。

四、MRI 成像

（一）MRI 成像原理

1. 自旋与磁矩。

磁共振能产生信号的根本原因是原子在空间中并非静止，而是处于不停止的运动状态。自旋是微观粒子的固有属性，组成原子的质子、中子、电子都具有自旋的特性。自旋可以理解为微粒像地球一样在不停地自转，这种旋转和圆形线圈内通上电流一样都能产生磁场。其关系可用下列公式表示：

$$\mu = \gamma J$$

式中，J 为自旋角动量，μ 为磁矩，γ 为旋磁比，不同的原子核拥有不同的 γ。量子力学告诉我们微粒的自旋角动量并非连续变化的，而是量子化的，所以磁矩的取向也是量子化的。医学磁共振成像着重关注人体内含量最多的氢（H）原子。

H 原子可以看成是一个质子，质子带正电，可以认为 H 核的电荷均匀分布在它的表面。H 原子的自旋量子数不为 0，所以有自旋，自旋即产生磁场。自然状态下，人体内有大量的 H 原子，这些 H 原子没有排序，其磁矩指向为随机方向，且随时改变，故每一瞬间不同朝向的 H 原子磁力相互抵消，宏观上不能表现出核磁矩。

当施加外界磁场 B_0 时，自旋核受到磁场力矩的作用而定向排列，称作自旋的空间量子化。简单来讲，对于 H 核，自旋量子数为 1/2，空间取向 m 只有 1/2 和 $-1/2$ 两种情况。而这种取向事实上也对应了两个能级，这种物理现象被称为塞曼效应（Zeeman Effect）。m 为正时，磁矩 μ 与外界磁场方向相同，其能量为负值，称为低能态；m 为负时，磁矩 μ 与外界磁场方向相反，其能量为正值，称为高能态。值得注意的是，H 核在施加外磁场后，其磁矩方向并非与外磁场平行，而是成一定的夹角，在自身不停旋转的情况下，绕着与主磁场方向平行的一条轴线做旋进，这与陀螺的旋转类似，如图 1-6 示。此时磁矩在 B_0 磁场方向的分量因为高低能级的原子数量不等而无法完全消除，因此在宏观静磁场中会出现一个与静磁场方向相同的较小磁矩。

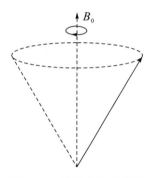

图 1-6　H 核自旋示意图

2. 共振与弛豫。

1）共振：磁共振中的"磁"指的是静磁场与射频脉冲（Radio Frequency，RF），共振则是指原子核与射频脉冲频率一致时，原子核吸收能量的过程。对于一类确定的原子，其共振频率是由原子核的特性以及外界磁场强度决定的，只有自旋的原子核才能发生共振。

当外界射频频率 υ_0 满足以下条件时可以发生共振：

$$\upsilon_0 = \frac{\gamma B_0}{2\pi}$$

此方程被称作拉莫尔（Larmor）方程，γB_0 也被称为拉莫尔频率。

在实际应用中，为达到共振状态，通常使用 RF 作为激发源。RF 是一种电磁脉冲，在 MRI 中短时发射，与音叉的共振类似，RF 的频率需要达到共振频率才能被原子吸收。不同场强下 H 原子的共振频率见表 1-3。这些频率远远低于 X 线的频率（甚至比可见光的频率低），因此不会破坏生物系统的分子结构，这也是磁共振在电离辐射中较为安全的原因。

表 1-3　H 原子在不同场强下的共振频率

外磁场强度（T）	共振频率（MHz）	外磁场强度（T）	共振频率（MHz）
0.20	8.52	1.0	42.56
0.35	14.90	1.5	63.87
0.50	21.29	2.0	85.16

2）弛豫：共振之后的原子会与周围环境发生作用转移之前吸收的能量，回到低能态，保持低能态核数比高能态核数略多的热平衡状态。这种不放出辐射而回到低能态的过程被称为弛豫。弛豫的种类很多，多数情况下，以自旋－晶格弛豫和自旋－自旋弛豫为主。

（1）自旋－晶格弛豫：也称纵向弛豫或 T_1 弛豫。这里的晶格指的是包含目标自旋核的整个分子体系。固体的晶格是稳定的，而液体可以流动，因此液体的晶格位置相对稳定的时间较短。若某一晶格的频率刚好与自旋核旋进的频率相同，那么自旋核的能量就可以转移到这个晶格当中，核就可以弛豫到低能级。较大的分子热运动频率相对较慢，小分子的物质热运动较快，都不能有效地转移能量。仅有中等分子的物质（如脂肪）热运动频率接近拉莫尔频率，可以较快转移能量。物理上对 T_1 值的定义是纵向磁化矢量从最小值恢复到平衡态的 63％ 所经历的弛豫时间。生物组织的 T_1 时间在几百毫秒到几秒之间。

（2）自旋－自旋弛豫：也称横向弛豫或 T_2 弛豫。若两个自旋核一个位于高能态，一个位于低能态，当两核相互靠近时，可能会发生能量转移，这种现象称为自旋－自旋弛豫，这种弛豫的效率更高。固体的分子位置相对固定，因此固体横向弛豫的交换效率比液体高。物理上对 T_2 值的定义是横向磁化矢量减小到最大值的 37％ 所经历的弛豫时间。由于自旋－自旋弛豫效率一般高于自旋－晶格弛豫，因此一般情况下 T_1 大于 T_2。

3. 自由感应衰减信号。

自由感应衰减（Free Induction Decay，FID）信号是指射频停止作用后，横向磁化矢量自由旋进，使用外部线圈探测得到的信号，这是磁共振成像的信号源。横向磁化矢量从大小上会发生自旋－自旋弛豫，而实际上，横向磁化矢量并不能在一个完全均匀的磁场中进行弛豫，由于外界磁场不均匀，弛豫时间会缩短，这种综合作用的效果称为 T_2^*，T_2^* 远小于 T_2。磁化矢量大小上呈指数变化，但实际上采集得到 FID 信号在 0 点上下振荡，这是由于接收线圈只能接收到垂直于线圈方向磁场变化产生的电流信号，所有平行于接收线圈的磁化矢量变化均不能产生信号。横向磁化矢量在做自由旋进运动时，分解在线圈的垂直、平行方向后可知信号变化应为余弦函数。最终采集信号的强度随时间变化的函数是指数函数与余弦函数的乘积，如图 1-7 所示。

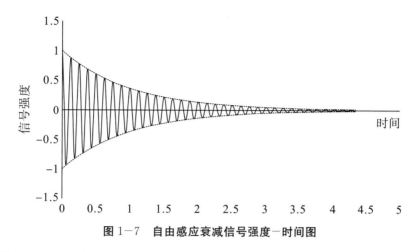

图1-7 **自由感应衰减信号强度-时间图**

4. 梯度场与空间定位。

1) 梯度场。

FID信号是整个生物体所有原子的总信号,不能按照空间位置将信号分离。而生物信息需要按照空间位置解离信号形成断层图像,为疾病的诊断提供信息。梯度场就是用来解决磁共振成像中空间定位的问题。

梯度场是与主磁场方向相同的磁场,一般有3个,少数特殊的磁共振拥有额外的一个梯度场。梯度场在MRI系统的三个坐标方向（X、Y、Z）上。Z方向一般是指磁场的方向,Y方向是竖直方向,X方向是水平上与Z方向垂直的方向。梯度场中心一般为0,两侧场强方向相反（梯度场的磁场强度较小,负向的梯度场与主磁场相叠加,最终的磁场方向依然与主磁场相同）。

2) 空间定位。

（1）层面选择：FID信号激励的范围较大,难以区分形成的信号是从人体哪一个层面发出。若将人体想象成由许多断面构成,那第一步就是选择需要成像的断面,加上Z方向上的梯度后,空间的磁场可以表示成$B_0 + ZG_z$,其位置的旋进频率可以表示为$\omega_z = \gamma(B_0 + ZG_z)$,因此不同位置点的旋进频率就有了一定的差异,这为磁共振的选层提供了可能。即使实际过程中组织拥有一定的层厚,也可以使用与之对应的带宽来解决激励的问题。

（2）频率编码：在选择好层面激励后,整个平面的信号依然混在一起,需要将信号解离到每一个点上。平面是由众多的直线构成的,对某一个空间方向进行编码就可以将二维的重叠信息解离到一维上。以在X方向上为例。在X方向上施加的梯度,与Z方向上可以得到类似的公式。不同直线方向上的旋进频率不同,最终得到一个混合的信号,通过傅里叶变换,将信号随时间变化的曲线变换成空间频率上不同频率的叠加,再根据频率的差异,将不同直线上的信号分离开来。

（3）相位编码：一条直线上所有的点的信号最后利用相位变化的方式来解离。不同位置旋进频率不一致,随着时间的推移会形成相位差,利用相位差就能编码直线上所有的点。在Y方向上施加梯度,其旋进频率引发的相位差,通过累计不同的梯度变换（一次称为一个相位编码步）得到一系列信号,最终解离出每一个像素点的信号。可以看出三个定位梯度里，只有相位编码方向上的信号需要多次采集，实际上磁共振的成像速度也主要取决于相位编码方向的步数。

（4）梯度周期与成像时序：在一次磁共振自旋回波序列成像周期中，最先开启的一般是层面选择，与此同时 RF 产生，激励基本限制在层面选择梯度 Gz 所决定的平面内。XY 平面的横向磁化矢量出现，并出现 FID 信号，此时不采集信号。激励完成并关闭 Gz，开启相位编码梯度，一个周期仅能完成一个相位编码步，编码完成后并不马上采集，仅起预备作用，这段时间也称准备期。再度开启 Gz，限制 180° 重聚脉冲激励所选层面，待到合适的时间（回波时间）开启频率编码，读出回波信号（频率编码也称读出梯度），然后重复之前的步骤直至完成所有的相位编码步。

5. 自旋回波（Spin Echo，SE）。

自旋回波序列（SE 序列）是磁共振成像的基本序列，其核心是利用 180° 脉冲对失相位的横向磁化进行矢量重聚。

1）重聚脉冲原理：SE 序列使用 90° 脉冲激励 H 原子后，其纵向磁化矢量减小至 0，横向磁化矢量出现。自旋核并非处于理想环境下，周围磁场的不均匀导致其进动速度不一致，横向磁化矢量在 XY 平面旋转，经过一段时间后，相位差异较大，横向磁化矢量指向 XY 平面内各个方向，此时从宏观上来看，信号强度为 0。随后使用 180° 脉冲激励已经失相位的自旋核，自旋核获得能量后完成翻转，尽管原先的进动频率没变，但因为其旋转方向与原来相反（相当于原来的负值），再经历一段时间后，原先的失相位状态会恢复到相位重聚状态。从 90° 脉冲到相位重聚的时间刚好是 90° 脉冲到 180° 脉冲的 2 倍，通常把 SE 序列中 90° 脉冲到相位重聚的时间称为回波时间（Time of Echo，TE），把 90° 脉冲至下一个 90° 脉冲的时间称为重复时间（Time of Repetition，TR）。重聚后的信号完全没有受到各个自旋核旋转速度的影响，即克服了 B_0 磁场的不均匀性。

2）单回波自旋回波：单回波 SE 序列仅有一个 180° 重聚脉冲。其 TR 少则几百毫秒，多则上千毫秒，成像速度相对较慢。临床上要求图像的分辨率相对较高，因此在 SE 序列中使用相对较少。

3）多回波自旋回波与快速自旋回波（Fast Spin Echo，FSE）：在单回波 SE 序列中，大多数时间未进行信号采集与激励，存在时间浪费，通过添加多个回波来获取具有不同 TE 值的图像，如质子加权与 T_2 加权，这种脉冲序列称为多回波 SE 序列。与多回波 SE 序列类似，快速自旋回波序列是在自旋回波的基础上施加多个 180° 重聚脉冲。与多回波 SE 序列不同的是，快速自旋回波只有一个等效 TE。由于回波信号的幅值成指数衰减，快速自旋回波前后的信号值会存在较大差异，过长的回波链会导致图像模糊，这就限制了回波链的长度。另外，快速自旋回波还可以与半傅里叶采集等加速采集方式组合，进一步提高采集速度。

6. 梯度回波（Gradient Echo，GRE）。

梯度回波又称场回波，GRE 序列的核心是使用 θ 角度小于 90° 的激励脉冲和利用反转梯度取代 180° 脉冲。

1）梯度回波原理：小角度脉冲激励后，施加梯度场会使得 H 原子呈现不同旋进频率，导致快速失相，磁共振信号消失，此时再施加一个强度相同、方向相反、时间一致的梯度场，将已散相的质子重聚，即形成磁共振信号。与自旋回波不同的是，梯度回波是通过梯度的变化来控制质子的进动，而非像 180°脉冲让质子吸收后进行反向运动，最终抵消掉运动相位完成重聚。由此可知，梯度回波的信号易受 B_0 磁场不均匀性的干扰，其衰减为 $T_2{}^*$。$T_2{}^*$ 衰减明显快于 T_2，若要在横向磁化矢量上获得足够大的回波信号，就需要将 TE 设置得更短。使用小角度激励，纵向磁化矢量未从 0 开始恢复，恢复时间短，设置的 TR 甚至可以低至 10~20 毫秒，成像速度大大加快。

2）扰相梯度回波序列：扰相梯度回波序列是最简单的 GRE 序列。信号采集后，XY 平面依然存在磁化矢量，在下次成像中会对结果造成干扰。为了有效解决这个问题，在采集信号后施加损毁梯度，使残留在 XY 方向上的磁化矢量快速失相，待纵向磁化矢量恢复后再进行激励。由于每次 RF 脉冲激励前横向磁化矢量均已失相，仅纵向磁化矢量达到稳定状态，因此扰相 GRE 在 T_1 加权成像（T_1-Weighted Imaging，T_1WI）图像上具有优势，临床上主要适用于屏气的 T_1WI 图像。

3）相位聚合与稳态自由旋进：与扰相 GRE 不同的是，相位聚合是保留上一个脉冲激励后残留的横向磁化矢量，在下一次激励前施加一个重聚梯度，让横向磁化矢量最大化，使得横向磁化矢量和纵向磁化矢量在连续的 RF 激励中保持相对稳定。因为相位聚合脉冲保留了横向磁化矢量，所以脉冲激励的时候不单单只包含 T_1 弛豫时间，而是一个综合作用的结果（影响图像的参数包含 T_1、T_2、$T_2{}^*$、T_2/T_1、TE、TR、θ 等）。

7. 平面回波成像（Echo Planar Imaging，EPI）。

平面回波成像实际上不是一种脉冲序列，而是一种采集模式。主要原理是利用读出梯度往返切换，每次反转都可以产生具有相位编码的梯度回波，利用这些采集的信号可以快速获得图像。EPI 既可以和 SE 序列结合，也可以和 GRE 序列结合。理论上单次激励即可获取图像，但由于其信号强度不高、空间分辨率差、磁敏感伪影重等，实际应用中以多次激发占主导。在图像分辨率要求较高的 T_1WI 和 T_2 加权成像（T_2-Weighted Imaging，T_2WI）中应用较少，而在一些功能序列（如 DWI、PWI 等）中应用广泛。

8. 图像重建。

1）K 空间：K 空间也称傅里叶空间。通常人体数据经过磁共振空间定位，完成数据采集后，对这些按照一定顺序排列的数据进行二维傅里叶变换，即可获得 XY 平面不同坐标点的信号幅度值（临床上使用的磁共振图像多为幅度图）。

需要注意的几点：①K 空间内的点包含图像上所有点的信息，但并不一一对应，不同的点权重不同而已；②K 空间中心的数据决定图像整体的对比度，边缘的数据决定图像的细节；③采样点越多（如提高分辨率），需要采集的相位编码的步长越多，成像时间越长。

2）常见的 K 空间填充方法。

（1）顺序填充：按照先采集先填写的模式，因为 K 空间中心决定图像对比度。在采集一些时相要求准确的图像中，可以使用采集时间除以 2 来大致判断这种序列的 K 空间中心。

（2）中央优先填充：采集的数据优先填充到 K 空间中心，决定采集图像整体的对比，再填充 K 空间两侧。这种填充方式在动态增强扫描以及对比剂增强血管成像中应用较多。

（3）放射性填充：单纯放射性填充中，每一次采集的数据沿着一定的角度填充 K 空间，直到填充满为止。单纯放射性填充在 K 空间中心的数据密度高，边缘数据密度较低，较容易出现振铃伪影。实际应用中使用平行填充与放射性填充相结合的模式，能有效减少图像伪影，提高图像信噪比。

（4）迂回填充：EPI 回波是由读出梯度场连续正反向切换产生的，其对应的 K 空间填充的轨迹也是迂回的。

（二）各类磁共振图像的特点及成像参数

1. T_1WI。

T_1WI 图像在临床上广泛用于辨别解剖结构。在注射钆对比剂进入人体后，还可以观察病变强化的情况。临床上常用的 T_1WI 图像分为两类：一类是基于 SE 序列的 T_1WI 图像，另一类是基于 GRE 序列的 T_1WI 图像。

1）基于 SE 序列的 T_1WI：SE 序列的信号强度可以 Bloch 方程计算。

$$S = f(H) \times (1 - e^{-TR/T_1}) \times e^{-TE/T_2}$$

人体组织大部分为固体，其结构相对较为稳定，而不同的组织与周围环境交换能量的能力存在差异。一般组织的 T_1 值在几百毫秒到数秒之间，要获取最佳的 T_1WI 图像，就要在 T_1 信号差异较大的地方测量。常规推荐的 T_1WI 的 TR 值为 300～600 毫秒。由于组织的 T_1 信号不能直接从原始的纵向磁化矢量上测量，而需要将其转移到横向上测量，因此最终测得的 T_1WI 信号里会夹杂有 T_2WI 信号。为了减轻 T_2WI 的效应，TE 一般设置得尽可能短（因为设备等各种原因，SE 序列的 TE 是有极限值的，一般为 10～25 毫秒）。

值得一提的是，在高场强的磁共振中，由于所有组织的 T_1 均延长，所以相较于低场强的磁共振来讲，其信号强度虽然增加，但组织在 T_1WI 图像上的差异缩小，对于一些 T_1 相差不大的组织，分辨起来就比较困难。为了提高组织的差异，一般会在一个采集周期（TR）前施加一个 180°反转脉冲，这是反转恢复脉冲序列的一种，即液体衰减反转恢复（Fluid-Attenuated Inversion Recovery，FLAIR）。这样可以加大纵向磁化矢量的变化，获得更好的 T_1WI 对比图像，这种技术一般称为 T_1FLAIR。经历反转后的 TR 一般都会超过 1000 毫秒，具体根据感兴趣区组织的 T_1 做调整。

小结：TE，10～25 毫秒；TR，300～600 毫秒。

（2）基于 GRE 序列的 T_1WI：相对于 SE 序列，GRE 序列最明显的特点就是没有 180°重聚脉冲，这对于纵向磁化矢量是没有影响的，但由于没有对 B_0 磁场的不均匀性进行消除，因此横向磁化矢量信号衰减反映的是 B_0 磁场不均匀性和弛豫的综合结果。这种信号在"自由感应衰减信号"部分介绍过，称为 T_2^*。GRE 序列信号强度的解析式为：

$$S = k \times f(H) \times e^{-\frac{TE}{T_2{}^*}} \times \frac{(1 - e^{-\frac{TE}{T_1}})\sin\theta}{(1 - e^{-\frac{TE}{T_1}})\cos\theta}$$

临床上常规使用 T_1WI 的 GRE 序列是扰相 GRE。TR 较短，远远小于 T_1 弛豫时间时，信号饱和趋近于 0，TR 过长又会导致组织纵向磁化矢量完全恢复而缺乏对比，因此只有在纵向磁化矢量有所恢复，但又尚未完全恢复时才能得到最佳图像。GRE 序列激励 RF 脉冲的角度（常用 θ 表示）一般小于 90°，磁化矢量恢复达到最大对比的时间比 SE 短，故扰相 GRE 的 TR 较短。另外，RF 脉冲的角度也是 T_1WI 的决定因素。采用大角度的 θ，图像更倾向于 T_1WI。因为恩斯特角（Ernst Angle），在给定 TR 的情况下，并不是角度越大越能够得到最佳的信噪比。

小结：θ，推荐 30°~60°；TE，3~7 毫秒；TR，80~200 毫秒。

2. T_2WI。

人体众多的生理病理过程都有体液参与，如炎性反应的渗出。液体在横向磁化矢量上衰减的时间明显长于固体。在长 TE 时，不同组织的信号因为含水量差异对比明显，将此类图像称为 T_2WI 图像。因为 GRE 序列不能完全消除周围磁场对横向磁化矢量的影响，所以不能得到纯粹的 T_2WI 图像。

T_2WI 图像的核心是 TE 的选择，TE 不同，横向磁化矢量的恢复各不相同，生成的图像也有所差异。为了减小 T_1 对 T_2WI 图像的干扰，需要选择较长的 TR 使 T_1 充分恢复，故一般推荐的 TR 都大于 2000 毫秒，TE 大于 40 毫秒。和 T_1WI 类似，临床上也较少讨论 T_2，所以 T_2 图像指代的是 T_2WI。另外，临床上常使用长 TE 来抑制其他组织信号而仅保留自由水信号来观察一些空腔含体液的器官，如胆道、输尿管等，此类图像称为重 T_2 成像。

在脑组织中，高信号脑脊液往往会干扰脑室附近的白质病变的诊断。研究发现，自由水与结合水的 T_2 存在一定差异，利用反转脉冲可以抑制干扰诊断的脑脊液信号，突出含有结合水的病变，这种技术称为 T_2 FLAIR。

小结：TE，大于 40 毫秒；TR，大于 2000 毫秒。

3. $T_2{}^*WI$。

一般来讲，临床上通常选择 T_2WI 进行横向磁化矢量的成像，极少选择 $T_2{}^*WI$。这里介绍三种 $T_2{}^*WI$ 的应用场景：①在没有 SWI 序列的时候，使用 $T_2{}^*WI$ 可以判断颅内出血和血管畸形；②恶性贫血和代谢性疾病会导致肝脏、心脏铁沉积，使该部位磁场均匀度的变化较大，可以采用 $T_2{}^*WI$ 鉴别铁沉积与出血；③$T_2{}^*WI$ 对于结合水具有较高的灵敏度，在膝关节等骨关节系统中有重要的应用价值，能够清楚显示关节盘的损伤。

$T_2{}^*WI$ 图像大多来自 GRE 序列，但并非只有梯度回波才能得到 $T_2{}^*WI$ 图像，使用 EPI 加上 SE 序列同样可以获取 $T_2{}^*WI$ 图像，这也是常用弥散序列中 $b=0$ 时的图像。$T_2{}^*WI$ 是横向磁化矢量的成像，为了减轻纵向磁化矢量恢复差异所造成的 T_1WI 成分，一般选择较小的激励角度，通常为 5°~20°。$T_2{}^*$ 衰减相对于 T_2 更快，因此一般不使用长 TE，通常选择 20~60 毫秒。

小结：θ，推荐 5°～20°；TE，20～60 毫秒；TR，60～100 毫秒。

4. 质子加权成像（Proton Density Weighted Imaging，PDWI）。

PDWI 是一种比较特殊的加权方式，在前面的公式中 $f（H）$ 的含义即为质子数。在人体中，含量最多的是水，尽管还有很多有机物成分中 H 含量也不低，但这些成分的共振频率差异较大，因此医用磁共振的中心频率依然以水为主。PDWI 主要反映水中 H 的含量，为了得到这个对比加权的图像就需要将纵向横向弛豫的影响降至最低。自旋回波和梯度回波均可以采集 PDWI 图像。

1）基于 SE 序列的 PDWI：由 Bloch 方程可知，当 TE 较短，TR 较长时，后两项均等于 1，就可以得到 $f（H）$，但是太短的 TE 会使图像缺乏软组织对比度，因此相较于 T_1WI，临床上 PDWI 会将 TE 延长 10 毫秒左右。

小结：TE，20～35 毫秒；TR，大于 2000 毫秒。

2）基于 GRE 序列的 PDWI：在 GRE 序列上的 TE、TR 设置思路是一致的，即尽可能地减少 T_1WI 和 T_2WI 的影响。但 GRE 序列需要额外考虑 θ 值。前面 $T_2{}^*WI$ 为了减小 T_1WI 的干扰，采取了小角度激励，PDWI 与 $T_2{}^*WI$ 策略完全一致。

小结：θ，推荐 5°～20°；TE，3～7 毫秒；TR，80～200 毫秒。

5. 3D 采集。

3D 采集并非一种单独应用，而更倾向一种编码方式的改变，前面介绍的梯度系统是以 2D 作为模板来讲解的。3D 采集与 2D 采集差异较大，3D 采集的第一步是层块激励，与 2D 采集的单层激励不同，3D 采集是直接激励整个层块，且后面序列的采集多了层面方向上的编码。3D 采集的层面编码也是利用相位不同来进行编码的。实际上 3D 成像拥有两个相位编码方向，即层面编码方向和原本的相位编码方向，卷褶伪影在这两个方向上都可能出现。

无论是 SE 序列还是 GRE 序列均可以进行 3D 采集，成像原理大致与 2D 采集类似，但 3D 图像没有层间距且可以获得较薄的层厚，通过后处理能够重组出不同方位的图像，因此广泛应用于临床。

小结：3D 采集仅仅是一种编码模式的改变，可以根据临床需要设置。

6. 磁敏感加权成像（Susceptibility Weighted Imaging，SWI）。

人体中的去氧血红蛋白等顺磁性物质会对周围磁场造成干扰，在磁共振成像中会加快 FID 信号（$T_2{}^*$）的衰减。在磁共振成像中可以利用其对磁场影响的程度来反映组织的生理病理情况。SWI 与传统意义上的 T_1WI、T_2WI 及 PDWI 有所不同。

磁共振图像分为实图、虚图、相位图、幅度图等，临床上实际使用的图像多为幅度图。局部磁场强度的变化会影响进动频率，使图像产生相位差，但由于此时的图像存在磁化率伪影，直接获取的相位图不能直接反映局部磁场。相位图经过滤波与后处理可获得相位蒙片图。将获取的相位蒙片图与幅度图两者相乘即可获取 SWI 图像。若相乘一次不明显，可以将相位蒙片图和幅度图多次相乘。

整体上来讲，SWI 是一个基于 GRE 的 3D 序列。值得注意的是，相位变化较容易受流动的液体影响，因此 SWI 序列需要施加流动补偿。高场强的序列幅度差异大，获得的图像对比较好。低场强的磁共振幅度差异稍小，为了增加图像对比，需要增大相位差异，可以通过增加 TE 来实现。

小结：TE，1.5T，40 毫秒，3.0T，20 毫秒；流动补偿。

7. 扩散加权成像（Diffusion Weighted Imaging，DWI）。

水分子在人体中做随机热运动（布朗运动），常规情况下，水分子的扩散运动对于成像信号的影响非常小，DWI 序列是在常规的 MRI 序列上增加 X、Y、Z 三个方向上的扩散敏感梯度。水分子运动剧烈的地方出现较大的信号衰减而呈低信号，反之则呈高信号。计算公式为：

$$I = e^{-bD}$$

式中，D 为扩散系数，b 为扩散梯度控制因子。当 b 因子为 0 时，图像的权重为 T_2 或 T_2^*，随着 b 值增大，图形逐渐转变成 DWI 的权重。通常 b 因子选择 $500 \sim 1000 \mathrm{s/mm^2}$。在实际应用中，$D$ 使用较少，常用表观弥散系数（Apparent Diffusion Coefficient，ADC）来表示水分子的扩散能力。计算公式是弥散公式的变形：

$$ADC = \frac{(\ln S_1 - \ln S_2)}{(b_1 - b_2)}$$

与常规的加权图像不同，DWI 是一种功能成像，对于图像分辨率的要求较低，但是对于运动的容忍度极低。为了提高图像质量，DWI 序列一般会使用 EPI 序列快速采集图像来抑制运动。

在脑梗死中，由于大量水分子进入细胞内，导致扩散能力下降，在 DWI 上呈高信号，ADC 上呈低信号。肿瘤组织生长紧密，代谢较为旺盛，含水量较多，在 DWI 上多呈高信号。

常规的弥散序列在图像的边缘以及磁场不均匀处容易出现伪影，最新的序列采用分段填充 K 空间的方式，再搭配与之对应的脉冲序列可以明显减少这一部分伪影，这类技术被称为 RESOLVE（Readout Segment of Long Variable Echo Trains）。

小结：DWI 可以基于 SE 的 T_2WI，也可以基于 GRE 序列的 T_2^*WI 设置。b 因子：$500 \sim 1000 \mathrm{s/mm^2}$。

8. 扩散张量成像（Diffusion Tensor Imaging，DTI）。

水分子在各个方向上的扩散能力一致，称为各向同性。在实际组织中，不同方向的水分子的扩散能力存在差异，被称为各向异性。为了描述水分子的运动状态，引入张量的概念。弥散张量 $\boldsymbol{D}$ 用矩阵表示：

$$\boldsymbol{D} = \begin{bmatrix} D_{XX} & D_{XY} & D_{XZ} \\ D_{YX} & D_{YY} & D_{YZ} \\ D_{ZX} & D_{ZY} & D_{ZZ} \end{bmatrix}$$

因为二阶张量具有对称性，D_{XY} 和 D_{YX}、D_{ZX} 和 D_{XZ}、D_{YZ} 和 D_{ZY} 相等，剩下 6 个变量需要计算。施加 6 个方向的扩散敏感梯度，求得各自的 ADC，再来计算弥散张量 $\boldsymbol{D}$ 即可。由于噪声干扰，实际上需要施加更多的方向才能获得更加精确的数据。反映各方向弥散差异的指标称为部分各向异性指数（Fractional Anisotropy，FA），其计算方式为：

$$FA = \sqrt{\frac{3}{2}} \sqrt{\frac{(D_1-\bar{D})^2+(D_2-\bar{D})^2+(D_2-\bar{D})^2}{D_1{}^2+D_2{}^2+D_3{}^2}}$$

式中，D_1、D_2、D_3 为弥散张量 $\boldsymbol{D}$ 在三个方向上的特征值。FA 取值在（0，1）。0 代表各向同性，1 代表完全异性。在人体脑白质中，所有的 FA 趋向于 1，在 3D 中追踪 FA 较高的值，可以获取人体脑白质的走向图。

小结：DTI 为 DWI 的高阶应用，在普通的 DWI 序列上需设置更多的弥散方向来计算弥散张量 $\boldsymbol{D}$。

9. 灌注加权成像（Perfusion Weighted Imaging，PWI）。

目前磁共振的灌注成像比较多，临床上应用最多的是脑灌注。

1）对比剂首过灌注：在血管内团注顺磁性对比剂，会引起周围磁场的短暂变化，这种变化可通过 MR 图像上信号强度的变化测得。研究发现，$T_2{}^*$ 弛豫率的改变与组织对比剂浓度的关系大致成线性，其关系可以用下面的公式描述：

$$C(t)=-k\ln[S(t)/S(t_0)]/TE$$

式中，$C(t)$ 是 t 时刻对比剂浓度，$S(t)$ 是 t 时刻信号强度，$S(t_0)$ 是注射对比剂前信号强度。

脑灌注的时间是 18 秒左右，为了在短时间内获取准确的灌注曲线，需要快速采集多期图像。这种情况下，只能使用 EPI 加速的序列才能达到要求。由于 GRE 序列采集的信号没有重聚脉冲，$T_2{}^*$ 效应更加明显，此外，GRE 序列 TR 短，对于血管中的对比剂变化更加敏感，所以常规 PWI 使用的均是 GRE-EPI 序列。

小结：使用 GRE-EPI 可以实现 1~2 秒成像。

2）动脉自旋标记（Arterial Spin Labeling，ASL）：与对比剂首过灌注不同，ASL 是不需要对比剂的灌注成像。流入动脉的血液被射频脉冲标记，在流入采集层面后会引起图像信号强度的改变。

在生理上，水能在血液与软组织之间自由扩散，当动脉血液以一定速度［脑血流量（Cerebral Blood Flow，CBF）］流入毛细血管后，一部分水与血管外间隙的水交换，剩下的水回流至静脉。软组织的水接下来和间隙的水进行交换，其质子就会发生磁化矢量的转移。这个转移的量与动脉血的灌注速度成正比。这种变化的信号改变较小，需要多次采集才能获取稳定的 CBF 图。标记后的延迟时间（Post Label Delay，PLD）是 ASL 测得 CBF 值准确性的关键所在。灌注不同的组织的血管流速差异较大，只有正确预估延迟时间才能获取最佳信号。少数情况下，如组织缺血时，需要在正常基础上延长时间以获取准确的 CBF 图，否则血液尚未到达测量的软组织，此时获得的 CBF 相较于其他方法测量的结果会明显降低。

小结：合理设置 PLD，以头部为例，正常人为 1500~2000 毫秒，缺血性病灶与循环较慢者可延长，也可设置多个 PLD 采集。

10. 对比增强 MR 血管成像 （Contrast Enhancement MR Angiography，CE－MRA）。

顺磁性对比剂会大大缩短组织的 T_1，在 T_1WI 图像上明显强化。CE－MRA 序列使用极短的 TR 与 TE，人体组织的纵向磁化矢量恢复较少，仅含有顺磁性对比剂的血液信号强度较高。再将注射对比剂后的图像与注射前的图像进行减影，就能够获取仅含有血管的减影图。

这里值得注意的是，血管内对比剂浓度较低时以影响 T_1 为主，随着浓度逐渐增大，则以影响 T_2^* 为主，故对比剂注射速度不宜过快。随着时间的延长，动脉血液经过毛细血管流向静脉，采集图像上会出现动脉静脉同时显影的情况，因此要求血管的采集时间不能过长。此外，时相也是极其重要的，为了获取准确的采集时间，目前临床上常规使用的是透视检测法。在触发扫描前设置一个反复重复的浏览序列，用于观测血管的增强情况。

另外，K 空间的填充方式也会影响血管的对比度，尽可能将对比剂峰值的信号填充至 K 空间以获取最佳的对比图像。

小结：极短的 TR （≤5 毫秒）与 TE （≤2 毫秒），检测触发，增强前后减影。

11. 时间飞跃法 （Time of Flight，TOF）血管成像。

梯度回波序列不需要重聚脉冲，血液一般不会产生流空信号。但是如果梯度回波 TR 设置得足够短，静止的组织纵向磁化矢量尚未恢复产生饱和现象，流动组织因为没有饱和而产生高信号，这就是梯度回波的流入增强效应。利用梯度回波的流入增强效应，可以单独对血管进行成像，并且抑制周围组织的信号。

值得强调的是，对利用 TOF 成像的血管流速是有要求的，血流速度需要控制在 D/TR （D 为层厚）以上，而静脉、小动脉等流速较慢的血管在该 TR 内可能存在部分饱和导致信号强度较弱而无法有效区分，此时只能将层厚控制得较薄，故流速较慢的血管一般使用 2D 采集。另外，TOF 成像的假象状态是血液处于层流状态，一旦出现湍流（如动脉瘤等），信号也会受到影响。

小结：设置较短的 TR，具体设置需要参考层厚以及血管流速。

12. 相位对比法 （Phase Contrast，PC）血管成像。

在流动方向上施加与梯度回波脉冲类似的大小相等、方向相反的双极梯度场。流动的质子相位的变化因为移动而积累，最终在反向的梯度回到原始状态。产生的相位变化与运动的距离成正比，也就与流速成正比。静止的质子总相移为 0。PC 所得信号强度代表的是相位或相位差，不是组织磁化强度，因此没有专门去抑制软组织的信号，而是通过相位或相位差来突出血管信号。

值得注意的是，PC 的相位范围是 （$-\pi$，π）。大于 0 的为正向流动，小于 0 的为负向流动。当所测血管流速过快时，在流动敏感梯度上的相位变化会超过 π，此时会被认为是反向流动的血液。因此在设置流动敏感梯度时需要保证最大流速的血管相位变化在 π 以内。由于流动并非只在一个方向，一般需要施加多个方向的流动敏感梯度，这导致 PC 血管成像的时间比较长。

小结：流动敏感度稍大于血管流速。

13. 周围神经系统成像（Magnetic Resonance Neurography，MRN）。

MRN 目前应用较为广泛的是 3D−STIR−FSE 序列。其原理是利用神经鞘管的水分子与周围组织 T_2 差异进行成像。颈部软组织以肌肉为主，在 T_2WI 上呈低信号，可以凸显高信号的神经根。

临床上 MRN 常通过注射对比剂后进行扫描成像，这是因为 T_1 阳性对比剂有轻微的 T_2 负增强效应（可以少量缩短 T_2），可以降低颈部软组织的信号。考虑到组织吸收需要一定的时间，一般选择注射后 2~3 分钟成像较为适宜。

小结：3D−STIR−FSE 采集，TE 比常规 T_2WI 长，为 200~300 毫秒。STIR 用于抑制脂肪。注射对比剂后 2~3 分钟成像效果更佳。

14. 磁共振波谱成像（Magnetic Resonance Spectroscopy，MRS）。

MRS 采集一部分 FID 信号，与普通成像方式不同的是，它将这部分图像进行傅里叶变换，用来区分不同 H 原子的频率差异。

尽管不同的 H 原子进动频率理论上应该保持一致，但在实际情况中，不同 H 原子所处位置不同，受到分子间不同外电子的影响，频率间存在细微差异，一般仅为数十到数百赫兹。MRS 主要反映共振频率的差异，由拉莫尔方程可知，进动频率差异还与主磁场强度有关。为了让不同场强的波谱图像坐标系保持一致，进行傅里叶变换的图像横坐标使用 ppm（百万分，表示化学位移偏移的频率除以进动频率的百万分之一）。由于测量的信号需要进行傅里叶变换，为了结果的准确性，不能使用改变频率的方式来编码空间位置。在单体素成像（仅获取一个像素内的信息）中，使用两两互相垂直的三个脉冲（分别为 $90°−180°−180°$），最终交叠的部分即为所选区域。根据采集信号的量进行分类，采集全部信号的为点波谱解析技术（Point−Resolved Spectroscopy，PRESS）与部分信号的激励回波采集方式（Stimulated−Echo Acquisition Mode，STEAM）。而在多体素成像中，可以利用相位编码来进行空间定位，根据维度可以分成一维、二维、三维，但多体素中每个体素的波谱图像或多或少会包含临近体素的信息。另外，多体素成像很难在磁敏感差异较大的组织上进行匀场。

小结：单体素结果更为准确，多体素可以反映病变周围组织的代谢情况，可根据临床需要选取最佳的方式。

15. 脂肪抑制技术。

1）频率选择饱和：水的 H 原子与脂肪 H 原子存在化学位移，为 3.5ppm。在信号激发前，发射具有高度选择的预饱和脉冲，将脂肪信号饱和掉，而水分子中的 H 原子可以被激发，从而达到脂肪抑制的效果。

2）频率选择反转脉冲抑制：使用超过 $90°$ 的脉冲激励，在脂肪纵向磁化矢量恢复到 0 时激励，可让其不在横向形成磁化矢量，达到抑制效果。

3）选择性水/脂肪激励：将 $90°$ 脉冲分为 $22.5°$、$45°$、$22.5°$ 三个脉冲分别施加。第一次施加 $22.5°$ 后，水和脂肪的进动频率有差异，待其反向时施加 $45°$ 脉冲，此时水翻转角度叠加之后为 $67.5°$，脂肪相减为 $22.5°$。再经历一段时间，相位又相反，此时施加最后一个 $22.5°$ 脉冲，此时水翻转角度为 $90°$，脂肪为 $0°$。

4）两点法或三点法水脂分离：采集水脂同相位与反相位图像，利用这两种图像计算水像与脂像图像，计算方法为：

$$W = (I_{同} + I_{反}) \div 2$$
$$F = (I_{同} - I_{反}) \div 2$$

式中，W 代表水像，F 代表脂像，$I_{同}$ 为同相位图像，$I_{反}$ 为反相位图像。以上计算为两点法，采集点位 0 与 π，三点法相对于两点法增加了一个采集点（$-2\pi/3$，0，$2\pi/3$）。

5）三点法非对称水脂分离：常规三点法信噪比并非最佳，利用克拉美罗界的研究对其进行改进，采集点更换为 $-\pi/6$，$\pi/2$，$7\pi/6$，克服了水脂交界处分离不完全的问题。

小结：频率选择饱和、选择性水/脂肪激励对磁场均匀度要求较高；频率选择反转脉冲抑制对磁场均匀度要求稍低；两点法或三点法水脂分离计算结果相对准确，可以一次性出四组图像；三点法非对称水脂分离的脂肪抑制效果好，但是采集时间相对较长。

16. 定量磁共振。

之前介绍的许多加权图像不仅与 T_1、T_2、T_2^* 等衰减相关，还与像素内的质子数有关，要排除信号强度测量的影响，在定型的基础上进行定量的测量。下面简单介绍一些磁共振中应用较为广泛的定量技术。

1）$T_1/T_2/T_2^*$ mapping：设置多组不同的 TE 采集图像可以确定一个体素上的信号衰减曲线，使用曲线即可测得一个体素的 T_1、T_2 或 T_2^*，同理可计算出每个体素的值，再把这些值分别赋予每个体素即可形成定量的 mapping 图。

2）脂肪定量：上面介绍的三点法非对称水脂分离，通过加大采集密度可以获取脂肪和水各自的衰减曲线，再结合幅度即可评估水和脂肪的比值，用来定量评估脂肪含量。

小结：定量磁共振对于匀场的要求较高，不均匀的磁场可能会带来一定的误差。

17. 相位敏感反转恢复（Phase Sensitive Inversion Recovery，PSIR）序列。

PSIR 序列实质上还是一个反转恢复序列，不同的是它有两次图像采集并且利用第二次图像对第一次图像进行校正。如心脏的延迟强化，需要抑制正常心肌信号，通常的采集需要进行严格计算才能得到正常心肌纵向磁化矢量过 0 的反转时间（Time of Inversion，TI）。但是由于心脏是运动的器官，计算出的 TI 图像可能会因为一些实际问题而无法采集到，利用后期再采集一次对其进行校正相对于直接计算 TI 更为可行。

小结：PSIR 序列是一类特殊的反转恢复序列，主要用于需要抑制组织信号的情况（如心肌）。

（三）磁共振设备的基本结构

磁共振设备的结构复杂，其中与成像密切相关的结构包括超导磁体、梯度系统、射频系统等。

1. 超导磁体。

1）磁体：目前大型医院使用的磁共振主磁体多由超导材料制成，需要超导低温的工作环境，其稳定性和均匀度都强于铁磁性的永磁体。

（1）磁场强度：成像系统主磁场的强度，也称为静磁场强度。主磁场的强度越高，成像的图像信噪比越高，但是需要的共振射频能量越大，人体对射频能量吸收热效应会越发明显。目前临床上主流的磁场强度有 1.5T 与 3.0T。

（2）稳定性：主磁场会受到环境温度等因素的干扰，导致强度产生漂移。为了获取稳定的图像质量，磁场的稳定性要求小于或等于 0.1ppm/h。

（3）均匀度：特定容积内磁场的同一性。主磁场的不均匀会导致图像变形、各种组织抑制效果不佳等。评价方法一般采用容积平方根法（Volume Root Mean Square，VRMS）。一般选取 10cm、20cm、30cm、40cm、50cm 为半径的球体，要求其均匀度分别在 0.01ppm、0.05ppm、0.10ppm、0.30ppm、0.50ppm 以内。

2）匀场：受到磁体设计和制造工艺的限制，磁体出厂后不能保证整个成像范围内的磁场完全一致，此外，周围环境的物体也对磁场有一定的干扰，因此磁体安装完毕后还需要对现场的磁场进行调整，消除磁场不均匀的过程即为匀场，根据有无电源参与分为无源匀场（Passive Shimming）与有源匀场（Active Shimming）。

（1）无源匀场：在磁体孔内贴补专用的小铁片（也称匀场片），改变小区域内的磁场强度，从而达到匀场效果。无源匀场的结果一般是永久性的，仅在磁体安装完毕后进行一次，以后不能再做，贴上去的小铁片始终保持在该位置。而由环境变化造成的磁场波动一般使用有源匀场解决。

（2）有源匀场：在磁体孔内安装匀场线圈，当检测到磁场不均匀时，通过改变线圈中的电流产生磁场，进而修正磁场的不均匀性。有源匀场的匀场线圈十分重要，这是保证磁场均匀的重要结构，一般使用高精度的电源控制。一旦其波动较大，磁场强度不稳定，就会使成像出现伪影。

2. 梯度系统。

梯度系统主要由梯度控制器、梯度转换器、梯度放大器、梯度线圈、冷却系统、涡流补偿等结构构成。其中梯度控制器、梯度转换器、梯度放大器涉及电流产生，梯度线圈、涡流补偿为梯度变化的核心装置，冷却系统为辅助结构。

1）梯度电流的形成：梯度控制器、梯度转换器、梯度放大器都是形成梯度线圈电流的重要元件。梯度控制器发出全数字化的控制信号，梯度转换器将数字信号转换成模拟的电压控制信号，以此驱动梯度放大器输出梯度电流。

2）梯度线圈：梯度电流形成后，通入梯度线圈形成磁场即可应用于空间定位。由于梯度变化会产生感应电流，这种电流的流线在导体内自行闭合，称为涡流。后续的空间编码会受影响，因此对梯度电流输出单元增加了电阻-电容网络，对梯度电流进行补偿。也可使用高电阻材料来制作磁体，阻断涡流。

3. 射频系统。

射频系统由发射系统与接收系统构成，这是磁共振获取信号的直接结构。具体的过程分为射频发射与接收，这两个过程都离不开磁共振线圈的参与。

1）射频发射：比较复杂，简单来说是脉冲控制器通过对射频脉冲的频率进行校正调整出所需波形。通过多级方法使其幅度提升，在最后一级时放大功率进入发射线圈。

脉冲控制器内包含射频振荡器、频率合成器、发射混频器、发射调制器。

2）射频接收：接收到的射频信号（磁共振信号）经过放大、滤波、检波、A/D 转换后传送至磁共振图像信号处理单元。值得注意的是，尽管磁场强度目前已经比较高了，但是接收到的磁共振信号依然比较微弱。为了能够获取更多优质的图像，接收射频的线圈离成像部位要求越近越好。由此，人们设计出了各种不同类型的信号采集线圈。

3）线圈：作为磁共振成像的核心结构，线圈无疑是非常重要的。线圈的分类也是多种多样的，下面介绍最常用的三种分类方式。

（1）按照线圈的功能分类：分为发射线圈与接收线圈。发射线圈主要有正交体线圈与正交头线圈。正交体线圈一般置于机器内部，主要负责各部位的射频发射。值得注意的是，这两个线圈同时具有接收射频的能力，实际工作中它们可以快速切换，同时实现发射与接收射频的功能。接收线圈用于接收射频，临床工作中的绝大部分线圈都是接收线圈。

（2）按照线圈的极化分类：线圈的极化可以理解为线圈的绕组方向。一个绕组可以接收一个射频场方向的信号。线圈可以分为线性极化线圈、圆形极化线圈和相控线圈。线性极化线圈只有一个绕组。圆形极化线圈（正交线圈）有两个绕组。相控线圈是目前使用较多的接收线圈，它有非常多的线性极化或圆形极化的小线圈，都可以独立采集信号。这种使用多个绕组或线圈采集的方式可以明显提升图像的信噪比。

（3）按照线圈的成像范围分类：分为全容积线圈、部分容积线圈和表面线圈。全容积线圈是指能包含整个成像部位的柱形线圈。表面线圈是指可以紧贴被检部位的线圈。部分容积线圈是全容积线圈和表面线圈技术的结合。全容积线圈接收范围内射频场较为均匀，而表面线圈因为结构微曲会导致射频场不均匀，在影像上表现为近线圈的软组织信号强，远离的信号弱。

五、数字减影血管成像

数字减影血管成像（Digital Subtraction Angiography，DSA）是 20 世纪 80 年代兴起的一项 X 线成像技术，目前广泛应用于临床。DSA 目前在临床上应用得较多的是时间减影和能量减影。混合减影虽集合了前两者的优点，但由于辐射剂量较高，临床上应用较少。

（一）时间减影

1. 原理。

DSA 是根据图像相减来获得血管图像的。具体的步骤：在注射对比剂前，使用 X 线设备对目标检查部位进行成像获得蒙片（Mask），注射对比剂后再对同一部位进行成像。两次形成的数字图像进行减影即可获得对比剂到达的图像，减影通常是使用蒙片减去对比剂充盈时的图像。曝光的帧率可由栅控 X 线管控制。

2. 应用。

时间减影前期主要应用于一些运动较少的部位，如脑血管、颈动脉、腹部血管等。

后来随着技术的进步，采集的帧率可以达到 25～50 帧/秒，现在已经广泛用于运动器官的血管成像。

由于血液不停地流动，注射的对比剂后续会被血液稀释，以至于无法达到预期成像效果，此时医生可以使用选择性/超选择性导管置入动脉到达指定成像的血管，然后再进行后续成像。这样既可以减少对比剂用量，也能达到最佳的成像效果。

进行序列采集前，需要预先设置好采集的帧率、曝光的参数、序列的总长度。采集蒙片后注射对比剂（若使用高压注射器需要提前设置好流速、流量以及压力）。随着对比剂从低浓度上升到峰值，可以清楚观察到靶血管逐渐显影。

（二）能量减影

1. 原理。

能量减影是使用略低于和略高于 33keV 的两种能量 X 线（临床上常用 70kV 和 120～130kV 的管电压）进行曝光，碘在这两种能量中的射线衰减差异小于其他组织结构，可以利用减影突出碘对比度，得到更好的血管影像。

2. 应用。

能量减影主要应用于胸部摄影，可以抑制吞咽、肠道蠕动等慢运动造成的图像模糊。能量减影需要设备在短时间内切换高低管电压，设备的要求相对于时间减影更高。值得注意的是，骨和软组织的衰减是不同的，能量减影并不能抑制所有的组织信号，只能抑制一种组织信号，因此能量减影的背景抑制效果相对于时间减影要差一些。

六、PET/CT

PET 与 CT 两项技术有机结合在一起，称为 PET/CT。CT 在前面的章节已有介绍，下面着重介绍 PET。

（一）成像原理

1. 放射性核素。

自然界中衰变产生正电子的物质较少，临床上应用的正电子衰变元素都是通过回旋加速器产生的。放射性核素标记的化学药品被细胞摄取，以此达到检测细胞代谢的目的。常见的核素有 ^{11}C、^{13}N、^{15}O、^{18}F 等。2－氟－2－脱氧－D－葡萄糖（$^{18}F-FDG$）是临床上使用的最为广泛的显像剂。$^{18}F-FDG$ 是 2－位碳原子上的羟基被 ^{18}F 取代的 D－葡萄糖的类似物。

2. 衰变机制。

正电子在人体中只能瞬时存在，它很快会与负电子相互碰撞发生湮灭，产生一对方向相反、能量相同的 γ 光子。所以仪器虽然不能直接测量正电子的量，但是可以通过 γ 光子的探测间接反映正电子的产生情况。

3. 探测原理与随机符合。

在衰变源的两侧放置两个探头，如果有正电子形成，势必会出现一对方向相反、能

量相同的 γ 光子，如果两个探头均探测到信号，那么这两个探头连线的路径上就会有湮灭发生。若仅有一个探头接收到信号，可能是衰变 γ 光子的传播方向与探头的连线成一定的夹角，导致另一个方向上的光子未能被探测到。由于光子的运动速度很快，在传播上消耗的时间一般不计（如果考虑在内则被称为 TOF－PET），因此可以认为 γ 光子同时产生也同时到达探头。

事实上，临床上探测 γ 光子的仪器是不能完全达到理想状态的。正电子产生的 γ 光子被检测到称为真实符合。然而基于设备原因，在分辨时间内探测到两个无关光子，这种符合被称为随机符合。随机符合的发生可能有以下两种情况：①γ 光子在人体中发生散射，与其他光子发生符合事件（占真实符合事件的 8%~30%）；②尽管采集时间窗比较短，但是依然不是瞬时，可能存在另外的 γ 光子进入探测器，被误认为是符合事件。

（二）图像重建

PET 数据采集完成后，探测器符合线上的计数值与此直线上放射性活度的积分量成正比，这些积分的值称为投影。反投影法是 PET 数据重建中最常用的方法。对于 2D 采集的数据，把投影的数据在各个方向上叠加起来即可获得图像。与 CT 反投影法类似，较少的数据重建时会出现星芒状伪影，因此在实际工作中需要获取较多方向的投影数据，再使用滤波达到成像目的。迭代法可以在反投影之后对图像各像素进行修正，使图像更加准确。

PET 得到的图像是代谢信息图，缺乏解剖学信息，使用 CT 图像可以定位病变，弥补相互的不足之处。PET 和 CT 图像的叠加并非直接相加，而是需要进行图像融合。PET/CT 共享一套坐标体系，患者扫描时没有改变体位，所以对位相对而言更加简单，图像的可靠性也非常高。

第二节　后处理技术

一、概述

经过采样和量化两步后，模拟图像转换为可以后处理的数字图像。相较于胶片技术，数字影像技术的优势之一是可以进行图像后处理。重建是指扫描得到的原始数据或原始信号经过计算机的特定算法处理。重组是指重建后的图像通过后处理软件进一步加工处理。影像后处理技术可以根据特定需求，采用不同的表现形式将影像信息展现出来，能突出表现影像特定方面的信息特征，为临床诊断提供助力。在实际应用中，联合使用多种后处理技术，可以对后处理图像信息进行综合对比和分析，能更直观、准确地显示解剖结构，病变的形态、位置、大小及与周围结构的关系，还能进行器官功能的分析。

图像后处理的好坏，会直接影响图像质量评价和诊断信息的准确度。图像后处理质量的决定因素主要有原始数据或原始信号的采集质量、原始图像的重建质量、图像后处理软件的版本和性能、图像后处理方式的选择及图像后处理操作者的临床经验与能力。

二、CT 后处理

从广义上讲，通过 CT 扫描并采集到图像数据后，使用计算机软件对容积数据的处理，都可以称为 CT 后处理，包括 CT 重建处理、CT 重组处理、CT 图像显示与评价处理。但在实际应用中，CT 后处理通常指的是 CT 重组处理。

（一）CT 重建处理

CT 重建（Reconstruction）是指将 CT 扫描原始数据经过计算机特定重建方法处理后得到横断面图像的过程。原始数据量较大，且不可见；重建后的图像，一般数据量相对较小。重建过程中可以选择不同的矩阵、视场角（FOV）、层厚和重建间隔，还可以选择不同的重建算法，如反投影法、迭代法或解析法。由此可见，一次 CT 扫描的数据通过各种重建方法的组合，可以得到多组不同的重建图像，提供更丰富的影像学诊断信息。

如图 1-8 所示，CT 胸部普通扫描完成后，同一原始数据可以重建出肺窗、纵隔窗和骨窗等，便于观察不同的组织结构。

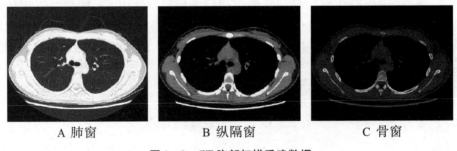

A 肺窗　　　　　　　B 纵隔窗　　　　　　　C 骨窗

图 1-8　CT 胸部扫描重建数据

（二）CT 重组处理

CT 重组（Reformation）是指将重建后的横断面图像通过计算机软件包进一步后处理的过程，包括二维重组、三维重组和特殊成像图像重组。CT 重组不涉及原始数据的处理。

1. 二维重组。

1）多平面重组（Multi-Plannar Reformation，MPR）：将二维横断面图像数据重组为三维图像数据，再通过任意方向的截面获取到新的二维图像。图像层厚越薄，影像信息越丰富，重组后的图像越清晰；层厚越厚，影像信息越缺乏，重组后的图像越容易出现阶梯状伪影。为避免出现阶梯状伪影，多平面重组应遵循以下原则：

（1）进行任意方向重组时，应选用层厚薄（＜1mm）的图像。

（2）厚层图像重组时，应选择与重组前横断面平行的方向重建，且重组层厚不能小于重组前图像的层厚。

MPR 操作简单、快捷，适用各部位扫描，可以从不同方位显示人体解剖结构与邻近组织关系，应用广泛且成熟。如图 1-9 所示，通过 MPR 显示腰椎矢状面，可以更好地观察椎体形态变化与治疗效果。

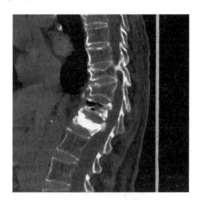

图 1-9　腰椎矢状面 MPR

2）曲面重组（Curved Plannar Reformation，CPR）：将二维横断面图像数据重组为三维图像数据，再通过重新选择曲面获取到新的二维图像，属于 MPR 的一种特殊方式。CPR 通过节点勾画，可以将三维图像上重叠、扭曲的解剖结构展现到二维图像上，能更好地展现其走行与全貌。CPR 还可以拉直，从而更直观地观察解剖结构（如血管的狭窄位置和狭窄程度）。CPR 对于血管、脊柱、神经和输尿管有较高的显示价值。如图 1-10 所示，通过 CPR 显示右冠状动脉全段，可更好地观察血管走行、狭窄等。

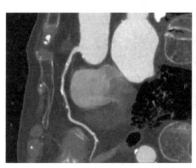
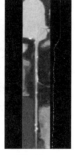

A 普通CPR　　　　　　　　　B 拉直CPR

图 1-10　右冠状动脉 CPR

为了得到精准的曲面图像，曲面重组应遵循以下原则：

（1）重组前图像数据的层厚越薄，CPR 效果越好，应尽量选用层厚薄的图像。

（2）操作者的勾画对 CPR 图像的准确性和客观性影响较大，应注意曲面节点的准确选择。勾画节点时需逐一经过靶结构的走行路线中心，减少人为操作带来的误差，避免影响 CPR 的重组效果。

2. 三维重组。

1) 表面阴影显示（Surface Shaded Display，SSD）：又称为表面遮盖显示，首先设定 CT 阈值范围，达到阈值要求的二维像素将被选中，重组连接形成三维表面轮廓影像。为增加重组三维图像的立体感和真实感，三维表面轮廓影像被赋予不同的灰阶，展现出光线投射的明暗度。SSD 可以立体直观地显示组织表面结构，但也存在以下缺点：不能区分 CT 值相似的结构，如增强血管和钙化斑块；不能区分三维影像的内部结构；阈值范围以外的像素信息丢失。SSD 解剖关系清晰、三维立体感强，有利于对病变位置进行定位，多用于骨关节、腹腔器官、空腔器官与肿瘤的显示。如图 1-11 所示，通过 SSD 还原胫腓骨三维结构，可直观显示骨折形态。

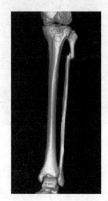

图 1-11　左胫腓骨 SSD

为了得到精准的 3D 图像，表面阴影显示应遵循以下原则：

（1）重组前图像数据的层厚越薄，SSD 效果越好，应尽量选用层厚薄的图像。

（2）选择适当的 CT 阈值。过高的阈值会导致显示对象中组织薄、密度低处被漏掉，如显示骨骼时会呈现骨质疏松或骨骼缺失的假象；过低的阈值会导致显示的组织内容过多，容易使观察对象的细节藏匿或显示不清。

2) 容积再现技术（Volume Rendering Technique，VRT）：又称为容积重组（Volume Reformation，VR），属于三维重组技术。VRT 是指以像素为单位的二维横断面图像重组为以体素为单位的三维图像，并以各体素的 CT 值为基准通过计算机换算成对应的灰阶，再加以不同的灰阶色彩和透明度凸显三维立体效果。VRT 基于深度、遮盖表面技术，配以旋转功能和信号强调切割，对于骨关节系统、血管系统、胆道系统、泌尿系统与肿瘤的三维显示有重要意义。如图 1-12 所示，通过 VRT 显示 CT 泌尿系增强的延迟期，可以直观显示肾盂、输尿管的扩张。

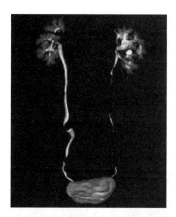

图 1-12　CT 泌尿系增强的延迟期 VRT

为更好地显示解剖组织不同层次的结构，VRT 应遵循以下原则：

（1）重组前图像数据的层厚越薄，VRT 效果越好；血管强化效果越好，血管 VRT 质量越好。

（2）通过 CT 阈值的选择，可以显示密度不同的组织器官。应选择适当的 CT 阈值范围，保证 VRT 图像的准确性。

（3）同一阈值范围内通常包含一些无关的组织结构，对于目标结构的观察造成影响。应选择适当的软件工具进行裁剪，也可通过软件工具直接识别显示目标结构。

（4）如需同时显示阈值差异较大的多种组织结构且达到较好的显示效果，可以保存成不同的体层，再使用融合工具将几种结构融合到一起。

（5）如在剪裁时需保留剪裁区的部分组织结构，也可使用融合或暂时隐藏工具。

3）最大密度投影（Maximum Intensity Projection，MIP）：利用投影成像的原理，将 CT 容积数据以观察视线方向做一投影线，观察方向可以朝着任意角度，选择每条投影线所经过体素的最大值作为投影结果，去除其余密度较低的组织结构，最后由这些选出的像素所重新组成的图像就是 MIP。MIP 的显示可以是二维或三维的。MIP 的优点是分辨率较高，组织结构失真少，临床上广泛用于具有相对高密度的组织结构的显示，如增强后的血管、明显强化的软组织肿块、血管壁上的钙化、血管狭窄或撕裂（图 1-13）。MIP 的缺点是由于重组结果是经投影之后构成的，组织结构易重叠混淆，不能真实反映出组织结构的纵深关系。

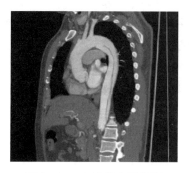

图 1-13　主动脉夹层 MIP

二维 MIP 应选择适当的重组层厚。层厚较小，难以全面展示组织结构的走行；层厚较大，容积效应的影响大，可能会掩盖组织结构的细节之处。

4）最小密度投影（Minimum Intensity Projection，Min-IP）：其重组原理与 MIP 相似，只是在投影时，选择每条投影线所经过体素的最小值作为投影结果，其余密度较高的组织结构都被去除，最后由这些选出的像素所重新组成的图像就是 Min-IP。Min-IP 常用于显示 CT 值相对较小的组织，如气管、支气管树以及中空含气的胃肠道等，如图 1-14 所示。

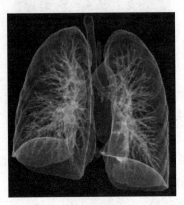

图 1-14　肺及气管 Min-IP

5）仿真内镜（Virtual Endoscopy，VE）：将 CT 扫描的容积数据结合 SSD 或 VRT，重组显示出空腔器官的内表面三维立体图像，其显示效果与纤维内镜展示效果相仿，故称作 CT 仿真内镜。相比纤维内镜，VE 的最大优点是无创性，检查时患者痛苦小，且不受观察通道狭窄或梗阻的限制，视线范围广、角度更大。VE 的色彩是计算机虚拟赋予的，不能真实反映病灶实际的颜色，对于扁平病灶的观察也较为局限。VE 常用于无创观察人体器官的内腔道，如气管、支气管、消化道、血管、膀胱等，如图 1-15 所示，在观察狭窄或梗阻远端时具有明显的优势。

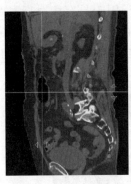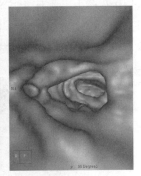

图 1-15　肠道 VE

3. 特殊成像图像重组。

1）CT 灌注（CT Perfusion，CTP）后处理：CT 灌注目前主要应用于头部，灌注的模型分为卒中模型与肿瘤模型。卒中模型与肿瘤模型的差异在于肿瘤的血-脑屏障是需要额外考虑的参数。这里以卒中模型为代表介绍，结果如图 1-16 所示。

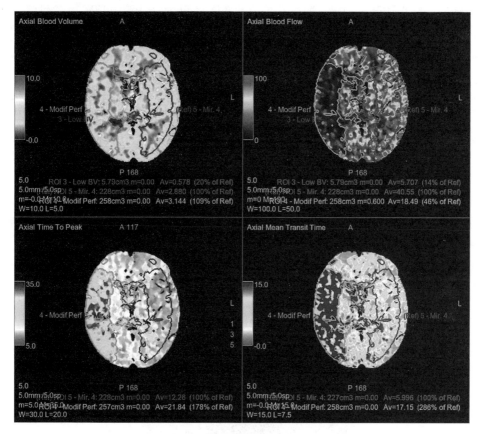

图 1-16　头部 CTP 后处理

（1）主要处理步骤如下。

检查期间头部保持静止是图像数据准确的基础。使用 4D 校正技术可以对运动较轻的图像进行运动校正。

脑组织的提取：需要评估的部分仅有脑实质，因此需要对脑组织进行提取。在头部扫描中，骨骼和脑脊液都与脑组织有较大差异，使用阈值即可完成提取。脑组织的阈值一般推荐 20~100HU。

血管定义：此步骤因计算理论不同操作会有所差异。最大斜率法在成像期间认为静脉的变化值可以忽略，只定义动脉即可。卷积法需要对比动脉与静脉的密度变化曲线，所以需要定义流入的动脉以及流出的静脉。这些血管在后期的计算中也会从脑组织的分割中去除。

计算：获取每个像素的 CT 值变化，根据 CT 值累计变化对应的碘量可获得脑血容量（Cerebral Blood Volume，CBV），最大斜率法计算上升期的斜率变化即为脑血流量（Cerebral Blood Flow，CBF），卷积法先计算出平均通过时间（Mean Transit Time，MTT），再利用 CBV 除以 MTT 即可获得 CBF。达峰时间（Time to Peak，TTP）在曲线上即可测得。目前这些计算都在计算机中自动进行，无需额外操作。

（2）参数及临床意义：计算得出的 TTP、MTT、CBF、CBV 图均可以进行测值，手动勾画病变感兴趣区（ROI）即可获取其 TTP、MTT、CBF、CBV 值。目前临床上最为关心的是缺血半暗带，这直接关系到溶栓的效果及预后。目前较为公认的对缺血半暗带的定义指标为 CBF 小于 35mL/（100g·min），CBV 大于 1.2mL/（100g·min）。

2）能谱成像后处理：

（1）单能量图：能谱 CT 可以模拟人体在单能 X 线源下的衰减情况。相较于使用连续 X 线的常规 CT 图像，单能量图有以下几个优势：①低能量的图像其软组织对比度增加，可以较好地分辨病灶，勾画出病灶的范围；②不同组织在不同能级下的衰减情况有所差异，利用 K 缘效应可以增大含碘对比剂与软组织的差异，从而降低辐射或对比剂用量；③单能 X 线图能消除硬化伪影，改善常规 CT 的 CT 值漂移问题。

（2）物质分离：高低两组电压下的 X 线衰减图可以表达为多种基物质（包括碘、软组织、脂肪）的密度图，这个过程称为物质分离。临床应用的基物质图有碘密度图、虚拟平扫、肾结石成分分析、痛风结节检出等。实际应用中，痛风结节分析使用伪彩表示衰减差异，与普通 CT 图像融合定位痛风结节所在位置。痛风结节一般为绿色，方便识别，如图 1-17 所示。

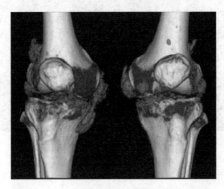

图 1-17　双膝关节双能量痛风结节分析

（3）能谱曲线：对感兴趣区进行后处理可以得到能谱曲线。能谱曲线有 HU 衰减曲线、散点图、直方图，最常用的是 HU 衰减曲线。HU 衰减曲线表示的是体素在不同 keV 下的 CT 值变化。根据曲线的形态和斜率可以对病灶和正常组织的成分进行鉴别。

（4）有效原子序数图：X 线的衰减曲线很大程度上取决于物质的原子序数。能谱 CT 可以重建出有效原子序数图，可以利用原子序数的差异来区分不同的物质。目前有效原子序数已经较为成熟地应用于肾结石成分分析中。

（三）CT 图像显示与评价处理

1. 显示处理主要有窗口技术（Window Technology）。

窗口技术是指利用计算机软件放大某段范围内的灰阶以适应人眼视觉观察的技术，可以通过窗宽（Window Width，WW）和窗位（Window Level，WL）的调节来显示不同 CT 值的组织结构和病变。

窗宽是 CT 图像上灰阶有效显示的 CT 值范围，在此 CT 值范围内的组织结构以不同的模拟灰度显示。而高于此 CT 值范围的组织结构以白显示，低于此 CT 值范围的组织结构以黑显示。窗位是显示 CT 值范围的中心值。

图像有效显示的 CT 值范围计算方法：下限 CT 值，WL－WW/2；上限 CT 值，WL＋WW/2。因此，窗宽和窗位共同决定了 CT 值的显示范围。若窗宽为 400HU，窗位为 40HU，则显示的 CT 值范围为－160HU 至 240HU。若 CT 值范围为－700HU 至 100HU，则窗宽为 800HU，窗位为－300HU。

同一部位可包含不同 CT 值的组织结构，根据观察的不同目标，应选择适当的窗宽和窗位。窗宽越大，则显示的图像层次越多，组织对比减少，适用于在同一层面显示种类较多或 CT 值差异较大的组织结构；窗宽越窄，则显示的图像层次越少，组织对比增加，适用于在同一层面观察密度差别较小的组织结构。

2. 评价处理包括测量 CT 值以及大小、距离及角度等。

1）测量 CT 值在 CT 诊断中应用广泛，可以定量地反映目标组织结构的密度情况，有助于分析组织结构的性质。例如在增强扫描中，常常需要分别测量病灶增强后与平扫时的 CT 值，病灶的强化程度有助于病灶的定性。

CT 值的测量方法主要包括以下三种。

（1）单点 CT 值的测量：使用测量笔或鼠标的点，放置于图像内需要测量的位置，可以立即显示出该点的 CT 值数据。该方法简单方便，但只能反映该点的 CT 值，测量较为局限。

（2）感兴趣区 CT 值的测量：通过勾画任意形状（常用圆形或椭圆形）的感兴趣区，测量感兴趣区范围内的 CT 值，包括平均值、最小值、最大值。

（3）绘制 CT 值分布曲线：首先选择 CT 值测量区域（包括点或感兴趣区），测量每个序列内该区域的 CT 值，按照序列扫描顺序将 CT 值绘制成曲线，可以反映测量区域内 CT 值的动态变化情况。

2）大小、距离及角度的测量都属于计算机软件的测量功能，应用方便，包括测量面积和体积、测量距离和角度、图像的电子放大、图像的滤过和镜像，以及图像减影等。例如发现病灶时，需要使用测量大小的工具获取直径数据；颅内发现出血灶，可以使用测量体积的工具获取出血量的数据。

三、磁共振后处理

磁共振后处理指利用计算机软件对已扫描获取的磁共振原始数据和图像进行数据分析或图像重组，进而得到诊断或科研所需的直观图像、曲线图或数据值。磁共振后处理包括 MRI 重组处理、MRI 图像显示与评价处理。

（一）MRI 重组处理

1. 常规图像重组技术。

MRI 具备多平面重组（MPR）、曲面重组（CPR）、最大密度投影（MIP）、最小密度投影（Min-IP）、容积再现（VR）、表面阴影遮盖（SSD）、仿真内镜（VE）等常规图像后处理功能。

TOF-MRA 的 MIP 见图 1-18。

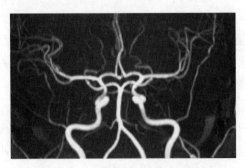

图 1-18　TOF-MRA 的 MIP

2. 特殊图像重组技术。

1）MRI 灌注后处理：步骤与 CT 类似。

（1）主要步骤如下。

运动校正：保持头部静止是图像数据准确的基础。

血管定义：脑梗死放置在健侧；肿瘤尽可能放置在供血血管上，如无法找到，则可选择大脑前、中或后动脉上。与 CT 不同的是，MRI 的灌注利用的是 T_2^* 效应，血管在图像上随着灌注的进行，先变成低信号而后逐渐恢复。

计算：通过计算获取 CBV、CBF、MTT、TTP。

（2）参数及临床意义：计算得出的 TTP、MTT、CBF、CBV 图（图 1-19）均可以进行测值，手动勾画病变感兴趣区即可获取其 TTP、MTT、CBF、CBV 值。值得注意的是，MRI 灌注的模型假设钆对比剂的浓度和血液信号存在线性关系，但是高浓度时（如团注的峰值）假设可能并不成立，因此 MRI 灌注可能存在动脉输入低估的情况。此外，信号强度的高低在实际应用中无法完全以数据的形式表达出来，计算得到的结果也被学者认为是半定量数据。

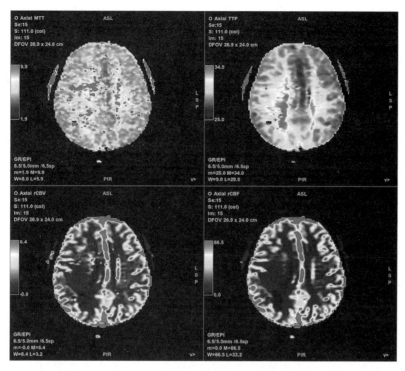

图 1-19 磁共振头部灌注后处理

2）MRI 波谱后处理：波谱可分为单体素与多体素，二者主要的后处理图像均为 H 原子谱图。大脑主要的代谢物质有肌酸（Cr）、胆碱（Cho）、N-乙酰天冬氨酸（NAA），在波谱图上均有波与之对应。缺血缺氧或者高代谢状态（如恶性肿瘤）会出现乳酸（Lac）波。除此之外，多体素可以选择某一代谢产物（或者两种代谢产物的比值）单独显示，对比各个像素间的差异。

脑肿瘤 MRI 波谱分析见图 1-20。

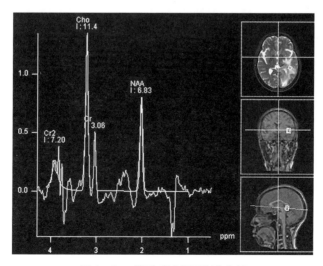

图 1-20 脑肿瘤 MRI 波谱分析

（二）MRI 图像显示与评价处理

1. MRI 图像显示处理也有窗口技术，CT 窗口技术基于 CT 值来调节窗宽、窗位；而 MRI 窗口技术基于组织信号值的高低来调节灰阶显示范围与中心，以达到对图像更好的显示效果。

2. 评价处理包括测量信号值、大小、距离及角度等。

MRI 评价处理工具与 CT 类似，但需要注意的是，MRI 信号值是相对的，且影响图像信号的因素较多，所以测得的信号值只能作为参考值。

第三节　医学影像学诊断解剖基础

一、概述

（一）人体断层解剖学

人体断层解剖学是人体解剖学的重要分支学科之一，人体断层解剖学学习和研究的对象是人体断面标本，断面取自标本整体，展示了整体层面的二维结构。

（二）医学影像断层解剖学

1. 定义及研究范围。

医学影像断层解剖学（简称影像解剖学）是指利用各类影像成像技术包括 X 线、CT、MRI、DSA 等来展示人体断面的学科，是研究人体组织结构形态、位置、毗邻关系及功能的学科，也是医学影像学诊断及治疗的基础学科。与人体断层解剖学不同的是，影像解剖学学习和研究的对象可为活体。

2. 影像解剖学的解剖方位受以下两个因素影响。

1）人体的体位：影像学检查体位包括站立位、仰卧位、俯卧位与侧卧位等。根据具体的体位，可以确定影像中的上（Superior）、下（Inferior）、前（Anterior）、后（Posterior）、左（Left）、右（Right）、近侧（Proximal Side）、远侧（Distal Side）、内（Inner）、外（Besides）等方位。

2）影像成像技术：不同成像方法的原理不同，成像效果不同，其图像的方位判断也不同。X 线检查的图像是对物体进行二维投照的结果，是平面重叠的影像；CT、MRI 的影像多以横断面、冠状面和矢状面等断面显示，也可以通过后处理技术形成三维立体图像显示。在不同的投照面、断面和立体图像上，分别有前、后、左、右、上、下的方位。对于影像图像的任意解剖断面显示，需要结合人体体位和成像方式进行判断。

3. 常用术语。

1）断面或断层：断面是指根据研究目的，沿人体某一方向所做的切面，也称剖面，是二维定义。断层是指沿人体某一方向所做的具有一定厚度的扫描层面，也称断层图像，是三维定义。理论上断层的厚度越薄，断层与断面就越接近。

标准解剖断面一般有三个方向，分别是横断面、冠状面和矢状面。根据实际观察目标，影像学成像需要灵活选择检查方位，仅三个标准的断面无法满足实际需求，因此出现了斜面，如斜横断面、斜冠状面和斜矢状面，可以弥补三个标准断面的显示欠缺。

2）横断面：横断面是人体呈标准体位姿势时，与水平面平行的断面，可以将人体分为上、下两部分，也称水平面。沿横断面所进行的扫描称为横断层扫描。在实际成像检查中，无论人体呈何种姿势摆放，横断面始终是依照相对于人体标准体位时的横断面。

3）冠状面：冠状面是人体呈标准体位姿势时，沿左、右方向的切面，可以将人体分为前、后两部分，与横断面垂直，也称额状面。沿冠状面所进行的扫描称为冠状层扫描。在实际成像检查中，无论人体呈何种姿势摆放，冠状面始终是依照相对于人体标准体位时的冠状面。

4）矢状面：矢状面是人体呈标准体位姿势时，沿前、后方向的切面，可以将人体分为左、右两部分，与横断面、冠状面垂直。通过人体正中的矢状面称为正中矢状面。沿矢状面所进行的扫描称为矢状层扫描。在实际成像检查中，无论人体呈何种姿势摆放，矢状面始终是依照相对于人体标准体位时的矢状面。

4. 常用影像阅片方式。

1）确定成像体位，影像的正、反和左、右、上、下、前、后。

2）进行质量评定，根据质控标准，确定影像的质量登记，未达到诊断标准的影像需要重新检查。

3）核对信息，包括 ID 号以及患者姓名、年龄、性别、检查时间、检查序列等。

4）顺序阅读，根据不同的影像，按照一定的顺序阅片，如从上到下、从前到后、从内到外等。当影像上有左右两侧结构时，还应进行双侧对比。按照顺序阅片，重点部位重点观察，可以保证更全面、不遗漏地进行诊断。

二、头颈部

（一）头部

1. 概述。

1）颅：由 23 块不同的颅骨组成，分为脑颅和面颅两部分。脑颅包绕脑起容纳保护作用。面颅形成颜面的基本轮廓，参与构成口腔、鼻腔和眼眶。

（1）脑颅：脑颅位于颅的后上部，由 8 块形状、大小不同的脑颅骨组成，包括：1块额骨、1 块筛骨、1 块蝶骨和 1 块枕骨，位于颅中间部；2 块蝶骨和 2 块顶骨，位于颅两侧部。脑颅外面观近似卵圆形的穹窿状，内面结构与脑的形态相适合。一般将脑颅的上部分称为颅顶，下部分称为颅底。

颅顶也称颅盖，由顶骨、额骨、颞骨和枕骨共同构成，均为扁骨。颅顶由外向内依次为外板、板障和内板。外板较厚，内板较薄，中间的板障为松质骨。板障中含有较为发达的板障静脉和骨髓，板障静脉可通过导血管孔连通内外血管。相邻骨板表面由骨缝连接。额骨与顶骨之间的连接为冠状缝，左右顶骨之间为矢状缝，两侧顶骨与枕骨之间为"人"字缝，颞骨与额顶骨之间为鳞状缝。当出现颅内高压或脑部顿挫伤时，颅缝可能分离。

颅底由颅前窝、颅中窝和颅后窝构成。颅前窝由额骨、筛骨和蝶骨小翼组成。颅中窝由蝶骨体及大翼、颞骨岩部和鳞部的一部分及顶骨前下角组成。颅后窝由枕骨和颞骨岩部后上面组成。颅底包含孔、裂、管等众多神经和血管出入颅的结构，是薄弱点，外伤容易导致骨折，并可能出现对应的血管、神经损伤症状。同时，颅底的通道也是炎症、肿瘤向颅内外延伸的途径。

（2）面颅：面颅位于颅的前下部，由 15 块形状、大小不同的面颅骨组成，包括 1 块犁骨、1 块下颌骨和 1 块舌骨，2 块上颌骨、2 块下鼻甲、2 块鼻骨、2 块泪骨、2 块颧骨和 2 块腭骨，左右对称。

2）脑：位于颅腔内，包括大脑、间脑、中脑、脑桥、延髓和小脑，其中中脑、脑桥和延髓统称脑干。脑室是位于大脑、间脑和脑干间的腔室，包括左右侧脑室、第三脑室和第四脑室。

2. 正常解剖影像学表现。

X 线检查与 CT 检查均以 X 线穿过人体形成带有被照体信息的影像，主要差异在于 X 线检查得到单幅二维投射影像，CT 检查得到多层连续断层影像。磁共振通过 H 原子共振原理产生组织信号。随着技术的发展，目前在颅脑的影像学检查中，CT 与 MRI 的应用更为广泛。

1）CT 表现：在 CT 检查中，组织越厚、密度越大的部位，射线吸收量越多，在图像上所测得 CT 值越大，灰阶显示更偏向白色；相反，组织越薄、密度越小的部位，射线吸收越少，CT 值越小，灰阶显示更偏向黑色。

在头颅 CT 平扫影像中，颅骨 CT 值为 150～1000HU；脑 CT 值为 25～45HU，其中灰质为 35～60HU，白质为 25～35HU，基底节为 35～45HU，脑脊液为 0～12HU；静脉血液为（55±5）HU，凝固血液为（80±10）HU；肌肉为 35～50HU，脂肪为 −120～−80HU。临床上可以根据组织间密度及 CT 值的差异来观察正常组织结构并区分异常病变结构。但是，若相邻两种组织结构或病变的密度一致且形态大小无明显变化，便难以区分，此时可进一步做增强扫描，借助对比剂的密度差来观察是否有异常强化，或使用 MRI 区分等密度的不同软组织。

一般以脑窗观察颅内软组织，如图 1−21 至图 1−27 所示；以骨窗观察颅骨，如图 1−28 所示。

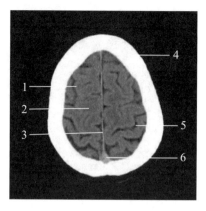

图 1-21　头颅 CT 横断面（1）

注：1，脑白质；2，脑灰质；3，大脑镰；4，颅骨（额骨）；5，脑沟（中央沟）；6，静脉窦（上矢状窦）。

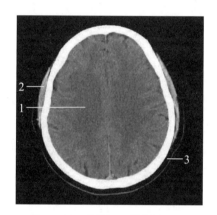

图 1-22　头颅 CT 横断面（2）

注：1，半卵圆中心；2，皮下肌肉（颞肌）；3，皮下脂肪。

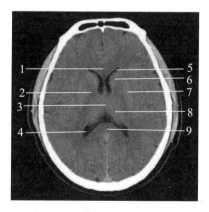

图 1-23　头颅 CT 横断面（3）

注：1，胼胝体膝部；2，内囊；3，胼胝体干与第三脑室上部；4，侧脑室后角；5，侧脑室前角；6，尾状核；7，壳核与屏状核；8，背侧丘脑；9，胼胝体压部。

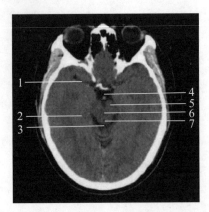

图1-24 头颅CT横断面（4）

注：1，大脑中动脉；2，海马；3，四叠体池；4，鞍上池；5，大脑脚；6，中脑；7，中脑水管。鞍上池位于蝶鞍上方，是交叉池、脚间池或桥池在CT或MRI横断面影像上的共同显影。

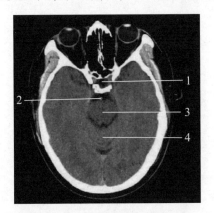

图1-25 头颅CT横断面（5）

注：1，垂体窝；2，基底动脉；3，脑桥；4，小脑蚓。

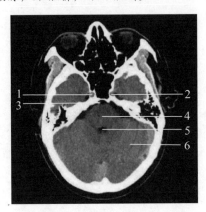

图1-26 头颅CT横断面（6）

注：1，右颈内动脉；2，左颈内动脉；3，基底动脉；4，脑桥；5，第四脑室；6，小脑半球。

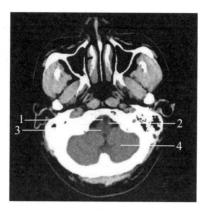

图1-27　头颅 CT 横断面（7）

注：1，右椎动脉；2，左椎动脉；3，延髓；4，小脑半球。

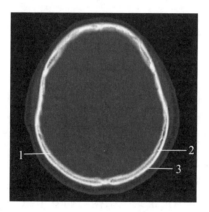

图1-28　头颅 CT 横断面（8）

注：1，内板；2，板障；3，外板。

2）MRI 表现：在磁共振图像中，无伪影的情况下，灰阶显示的黑、白程度代表着信号强度的低、高。MRI 有不同的成像序列，不同序列图像中信号的强弱反映了各组织所含加权信息的多少。在此基础上，还可同时施加多种成像技术来消除或强化某种组织信号。

人体中，含 H 较多的主要为体液（以下称为水）和脂肪。颅脑中各组织在 T_1WI 和 T_2WI 上的信号特点见表1-4。

表1-4　颅脑中各组织在 T_1WI 和 T_2WI 上的信号特点

组织	T_1WI		T_2WI	
	信号强度	灰阶颜色	信号强度	灰阶颜色
脑灰质	稍低	灰黑	稍高	灰白
脑白质	稍高	灰白	稍低	灰黑
脑脊液	低	黑	高	白

组织	T₁WI		T₂WI	
	信号强度	灰阶颜色	信号强度	灰阶颜色
血液①	无	黑	无	黑
神经	低	黑	低	黑
脂肪	高	白	高	白
肌肉	中等	灰	中等	灰
内外骨板②	低	黑	低	黑
板障②	高	白	高	白
钙化③	低	黑	低	黑
气体	无	黑	无	黑

注：①颅脑血管因血液流动速度较快，具有流空效应，在 T₁WI 和 T₂WI 上均表现为无信号的黑影，可使用血管成像技术着重观察颅内血管。②颅骨的内外骨板缺少 H 原子，呈低信号；板障含骨髓与板障静脉，整体信号与脂肪类似。③钙化根据不同成分，可显示为低、中、高或复杂信号。

病变常因炎症、水肿等因素而富含水，由于含水组织在 T₁WI 上为低信号、T₂WI 上为高信号，但 T₂WI 中脂肪与含水组织均为高信号，因此为更好地辨认含水组织，常常在 T₂WI 上施加抑脂技术，此时脂肪呈低信号，含水组织呈高信号。人体的水分为自由水和结合水，利用反转恢复的 T₂ FLAIR 序列可抑制自由水信号（如脑脊液），突出结合水信号（如脑梗死、炎症、水肿及脱髓鞘等病变），如图 1-29 所示。磁共振可以通过不同序列、参数对比，辨别正常组织结构与病变组织。

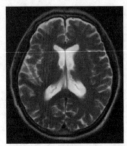 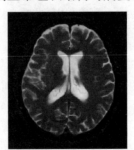 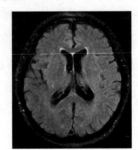

A T₂WI　　　　　　B T₂WI（脂肪抑制）　　C T₂WI FLAIR（自由水抑制）

图 1-29　颅脑磁共振基础序列的图像对比

颅脑主要结构如图 1-30 至图 1-40 所示。

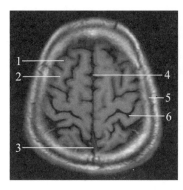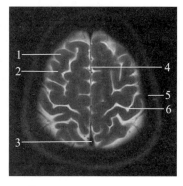

图 1-30　头颅 MRI 横断面（1）

注：1，脑灰质；2，脑白质；3，静脉窦（上矢状窦）；4，大脑镰；5，颅骨（顶骨）；6，脑沟（中央沟）。

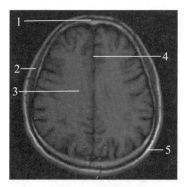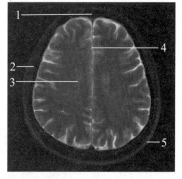

图 1-31　头颅 MRI 横断面（2）

注：1，颅骨（额骨）；2，肌肉（颞肌）；3，半卵圆中心；4，大脑前动脉；5，皮下脂肪。

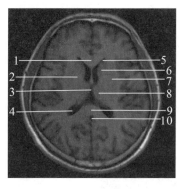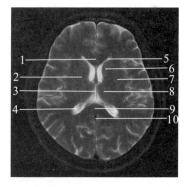

图 1-32　头颅 MRI 横断面（3）

注：1，胼胝体膝部；2，内囊；3，第三脑室；4，侧脑室后角；5，侧脑室前角；6，尾状核；7，壳核；8，背侧丘脑；9，胼胝体压部；10，大脑大静脉池。

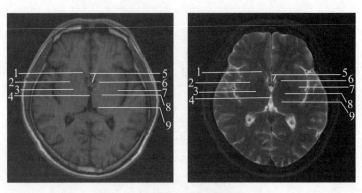

图1-33 头颅MRI横断面（4）

注：1，尾状核；2，壳核；3，苍白球；4，第三脑室；5，透明隔（中间）及穹窿（两侧）；6，内囊前肢；7，屏状核；8，内囊后肢；9，背侧丘脑。

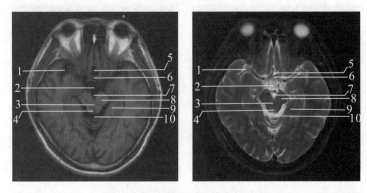

图1-34 头颅MRI横断面（5）

注：1，大脑外侧裂池；2，鞍上池；3，中脑；4，中脑水管；5，交叉池；6，视交叉；7，脚间池；8，大脑脚；9，海马；10，四叠体池。

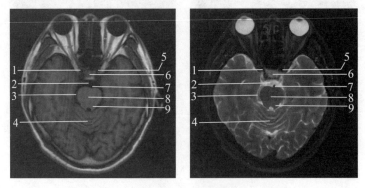

图1-35 头颅MRI横断面（6）

注：1，右颈内动脉；2，桥池；3，环池；4，小脑蚓；5，左颈内动脉；6，垂体；7，基底动脉；8，脑桥；9，小脑上脚。

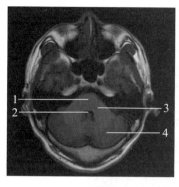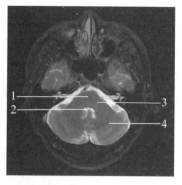

图 1-36　头颅 MRI 横断面（7）

注：1，脑桥；2，第四脑室；3，小脑中脚；4，小脑半球。

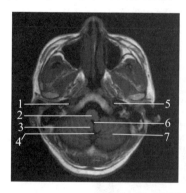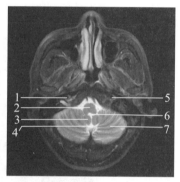

图 1-37　头颅 MRI 横断面（8）

注：1，右颈内动脉；2，延髓；3，小脑扁桃体；4，小脑延髓池；5，左颈内动脉；6，第四脑室；7，小脑半球。

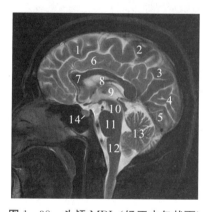

图 1-38　头颅 MRI（经正中矢状面）

注：1，额叶；2，中央旁小叶；3，楔前叶；4，楔叶；5，舌回；6，扣带回；7，胼胝体；8，穹窿；9，丘脑；10，中脑；11，脑桥；12，延髓；13，小脑；14，垂体。

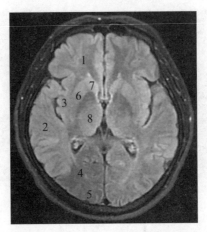

图 1-39 头颅 MRI（经基底节区横断面）

注：1，额叶；2，颞叶；3，岛叶；4，顶叶；5，枕叶；6，豆状核（壳核与苍白球）；7，尾状核头；8，丘脑。

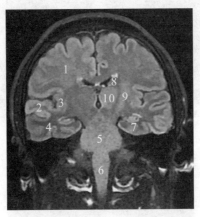

图 1-40 头颅 MRI（经脑干冠状面）

注：1，额叶；2，顶叶；3，岛叶；4，颞叶；5，脑桥；6，延髓；7，海马及海马旁回；8，尾状核头；9，豆状核（壳核与苍白球）；10，丘脑。

（二）颌面部

目前临床逐渐减少使用 X 线检查观察颌面部，部分位置使用 X 线检查仍有优势，如小儿鼻咽侧位。CT 图像表现同样依据 X 线衰减原则，观察颌面部软组织时通常使用软组织窗，观察颌面部骨性结构时使用骨窗，在显示轮廓形态的灵敏度和准确性方面更有优势。颌面部各组织信号在 MRI 图像上的表现同样可参考表 1-4。

1. 眼部。

眼眶为骨性深腔，呈四棱锥体形，开口向前、外方向，尖朝后、内方向。眼眶由额骨、筛骨、蝶骨、腭骨、泪骨、上颌骨和颧骨组成。眼眶有顶壁、下壁、外侧壁和内侧壁 4 个壁。眼眶与周围结构的通路包括眶上裂、眶下裂、视神经管等。眶内结构包括眼球、眼外肌、视神经、泪腺、脂肪体和眶内间隙。其中，眼外肌包括运动眼球和眼睑的肌肉。运动眼球的肌肉分别为上、下、内、外 4 条直肌和上、下 2 条斜肌。运动眼睑的肌肉为 1 条上睑提肌。

眼眶横断面 T_1WI 与 T_2WI（脂肪抑制）见图 1-41。

眼眶冠状面 T_1WI 脂相与增强矢状面 T_1WI（脂肪抑制）见 1-42。

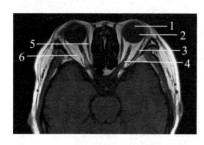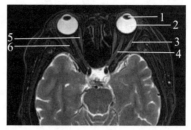

图 1-41　眼眶横断面 T_1WI 与 T_2WI（脂肪抑制）

注：1，晶状体；2，玻璃体；3，外直肌；4，视神经；5，内直肌；6，眶内脂肪。

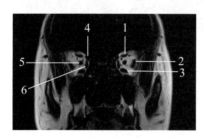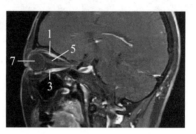

图 1-42　眼眶冠状面 T_1WI 脂相与增强矢状面 T_1WI（脂肪抑制）

注：1，上直肌；2，外直肌；3，下直肌；4，上斜肌；5，视神经；6，内直肌；7，玻璃体。

2. 鼻部。

鼻部包括外鼻、鼻腔和鼻旁窦。鼻腔位于上颌窦与双侧筛窦之间，向前通鼻前庭，向后通鼻咽腔。鼻中隔通常位于鼻腔中间，以鼻中隔为中界将鼻腔分为左、右两半。鼻中隔分为前部的软骨部和后部的骨部。鼻腔外侧壁有 3 个鼻甲，自上而下依次为上鼻甲、中鼻甲和下鼻甲。鼻甲的下方各有一相应鼻道，依次为上鼻道、中鼻道和下鼻道。上鼻道、中鼻道和蝶筛隐窝中有鼻旁窦的开口，下鼻道有鼻泪管的开口。鼻旁窦又称副鼻窦，是鼻腔周围多个含气的颅骨空腔，包括额窦、筛窦、蝶窦及上颌窦 4 对，通常左右对称。上颌窦开口于中鼻道，因窦口高于窦底，当出现化脓性炎症时，分泌物不易排出。额窦开口于中鼻道。筛窦前群和中群开口于中鼻道，筛窦后群开口于上鼻道。蝶窦开口于蝶筛隐窝。

鼻旁窦 CT 横断面骨窗见图 1-43。

鼻旁窦 CT 冠状面骨窗见图 1-44。

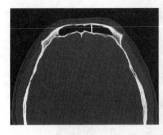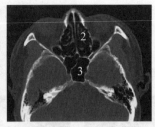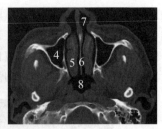

图 1-43 鼻旁窦 CT 横断面骨窗

注：1，额窦；2，筛窦；3，蝶窦；4，上颌窦；5，鼻甲；6，鼻中隔；7，鼻腔；8，鼻咽腔。

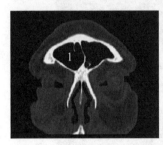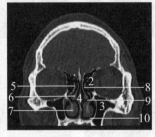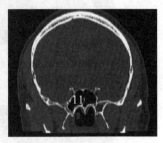

图 1-44 鼻旁窦 CT 冠状面骨窗

注：1，额窦；2，筛窦；3，上颌窦；4，鼻中隔；5，上鼻甲；6，中鼻甲；7，下鼻甲；8，上鼻道；9，中鼻道；10，下鼻道；11，蝶窦。

3. 耳部。

耳部包括外耳、中耳和内耳，中耳和内耳均位于颞骨内。颞骨是组成颅顶和颅侧壁的成对颅骨，位于颅两侧，包括鳞部、鼓部、乳突区、岩部和茎突。

外耳包括耳廓和外耳道。外耳道起自外耳门，通至鼓膜，由外 1/3 的软骨部和内 2/3 的骨部组成。骨部位于颞骨内，两部交界处的最狭窄处称为峡部。

中耳包括鼓室、咽鼓管、鼓窦及乳突。鼓室是位于鼓膜和内耳外侧壁之间的不规则含气小腔，向前借咽鼓管与鼻咽相通，向后经鼓窦口与鼓窦及乳突气房相通。鼓室内含有锤骨、砧骨和镫骨 3 块听小骨。咽鼓管连接鼻咽部和鼓室，是中耳感染的重要途径。鼓窦是鼓室与乳突之间的含气腔。乳突内包括许多大小不同的气房，各气房彼此相通。

内耳由弯曲复杂的结构构成，因此也称迷路，位于颞骨岩部之内。迷路包括骨迷路和膜迷路两部分。骨迷路由前庭、半规管和耳蜗组成，沿颞骨岩部的长轴由前向后依次排列。膜迷路套在骨迷路内，形态与骨迷路相似。膜迷路包括椭圆囊和球囊，以及膜半规管、蜗管，这几部分之间是相互连通的。内、外淋巴液是互不相通的，内淋巴液充满膜迷路内，外淋巴液充满膜迷路与骨迷路之间。

MRI 内耳水成像见图 1-45。

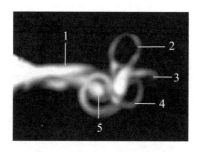

图 1-45　MRI 内耳水成像

注：1，内耳道；2，上半规管；3，外半规管；4，后半规管；5，耳蜗。

4. 咽部。

咽是位于椎体前方的漏斗形肌性管道。咽上起自颅底，下至环状软骨平面（平第 6 颈椎下缘）并移行为食管。以软腭和会厌上缘为界，咽部分为鼻咽、口咽和喉咽 3 部分。

鼻咽与鼻腔相通，位于鼻腔后部，上起颅底，下至软腭。鼻咽顶壁与后壁交界处的黏膜中有丰富的淋巴组织，称为咽扁桃体或腺样体（增殖体）。鼻咽侧壁有咽鼓管咽口，经咽鼓管与中耳鼓室相通。咽鼓管隆突后上方有一纵行的凹陷为咽隐窝，是鼻咽癌的好发部位。口咽与口腔相通，位于软腭和会厌上缘之间。舌会厌正中襞两侧的凹陷称为会厌谷，异物常停留于此处。口咽外侧壁有腭扁桃体。喉咽与喉腔相通，位于会厌上缘与第 6 颈椎下缘之间。喉咽部喉口的两侧有深谷，即梨状隐窝。

咽旁间隙是围绕咽部的潜在间隙，形似倒置的锥形。茎突、韧带、筋膜组成的隔膜将咽旁间隙分为茎突前、后间隙。咽旁间隙是炎症向上、向下扩散的重要途径。

小儿鼻咽侧位具有辐射小、便于拍摄和测量的优点，如图 1-46 所示，常用 A/N 比值的测量诊断腺样体肥大。

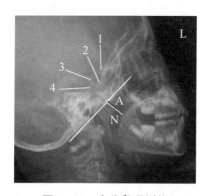

图 1-46　小儿鼻咽侧位

注：1，前床突；2，鞍窝；3，后床突；4，鞍背。A 为腺样体厚度，N 为鼻咽腔宽度。

（三）颈部

颈部位于头部、胸部和上肢之间，向上以下颌下缘、乳突至枕外粗隆的连线与头面部分界，向下以胸骨颈静脉切迹、胸锁关节、锁骨与肩峰的连线与胸部、上肢分界。颈部包括气管、大血管、神经干、甲状腺、喉等重要器官。颈部结构如图1-47至图1-50所示。

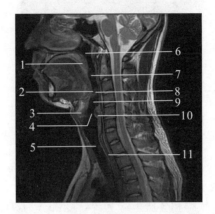

图1-47 颈部MRI（经正中矢状面）

注：1，软腭；2，会厌谷；3，甲状软骨；4，喉室；5，气管；6，鼻咽；7，口咽；8，会厌；9，喉咽；10，喉（板）；11，食管。

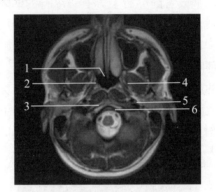

图1-48 颈部MRI横断面（1）

注：1，鼻咽腔；2，咽隐窝；3，咽后间隙；4，咽旁间隙；5，颈动脉间隙；6，椎前间隙。

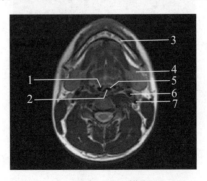

图1-49 颈部MRI横断面（2）

注：1，梨状隐窝；2，喉前庭；3，下颌骨；4，下颌下腺；5，会厌；6，颈总动脉；7，颈内静脉。

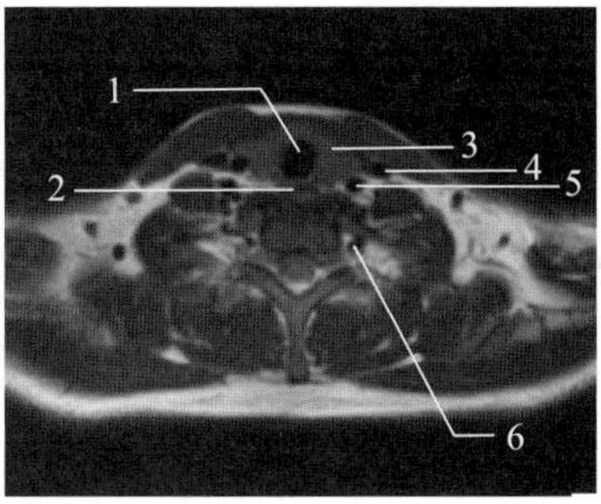

图 1-50　颈部 MRI 横断面（3）

注：1，气管；2，食管；3，甲状腺；4，颈内静脉；5，颈总动脉；6，椎动脉。

三、胸部

（一）肺与纵隔

1. 概述。

1）肺。

（1）肺的位置和形态：肺位于胸腔内、膈肌上方、纵隔的两侧。右肺处的膈下有肝脏，因此右肺宽而短；左肺处心脏位置偏左，因此左肺狭长。双肺的形态近似半圆锥形，各有一尖、一底、两面和三缘。

肺尖经胸廓上口伸入颈根部，于锁骨内 1/3 处高出 2～3cm。肺底与膈相邻，又称膈面。两面包括肋面和纵隔面。肋面与胸壁内面相贴，纵隔面与纵隔相邻。肺门位于纵隔面中部的凹陷，是血管、主支气管、神经和淋巴管等出入肺的位置。肺根是由结缔组织包绕上述出入肺门的组织结构形成。肺的轮廓有前缘、后缘和下缘：前缘走行较为锐利，其中左肺前缘下部有心切迹；后缘走行较为圆钝，与脊柱两侧相贴；下缘走行较为锐利，位于胸壁和膈的间隙。

（2）肺的分叶和分段：叶间裂是肺分叶的重要标志。左肺以斜裂为分界标志分为前上方的上叶和后下方的下叶。右肺以水平裂和斜裂为界分为上叶、中叶和下叶。肺的分叶如图 1-51 至图 1-53 所示。

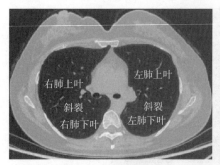
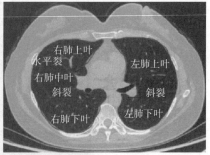
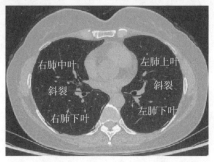

图 1—51　肺分叶（横断面）

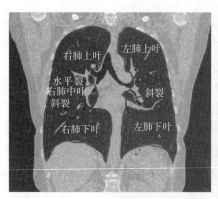
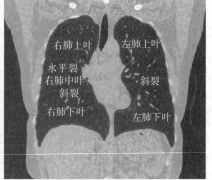
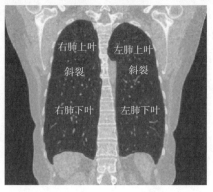

图 1—52　肺分叶（冠状面）

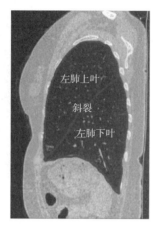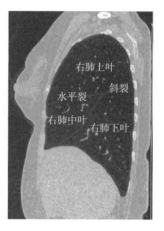

图 1-53　肺分叶（矢状面）

肺叶的分段以支气管为重要标志。气管起自环状软骨下缘（约平第 6 颈椎），向下延伸至胸骨角平面（约平第 4 胸椎下缘），分为左、右主支气管。左、右支气管分出 2 级支气管进入肺叶，称为肺叶支气管，与各肺叶相对应。肺叶支气管继续向肺叶内延伸，进而分出 3 级支气管，称为肺段支气管。每段肺段支气管与周围对应的肺组织在结构和功能上形成相对独立的单元，称为支气管肺段，即肺段。

（3）肺组织与肺纹理：肺组织由肺实质和肺间质构成。肺实质是指具有气体交换功能的含气间隙或结构，包括各级支气管及其终端的肺泡和肺泡壁。肺间质是指不具有换气功能，但起着支持、连接作用的组织结构，包括肺泡间隔、空气腔隙周围及支气管周围的间质。通常情况下肺间质不显影，当出现病理改变时可能显示。

肺纹理自肺门发出向肺野呈树杈状延伸，包括肺动脉、肺静脉、支气管和淋巴管。正常肺纹理在数量和粗细程度上因人而异，无统一标准，但变化明显时不难判断（数量、分布以及有无扭曲、变形及移位等）。

2）纵隔：纵隔位于胸腔内，正中稍偏左，前为胸骨，后为脊柱，上为胸口入口，下为膈肌，两侧为纵隔胸膜和肺门。正常情况下，纵隔位置较固定。

放射学常用九分法来分区。侧位时，纵隔分为 9 个区。前纵隔指心脏、升主动脉及气管与胸骨之间的倒置狭长三角形区域。食管是中、后纵隔的分界线。前、后纵隔之间即为中纵隔。自胸骨角至第 4 胸椎下缘的横线为上、中纵隔的分界，经过第 8 胸椎下缘（肺门下缘）的水平线为中、下纵隔的分界。

2. 正常解剖影像学表现。

在胸部 X 线片（图 1-54）中，肺组织富含气体，肺野显示为较黑的区域；肺纹理密度稍高，在肺野中更为凸显；纵隔影、气管影也能清晰显示轮廓。

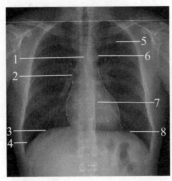
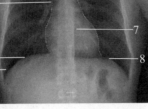
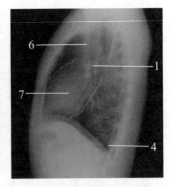

A 胸部正（后前）位　　　　　　B 胸部侧位

图 1-54　胸部 X 线片

　　注：1，气管；2，肺门；3，右侧膈肌；4，肋膈角；5，肋骨；6，主动脉弓；7，心脏；8，左侧膈肌。

　　在 CT 图像中，常用肺窗或高分辨窗来观察肺组织与肺纹理，用纵隔窗来观察纵隔及软组织，如图 1-55 所示。

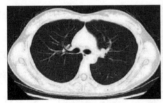
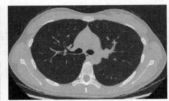
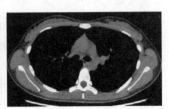

A 肺窗　　　　　　　　B 高分辨窗　　　　　　　　C 纵隔窗

图 1-55　胸部 CT 的窗口技术

（二）心脏与大血管

1. 概述。

心脏位于两肺之间、纵隔以内，大部分位于正中线偏左，小部分位于右侧。

心脏形似前后略扁、倒置的圆锥体，心底朝向右后上方，心尖朝向左前下方。心脏有两面（前上、后下）和两缘（左、右）。前上面贴近胸骨体和肋软骨，后下面朝向膈。左、右两缘与胸膜腔和肺组织相邻。

在心脏表面，近心底处有一环形的沟，称为冠状沟，将心脏分为上、下两部分，是心房和心室分界的表面标志；心脏前上、后下面分别有一条纵行的沟，即前室间沟和后室间沟，是左右心室分界的表面标志。

心包是包绕在心脏外的薄膜，包括纤维心包和浆膜心包。纤维心包位于最外层，致密而厚实，伸缩性小。浆膜心包分为脏层和壁层。脏层覆于心肌外，又称心外膜；壁层紧贴纤维心包内面。脏层和壁层之间存在腔隙，称为心包腔，正常情况下心包腔内含少量液体。

上、下腔静脉收集汇总来自全身静脉的血液，于上、下静脉口注入右心房，血液依次经过右心房、右心室。肺动脉干起自右心室，向左后上方斜行，在主动脉弓下分为左、右肺动脉。肺静脉包括左上、左下肺静脉和右上、右下肺静脉。肺静脉血液注入左心房后，再流至左心室泵出。主动脉起自左心室，血流依次通过升主动脉、主动脉弓和降主动脉。冠状动脉由升主动脉起始部的冠状窦发出，分为左、右冠状动脉，左冠状动脉发出后为一小段主干，随即分为前降支和回旋支。主动脉弓上缘有3个分支发出，从右向左依次为头臂干、左颈总动脉和左锁骨下动脉。

2. 正常解剖影像学表现。

心脏X线检查可结合吞食对比剂来观察。CT与MRI可从多方位观察心脏与大血管，且具有更高的时间分辨率，结合增强扫描可达到更好的成像与诊断效果。

1）心脏吞钡右前斜位影像上（图1-56），食管呈高密度，可清晰显示左心房对食管的压迹，帮助判断左心房是否增大。

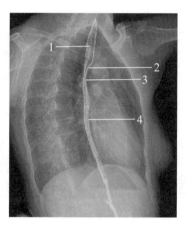

图1-56　心脏吞钡右前斜位

注：1，食管；2，主动脉弓压迹；3，左主支气管压迹；4，左心房压迹。

2）CT平扫可观察钙化灶等高密度病变，CT血管增强扫描能更清楚地显示心脏及血管的形态、结构等，如图1-57至图1-66所示。

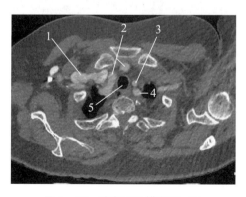

图1-57　胸部CT横断面（1）

注：1，右头臂静脉；2，头臂干；3，左颈总动脉；4，左锁骨下动脉；5，气管。

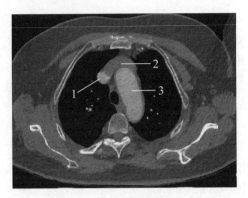

图1-58 胸部CT横断面（2）

注：1，右头臂静脉；2，左头臂静脉；3，主动脉弓。

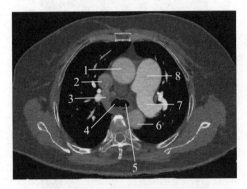

图1-59 胸部CT横断面（3）

注：1，升主动脉；2，上腔静脉；3，奇静脉弓；4，右主支气管；5，左主支气管；6，降主动脉；7，左肺动脉；8，肺动脉干。

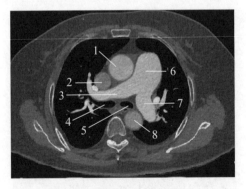

图1-60 胸部CT横断面（4）

注：1，升主动脉；2，上腔静脉；3，右肺动脉；4，右主支气管；5，左主支气管；6，肺动脉干；7，左肺动脉；8，降主动脉。

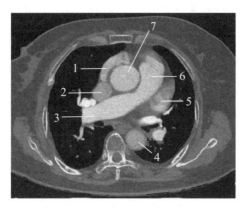

图 1-61 胸部 CT 横断面（5）

注：1，右心耳；2，上腔静脉；3，右肺动脉；4，降主动脉；5，左心耳；6，肺动脉干；7，升主动脉。

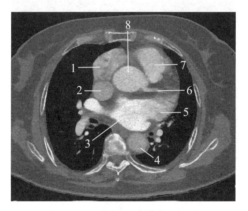

图 1-62 胸部 CT 横断面（6）

注：1，右心房；2，上腔静脉；3，左心房；4，降主动脉；5，左心耳；6，左冠状动脉主干；7，肺动脉干根部及右心室；8，升主动脉根部。

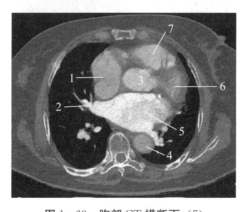

图 1-63 胸部 CT 横断面（7）

注：1，右心房；2，肺静脉开口；3，主动脉窦；4，降主动脉；5，左心房；6，左心室；7，右心室。

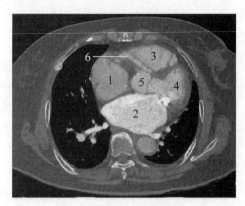

图 1-64 胸部 CT 横断面（8）

注：1，右心房；2，左心房；3，右心室；4，左心室；5，主动脉窦；6，右冠状动脉。

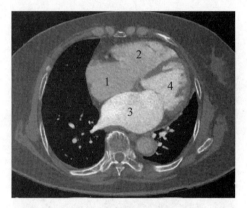

图 1-65 胸部 CT 横断面（9）

注：1，右心房；2，右心室；3，左心房；4，左心室。

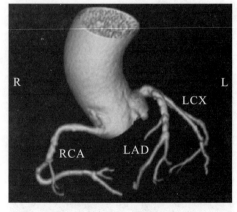

图 1-66 冠状动脉 VR

（三）乳腺

1. 概述。

乳腺位于胸壁前外侧，附着于胸大肌和胸肌筋膜的表面。乳腺一般左、右对称。年轻女性的乳头位于乳房中心，一般平第 4 肋间隙或第 5 肋水平。乳头周围是环状的乳晕。乳房主要包括腺体、导管、乳头、脂肪组织和纤维组织。在临床应用中，以乳头为中心将乳房分为 5 个部分，即外上象限、外下象限、内上象限、内下象限、乳头及乳晕区。

乳房内部结构犹如一棵倒置的小树，每个乳管分支及其所属腺泡组成乳腺小叶。乳腺叶由若干乳腺小叶构成，并以乳头为中心呈放射状分布。每个乳腺叶均有一输乳管通向乳头并在近乳头处膨大形成乳管窦。乳腺内还有许多结缔组织纤维束，向不同方向走行，连接皮肤和胸肌筋膜，起到支持乳腺的作用，称为悬韧带或 Cooper 韧带。乳腺与胸大肌之间存在脂肪间隙，称为乳后间隙，是肿瘤浸润性生长时易侵犯的部位，也是乳腺美容的关键部位。

2. 正常解剖影像学表现。

乳腺影像学检查以钼靶（或钨靶）X 线检查为主要筛查手段（图 1－67、图 1－68），MRI 可作为进一步详细检查手段。乳腺间质主要由纤维结缔组织和脂肪组织构成，脂肪的 CT 值较低，腺体、导管、韧带、淋巴及血管等组织 CT 值相对较高，因此可清晰分辨。

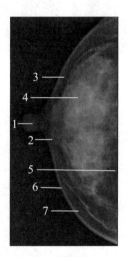

图 1－67　右乳头尾位

注：1，乳头；2，乳晕；3，悬韧带；4，腺体；5，乳后间隙（脂肪）；6，皮肤；7，皮下脂肪。

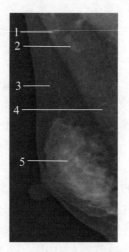

图 1-68　右乳内外斜位

注：1，血管；2，腋下淋巴结；3，悬韧带；4，胸大肌；5，乳腺腺体。

乳腺腺体在 T_1WI 上呈较低信号，在 T_2WI 上呈较高信号（图 1-69）。动态增强时，正常腺体组织呈均匀持续强化（图 1-70）。

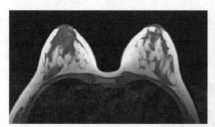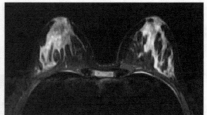

图 1-69　乳腺 T_1WI 与 T_2WI（脂肪抑制）

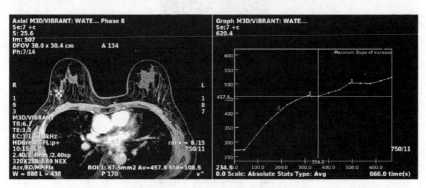

　　A 横断面勾画乳腺的 ROI　　　　　　B ROI 的时间－信号强度曲线

图 1-70　正常乳腺动态增强

四、腹部

(一) 食管与胃肠道

1. 食管。

食管是一段前后略扁、细长的肌性管状器官，上于第 6 颈椎下缘水平续接咽，下于第 11 胸椎体水平与贲门相连。食管有 3 个生理性狭窄，是食管异物滞留和肿瘤好发的部位。

1) 食管起始部，约第 6 颈椎下缘水平，距中切牙 15cm。

2) 左主支气管的后方交叉处，约第 4/5 胸椎水平，距中切牙 25cm。

3) 穿膈食管裂孔处，约第 10 胸椎水平，距中切牙 40cm。

食管壁较厚，包括 4 层结构，由内向外依次为黏膜层、黏膜下层、肌层和外膜（纤维膜）。

2. 胃。

胃大部分位于左季肋区，小部分位于腹上区，上接食管，下接十二指肠。胃有上、下两口，上口称贲门，下口称幽门。胃有大、小两弯，胃的右侧缘凹陷呈弧形，称为胃小弯，其最低处弯曲呈角状，称为角切迹；胃的左侧缘凸向脾，称为胃大弯。胃有前、后两壁。胃可分为贲门部、胃底部、胃体部和幽门部 4 部分。胃底向上隆突，在 X 线片上常表现为含气区域。幽门部由中间沟分为幽门管和幽门窦，幽门窦下方的胃壁是胃的最低处，胃溃疡和胃癌多发生于此处。

胃壁由内向外依次是黏膜层、黏膜下层、肌层和浆膜层。胃壁形态可变化较大，当胃空虚时，黏膜与黏膜下层在胃腔表面形成许多皱襞；当胃充盈时，皱襞消失变平坦。因此使用影像学检查观察胃壁，胃充盈时效果更佳，常饮水使胃充盈，在 MRI 图像上水的信号可能掩盖病变信号，因此观察胃壁可采用 CT 检查，如图 1-71 所示。

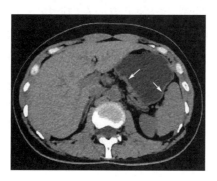

图 1-71　充盈胃的 CT

注：箭头所示，适度充盈的胃壁呈舒展平坦状态，黏膜皱襞消失，便于观察病变。

3. 小肠。

小肠包括十二指肠、空肠和回肠 3 部分，上起自幽门，下连接盲肠。十二指肠呈"C"形包绕胰头，按消化顺序依次分为上部、降部、水平部和升部，上部是溃疡的好发部位。空肠和回肠迂曲盘旋形成肠袢，位于腹腔中下部。空肠和回肠之间无明显界限，一般近侧 2/5 称为空肠，远侧 3/5 称为回肠。

4. 大肠。

大肠上起自回肠末端，下止于肛门，环绕于空肠和回肠周围。大肠包括盲肠、阑尾、结肠、直肠和肛管。盲肠位于右髂窝，是大肠的起始部分。盲肠下端的后内侧壁连有一根细管状肠道，称为阑尾，阑尾根部的位置相对固定，远端呈游离态。结肠可分为升结肠、横结肠、降结肠和乙状结肠。直肠续接于乙状结肠，解剖学上常认为直肠-乙状结肠交界处为第 3 骶椎水平，外科学以骶骨岬水平作为分界，直肠沿骶椎和尾椎前面走行并穿过盆膈移行为肛管。

（二）肝、胆、胰腺、脾

1. 肝。

肝脏大部分位于右季肋区和腹上区，小部分可达左季肋区。

肝脏略呈楔形，包括上、下两面和前、后两缘。肝上面又称膈面，与膈相贴。膈面前部由镰状韧带分为左内侧叶和右外侧叶。膈面后部无腹膜被覆的区域称为裸区。肝脏下面又称脏面，脏面有一条似"H"形的沟。右纵沟的前部有胆囊窝，后部有腔静脉沟，腔静脉沟的上端是第二肝门，为肝静脉注入下腔静脉之处。左纵沟的前部有肝圆韧带，后部有静脉韧带。横沟有肝固有动脉、肝门静脉、肝管、淋巴管和神经等出入。肝脏的前缘较锐利，后缘较圆钝。

Couinaud 分段法：根据肝静脉系统的走行分布，将肝脏分为左、右半肝，进而再分为 5 个叶（左内叶、左外叶、右前叶、右后叶、尾状叶）和 8 个段（S_1 尾状叶、S_2 左外上段、S_3 左外下段、S_4 左内叶、S_5 右前下段、S_6 右后下段、S_7 右后上段、S_8 右前上段），其中 S_4 虚设亚段间裂，分为上方的左内叶段 S_4a 与下方的左内叶段 S_4b。

影像学上主要采用 Couinaud 分段法（图 1-72）。在横断层图像上：①先找出第二肝门的层面，即肝左、中、右三大静脉的汇入部位。肝中静脉分肝脏为左、右叶，即左内叶与右前叶的界线；肝右静脉分右叶为右前叶、右后叶；左叶间裂分左叶为左内叶、左外叶，即 S_4 与 S_2/S_3；肝左静脉是左外叶上段和下段的分界标志，即 S_2 与 S_3。②找出门静脉及其分叉部位。门静脉分叉部位分上段、下段。门静脉分叉以上为 S_8、S_7，门静脉分叉及胆囊层面以下是 S_5、S_6。下腔静脉与门静脉之间是尾状叶 S_1。

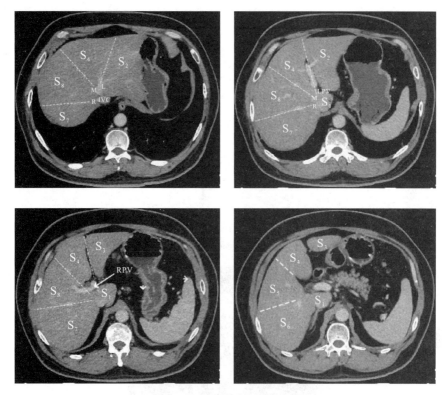

图 1-72 肝脏 CT 断层分段

2. 胆。

胆囊位于胆囊窝内,包括胆囊底、胆囊体、胆囊颈和胆囊管。胆道系统包括胆管和胆囊(图 1-73)。左、右肝管汇合成肝总管,胆囊管与肝总管汇合成胆总管,胆总管与胰管在十二指肠降部的后内侧壁内汇合,汇合处称为肝胰壶腹。

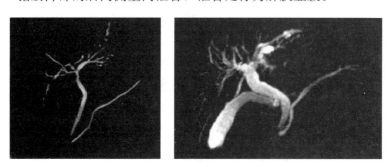

图 1-73 正常与扩张的胆道系统磁共振胰胆管成像(MRCP)

3. 胰腺。

胰腺横卧于腹上区和左季肋区,呈长条形贴于腹后壁。胰腺包括头、颈、体、尾4 部分(图 1-74)。胰头稍膨大,被十二指肠包绕,后下部分有钩突。胰管贯穿走行于胰腺实质内,与胆总管共同开口于十二指肠大乳头。有时胰头胰管上方可有副胰管,开口于十二指肠小乳头。

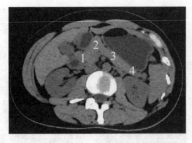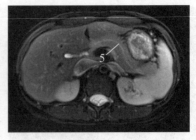

图 1-74　胰腺 CT 与 T_2WI（脂肪抑制）

注：1，胰头；2，胰颈；3，胰体；4，胰尾；5，胰管。

4. 脾。

脾属于淋巴器官，位于左季肋区深部、胃底与膈之间（图 1-75）。脾包括膈、脏两面，上、下两缘和前、后两端。脾门位于脏面凹陷处。

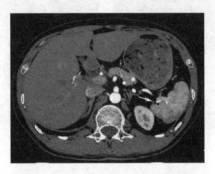

图 1-75　CT 增强动脉期（花斑脾）

注：箭头所示，脾在增强动脉期呈花斑样强化。

（三）肾上腺与泌尿系统

肾上腺左、右各一，位于腹膜后方的脊柱两侧。左肾上腺似月半形，右肾上腺呈三角形。

肾左、右各一，位于腹膜后方腰段脊柱的两侧、肾上腺的外下方。

肾实质包括肾皮质和肾髓质。肾门位于肾内侧中部的凹陷处，此处是肾盂、血管、淋巴管和神经出入肾的位置。肾门深入肾实质形成肾窦，肾窦内包括肾小盏和肾大盏，肾大盏汇合成肾盂，肾盂出肾门后转向下，移行为输尿管。

上腹部 CT 增强（冠状面）见图 1-76。

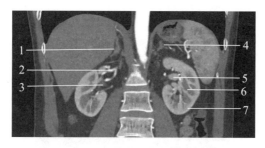

图 1-76　上腹部 CT 增强（冠状面）

注：1，右肾上腺；2，肾动脉；3，肾盂；4，左肾上腺；5，肾静脉；6，肾髓质；7，肾皮质。

输尿管起自肾盂，终于膀胱（图 1-77、图 1-78）。输尿管包括腹段、盆段和壁内段 3 段。输尿管有 3 处狭窄部位，是结石易滞留的部位：①肾盂与输尿管的交界处；②输尿管跨过髂血管处；③输尿管向下斜穿膀胱壁的部分。

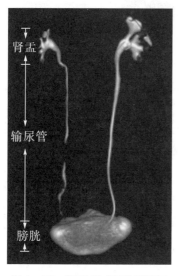

图 1-77　泌尿系 CTU 后视图

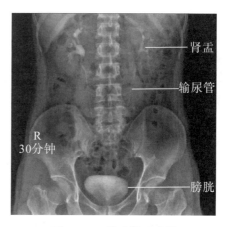

图 1-78　静脉肾盂造影

膀胱位于耻骨联合及耻骨支的后方，包括顶端的膀胱尖、底部的膀胱底和尖、底之间的膀胱体，膀胱下部变细称为膀胱颈。

膀胱空虚时黏膜皱襞较多，充盈时皱襞消失。膀胱底的内面三角形区域始终平坦光滑，称为膀胱三角。膀胱三角的尖朝向前下延续为尿道内口，两侧角为左、右输尿管口。

男性尿道细、长、弯，起自膀胱的尿道内口，止于尿道外口。女性尿道宽、短、直，起自膀胱尿道内口，止于阴道前庭的开口。

（四）生殖系统

1. 男性。

1）前列腺：似倒栗子状，紧邻膀胱下方，包绕尿道起始部。前列腺包括底、体和尖 3 部分（图 1-79）。

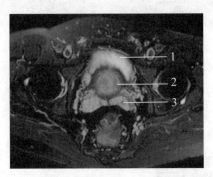

图 1-79 前列腺横断面 T_2WI（脂肪抑制）

注：1，膀胱；2，前列腺；3，精囊腺。

2）精囊腺：呈长椭圆形的成对器官，位于膀胱底的后方、前列腺的上方及输精管壶腹的外侧。

3）射精管：由精囊腺的排泄管和输精管壶腹汇合而成，向下穿入前列腺并开口于尿道前列腺部。

2. 女性。

1）卵巢：形似扁椭圆形的成对器官，位于子宫两侧输卵管的后下方，包括内、外两端和上、下两缘。内端以卵巢固有韧带与子宫相连，外端以卵巢悬韧带（骨盆漏斗韧带）连于骨盆。上缘以卵巢系膜与阔韧带后叶相连，卵巢门位于卵巢的中部，此处是血管、淋巴管和神经等进出卵巢的位置；下缘为独立缘。卵巢是女性的生殖腺，其形态、大小随年龄而变化。

2）输卵管：位于阔韧带上缘，与子宫底两侧相连。输卵管包括 4 部分，由内向外依次为子宫部、峡部、壶腹部和漏斗部。漏斗部边缘有许多输卵管伞，是术中辨认输卵管的重要标志。

3）子宫：形似倒置的梨形，位于盆腔中部、膀胱后方及直肠前方（图 1-80），子宫与直肠之间有直肠子宫陷凹。子宫包括底、体、峡和颈 4 部分。

4）阴道：肌性管道，位于膀胱、尿道和直肠之间。阴道上起自宫颈，下开口于阴道前庭。宫颈与阴道壁之间形成环状间隙，即阴道穹窿。

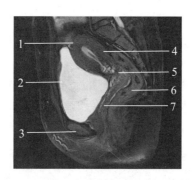

图 1-80 子宫正中矢状面 T_2WI（脂肪抑制）

注：1，子宫底；2，膀胱；3，耻骨；4，子宫体；5，子宫颈；6，直肠；7，阴道。

五、脊柱与四肢骨及关节

（一）脊柱

脊柱是人体的重要支柱，由椎骨与椎间盘、关节及韧带紧密连接而成。

1. 椎骨。

脊柱有 33 块椎骨（图 1-81），包括 7 块颈椎、12 块胸椎、5 块腰椎、5 块骶椎和 4 块尾椎。随着生长发育，5 块骶椎融合成 1 块骶骨，4 块尾椎融合成 1 块尾骨。

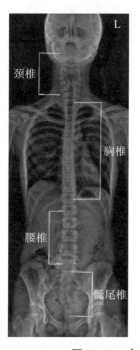
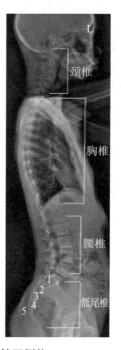

图 1-81 全脊柱正侧位

注：1，第 1 骶椎；2，第 2 骶椎；3，第 3 骶椎；4，第 4 骶椎；5，第 5 骶椎。

椎骨一般可分为椎体和椎弓两部分，椎体与椎弓围成椎孔。椎弓可分为椎弓根、椎板、棘突、横突和关节突。寰椎无椎体，呈环状；枢椎的椎体上方有齿突，并与寰椎相接，常通过寰枢椎张口位来观察有无脱位或齿突骨折等（图1-82）。第2~6颈椎的棘突较短且末端分叉。第7颈椎的棘突较长且末端不分叉。胸椎自上而下似瓦叠状，椎体通过肋凹与肋骨相连。腰椎体积较大，椎弓根短粗，向后略偏外平伸。骶骨由5个骶椎融合而成，呈三角形，有4对骶孔。尾骨上接骶骨尖，下端游离。

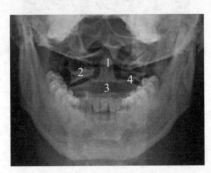

图1-82　寰枢椎张口位

注：1，齿突；2，寰椎；3，枢椎；4，寰枢关节间隙。

2. 椎骨间的连结。

椎间盘包括软骨板、纤维环和髓核3部分。除第1、2颈椎之间，骶骨及尾骨无椎间盘外，其余各相邻椎体之间均有椎间盘。椎间盘能承受一定压力，富有弹性，可防止椎骨损伤。

韧带连结包括前纵韧带、后纵韧带和黄韧带。前纵韧带位于椎体前方及前外侧，自枢椎延伸至骶骨盆面上部，可防止脊柱过度后伸。后纵韧带位于椎管内椎体的后方，自枢椎延伸至骶骨，可防止脊柱过度前屈、椎间盘向后脱出。黄韧带又称弓间韧带，连接相邻的椎板，可防止脊柱过屈。

脊柱的关节包括椎体间关节和滑膜关节。椎体间关节是指相邻椎体之间通过椎间盘构成的关节。滑膜关节又称椎弓关节，多由关节突构成。

3. 椎管及其内容物。

椎管由椎骨的椎孔及骶骨的骶管连接而成，上接枕骨大孔、下达骶骨裂孔，在颈部及腰部较膨大，称为颈膨大部和腰膨大部。椎管的前壁为椎体、椎间盘和后纵韧带，后壁为椎板和黄韧带，侧壁为椎弓根及椎间孔。

脊髓表面由外向内依次有硬脊膜、蛛网膜和软脊膜3层被膜。硬膜外间隙是指硬脊膜与椎管之间的间隙，其内填充有疏松结缔组织、脂肪、静脉丛、小动脉及淋巴管。硬脊膜与蛛网膜紧密相贴，但存在潜在腔隙，称为硬膜下腔，含有少量浆液，起润滑作用。蛛网膜与软脊膜相连，其间形成的腔隙称为蛛网膜下腔，充满着脑脊液。软脊膜紧密地贴覆在脊髓表面。图1-83和图1-84以腰椎及腰段脊髓为例展示。

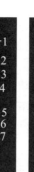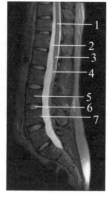

图 1-83　腰椎矢状面 T_1WI/T_2WI（脂肪抑制）

注：1，脊髓；2，脑脊液；3，脊髓圆锥；4，马尾神经；5，L_3 椎体；6，L_3/L_4 椎间盘；7，椎体静脉。

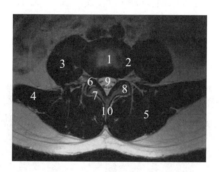

图 1-84　L_3/L_4 椎间盘 T_2WI 横断面

注：1，椎间盘髓核；2，椎间盘纤维环；3，腰大肌；4，腰方肌；5，竖脊肌；6，下关节突；7，上关节突；8，椎间关节；9，腰池与神经终丝；10，棘突。

脊髓可分为 8 个颈髓节段、12 个胸髓节段、5 个腰髓节段、5 个骶髓节段及 1 个尾髓节段。每个节段有前、后根，分别在椎间孔处汇合，构成脊神经。人体的脊神经共有 31 对，包括 8 对颈神经、12 对胸神经、5 对腰神经、5 对骶神经及 1 对尾神经。脊髓包括灰质和白质，在横截面上中央部"H"形区域呈暗灰色的为灰质，灰质外呈略白的部分为白质。灰质中央有中央管，内含脑脊液。

（二）四肢骨及关节

1. 上肢骨及关节。

锁骨呈横"S"形，内侧端粗大，与胸骨柄相连称为胸骨端，外侧端扁平，与肩峰相连称为肩峰端。

肩胛骨位于胸廓后外侧。肩胛骨上、下约分别平第 2、7 肋，可作为肋骨的计数标志。肩胛下窝为肩胛骨前面的大浅窝，朝向胸廓。肩胛骨后上方的突出为肩胛冈，是冈上窝和冈下窝的分界。肩峰为肩部的最高点，是肩胛冈向前外的延伸。

肱骨位于上肢上臂，包括一体两端。肱骨上端有肱骨头和与其毗邻的解剖颈，颈下前外侧为大结节，内侧为小结节，结节间沟是位于大小结节之间的纵沟。肱骨下端外侧有肱骨小头，其上有突起，称为内上髁；内侧有肱骨滑车，其上有突起，称为外上髁。肱骨内上髁和外上髁为体表标志。

尺骨位于上肢前臂的内侧。尺骨上端粗大，有滑车切迹，滑车后上方为鹰嘴，鹰嘴在体表可触及，滑车前下方为冠突。尺骨下端细小，有尺骨头及尺骨茎突。

桡骨位于上肢前臂的外侧。桡骨上端细小，有桡骨头，桡骨头上有关节凹。桡骨下端粗大，内侧面有尺切迹。

腕骨有8块短骨，由近侧到远侧排成两列，近侧列由桡侧向尺侧依次为舟骨、月骨、三角骨和豌豆骨，远侧列由桡侧向尺侧依次为大多角骨、小多角骨、头状骨和钩骨。

掌骨由拇指侧向小指侧依次为第1~5掌骨。

指骨为长骨，共14块，除拇指有2节外，其余均为3节。

肩锁关节由锁骨的肩峰端与肩胛骨肩峰构成。胸锁关节由锁骨的胸骨端与胸骨柄的锁骨切迹构成。

肩关节由肱骨头与肩胛骨的关节盂构成。肩关节的关节囊下方缺少韧带和肌肉，较为薄弱。左肩关节斜位见图1-85。

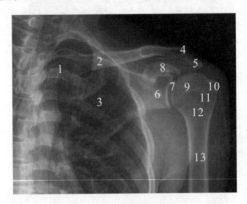

图1-85　左肩关节斜位

注：1，胸锁关节；2，锁骨；3，肩胛骨；4，肩锁关节；5，肩峰；6，关节盂；7，肩关节间隙；8，喙突；9，肱骨头；10，肱骨大结节；11，肱骨小结节；12，肱骨外科颈；13，肱骨体。

肘关节包括桡尺近侧关节、肱桡关节和肱尺关节。桡尺近侧关节由桡骨环状关节面和尺骨桡切迹构成，肱桡关节由肱骨小头和桡骨关节凹构成，肱尺关节由肱骨滑车和尺骨滑车切迹构成。左肘关节正侧位见图1-86。

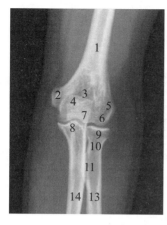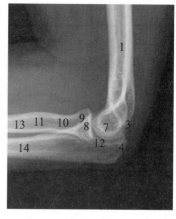

图1-86　左肘关节正侧位

注：1，肱骨体；2，内上髁；3，鹰嘴窝；4，鹰嘴；5，外上髁；6，肱骨小头；7，肱骨滑车；8，冠突；9，桡骨头；10，桡骨颈；11，桡骨粗隆；12，滑车切迹；13，桡骨体；14，尺骨体。

桡腕关节由舟骨、月骨、三角骨及尺骨、桡骨的下端构成。腕骨间关节由相邻各腕骨构成，各关节腔彼此相通。腕掌关节由舟骨、月骨、三角骨、豌豆骨与掌骨底构成。右手及腕关节正位见图1-87。

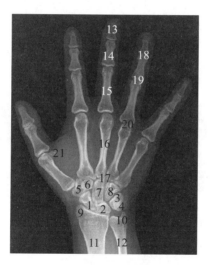

图1-87　右手及腕关节正位

注：1，舟骨；2，月骨；3，三角骨；4，豌豆骨；5，大多角骨；6，小多角骨；7，头状骨；8，钩骨；9，桡骨茎突；10，尺骨茎突；11，桡骨体；12，尺骨体；13，远节指骨；14，中节指骨；15，近节指骨；16，掌骨；17，掌腕关节；18，远指间关节；19，近指间关节；20，掌指关节；21，手籽骨。

2. 下肢骨及关节。

髋骨由3块骨融合而成，即髂骨、坐骨和耻骨。髋臼是这3块骨的融合之处。髂嵴为髋骨的最高点，约平第4腰椎棘突。髋骨前方有髂前上棘、髂前下棘，后方有髂后上棘、髂后下棘。髋骨最低处为坐骨结节。骨盆正位见图1-88。

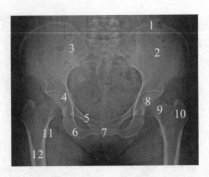

图 1-88　骨盆正位

注：1，髂嵴；2，髂骨；3，骶髂关节；4，髋臼；5，耻骨；6，坐骨；7，耻骨联合；8，股骨头；9，股骨颈；10，大转子；11，小转子；12，股骨体。

股骨包括一体两端。股骨头是股骨上端呈球状伸向内上的结构。股骨颈位于股骨头的外下方，此处较细，容易发生骨折。大转子是股骨颈与体交界处的外侧突起，小转子为后内侧突起。股骨下端有内、外侧髁，内侧髁的侧方突起为内上髁，外侧髁的侧方突起为外上髁。

髌骨呈扁栗状，位于股骨下端的前方，是最大的籽骨。

胫骨位于小腿内侧。胫骨上端有内、外侧髁；胫骨下端内侧有突起，为内踝。

腓骨位于小腿外侧。腓骨上端为腓骨头，下端为外踝。

跗骨有 7 块短骨，包括 1 块距骨、1 块跟骨、1 块足舟骨、1 块骰骨和 3 块楔骨。跖骨有 5 块长骨，由内向外依次为第 1~5 跖骨。趾骨有 14 块长骨，除拇趾有 2 节外，其余均为 3 节。右足正斜位见图 1-89。

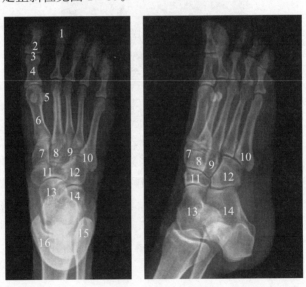

图 1-89　右足正斜位

注：1，甲粗隆；2，拇趾远节指骨；3，趾间关节；4，拇趾近节趾骨；5，籽骨；6，跖骨；7，内侧楔骨；8，中间楔骨；9，外侧楔骨；10，第 5 跖骨基底部；11，足舟骨；12，骰骨；13，距骨；14，跟骨；15，腓骨；16，胫骨。

　　髋关节由股骨头与髋臼组成，属于球窝关节。膝关节（图1-90至图1-93）由股骨下端的内、外侧髁，胫骨上端的内、外侧髁及髌骨构成。前交叉韧带和后交叉韧带是膝关节的两个主要韧带，共同维持膝关节的稳定性，可保证膝关节在弯曲和伸展时胫骨不会前、后移位。股骨的内、外侧髁与胫骨的内、外侧髁关节面间有一对半月板，包括较大的内侧半月板和较小的外侧半月板。

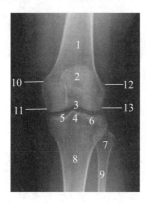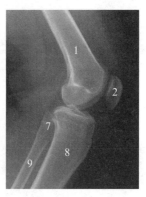

图1-90　左膝关节正侧位

　　注：1，股骨体；2，髌骨；3，股骨髁间窝；4，胫骨髁间隆突；5，胫骨内侧平台；6，胫骨外侧平台；7，腓骨头；8，胫骨体；9，腓骨体；10，股骨内上髁；11，股骨内侧髁；12，股骨外上髁；13，股骨外侧髁。

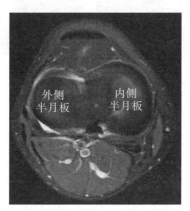

图1-91　右膝关节 T_2WI 横断面

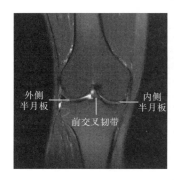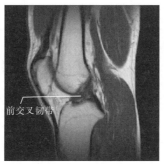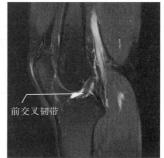

图1-92　右膝关节 MRI 内、外侧半月板及前交叉韧带

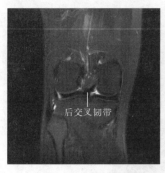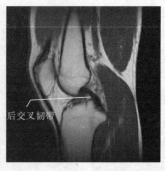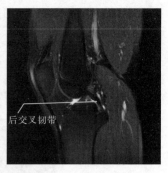

图 1-93 右膝关节 MRI 后交叉韧带

足关节包括踝关节、跗骨关节、跗跖关节、跖骨间关节、跖趾关节和足趾间关节。踝关节由胫骨下端、腓骨下端与距骨滑车组成。左踝关节正侧位见图 1-94。

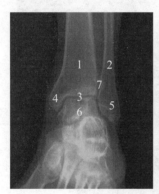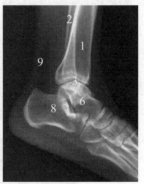

图 1-94 左踝关节正侧位

注：1，胫骨；2，腓骨；3，踝关节间隙；4，内踝；5，外踝；6，距骨；7，腓骨切迹；8，跟骨；9，跟腱。

第二章 X线设备操作

第一节 适应证与禁忌证

一、适应证

1. 头颅、四肢骨、躯干骨、骨关节正侧位适应证：骨外伤、发育情况异常或筛查、骨折、骨关节脱位、骨质增生、骨关节炎、骨肿瘤等。某些其他疾病引发的骨改变、多种骨软组织内的钙化和金属异物也可进行 X 线检查。

2. 胸部摄影适应证：主要检查胸腔内的肺、胸膜、胸壁、横隔、纵隔、隔上肋骨、气管、心脏和大血管。临床也可用于疾病检查、随访复查、健康普查。

3. 腹部摄影适应证：腹部仰卧前后位可用于观察尿路或腹腔器官有无结石、钙化及腹部包块和异物存留。腹部站立前后位可用于观察肠梗阻、消化道穿孔及胃下垂等。腹部倒立侧位用于观察先天性肛门闭锁，预测直肠距肛门的距离。

二、禁忌证

1. 孕妇、对 X 线高度敏感或不宜接触 X 线者。
2. 小儿或者精神疾病患者，不能配合检查的情况下，可以先做镇静处理。
3. 已婚未孕年轻女性应慎做 X 线检查。

第二节 检查前准备

一、X 线摄影体表定位标志

（一）头颅体表定位线

1. 听眶线：外耳孔上缘与同侧眼眶下缘的连线。

2. **听眦线**：外耳孔中点与同侧眼外眦的连线。

3. **听鼻线**：外耳孔中点与同侧鼻翼下缘间的连线。

4. **瞳间线**：两瞳孔间的连线。

5. **听眉线**：外耳孔中点与眉间的连线。

6. **听口线**：外耳孔与同侧口角间的连线。

7. **眶下线**：两眼眶下缘的连线。

（二）四肢体表定位标志

1. **尺骨茎突**：前臂远端内侧突起。

2. **桡骨茎突**：前臂远端外侧突起。

3. **尺骨鹰嘴**：肘关节后侧突起。

4. **肱骨大结节**：肩峰外下方的突起。

5. **肩峰**：肩胛冈外上方的突起。

6. **肩胛骨喙突**：肩峰前内下深按可触及的突起。

7. **内踝**：小腿远端踝关节内侧突起。

8. **外踝**：小腿远端踝关节外侧突起。

9. **胫骨粗隆**：胫骨前上缘的突起。

10. **髌骨**：股骨远端前方可活动的骨。

11. **髂嵴**：髂骨最高位置处的突起，平第 4 腰椎。

12. **髂前上棘**：髂骨前上方的突起，平第 2 骶髂。

13. **股骨大转子**：股骨外上方的突起，平耻骨联合。

（三）胸部体表定位标志

1. **胸骨角**：胸骨柄与胸骨体连接处，向前微凸，平第 4、5 胸椎交界。

2. **剑突末段**：胸骨最下端，平第 11 胸椎。

3. **胸骨颈静脉切迹**：胸骨上缘凹陷处，平第 2 胸椎下缘。

4. **锁骨中线**：通过锁骨中点的垂线。

5. **腋前线**：通过腋窝前缘的垂线。

（四）脊柱体表定位标志

1. **第 5 颈椎**：甲状软骨。

2. **第 7 颈椎**：颈根部最突出的棘突位置。

3. **第 7 胸椎**：胸骨体的中点，肩胛骨下角位置。

4. **第 3 腰椎**：脐上 3cm 处，肋弓下缘位置。

5. **尾骨**：耻骨联合位置。

二、X 线摄影的原则

1. 焦点的选择：摄影时，在不影响 X 线管负荷的原则下，尽量采用小焦点，提高 X 线片的清晰度。小焦点一般用于四肢、鼻骨、头颅的局部摄影。大焦点一般用于胸部、腹部、脊椎等较厚部位的摄影。

2. 焦－片距及肢－片距的选择：焦点到胶片的距离称为焦－片距，肢体到胶片的距离称为肢－片距。摄影时应尽量使肢体贴近探测器，且尽量与探测器平行。肢体与探测器不能靠近时，可相应增加焦－片距，同样可以得到放大率小、清晰度高的图片。不能平行时，可运用几何学投影原理以尽量避免影像变形。

3. 中心线及斜射线的应用：中心线是 X 线束的中心部分，代表 X 线摄影的方向。斜射线是中心线以外的部分。一般来说，中心线应垂直于探测器摄影，并对准摄影部位的中心。当摄影部位不与探测器平行而成角时，中心线应当垂直肢体和胶片夹角的分角面，利用斜射线来摄影。

4. 滤线设备的应用：按照摄片部位的大小和焦－片距，合理选择滤线栅。体厚超过 15cm 或应用 60kV 以上管电压时，需加用滤线栅。

5. 千伏与毫安秒的选择：摄影前，必须根据受检者的病史及临床诊断，根据摄影部位的密度和厚度等，选择较合适的曝光条件。婴幼儿及不合作者应当尽可能缩短曝光时间。

6. 呼气与吸气的应用：受检者的呼吸动作对摄片质量是有一定影响的。一般不受呼吸运动影响的部位，如四肢骨等，不需屏气曝光。受呼吸运动影响的部位，如胸腹部，需要屏气曝光。摄影前应训练受检者做呼吸训练。

7. 照射野的校准：摄影时，应尽量缩小照射野，照射野不超过探测器面积，在不影响获得诊断信息的前提下，一般采用高电压、低电流、厚过滤，减少 X 线的辐射量。

三、受检者准备

1. 摄影前的准备：摄影腹部、下部脊柱、骨盆和尿路等部位平片时，应当先让受检者清除肠道内容物，否则影响图像质量和诊断。常用的方法有口服番泻叶或 25% 甘露醇，或清洁灌肠等。

2. 衣着的处理：摄影前应让受检者穿着棉质内衣，提前除去金属饰品及膏药，除去衣物或身体上可能影响图像质量的任何异物，如发卡、纽扣、电极片、草药等。

3. 训练呼吸动作：拍摄胸部、头部、腹部等容易受到呼吸运动影响的部位，在摆位置前，应当给受检者做好呼气、吸气和屏气动作的训练，要求受检者合作。

第三节　常规 X 线检查

一、头部与颌面部

（一）颅骨后前位（图 2—1）

体位：受检者俯卧于检查床上，两肘弯曲，双手放于身体两侧或头旁。头颅正中矢状面垂直于床面，前额和鼻部紧靠床面，使听眦线与床面垂直。探测器上缘超出头颅，下缘包括下颌骨。

中心线：对准枕外隆凸，经眉间垂直射入检测器。

（二）颅骨侧位（图 2—1）

体位：受检者俯卧于检查床上，头侧转，被检面紧靠床面，肘关节弯曲，用前臂支撑身体，头颅矢状面与床面平行，瞳间线与床面垂直，照射野包括整个头部。

中心线：对准外耳孔前、上各 2.5cm 处，垂直射入探测器。

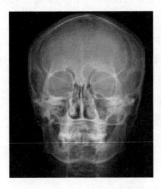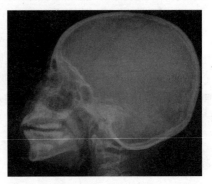

图 2—1　颅骨后前位和侧位

（三）下颌骨后前位（图 2—2）

体位：受检者俯卧于检查床上，肘关节弯曲，双手放于身体两侧或头旁。鼻尖和额头贴紧床面，听眦线垂直于床面，头颅正中矢状面垂直于床面。上唇与下颌下缘连线中点放于探测器中心位置。

中心线：对准两下颌角连线中点垂直射入探测器。

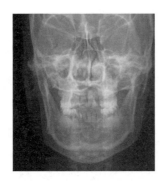

图 2-2 下颌骨后前位

（四）下颌骨侧位（图 2-3）

体位：受检者仰卧于检查床上，头面部侧转。

中心线：向头侧倾斜 15°～ 25°角，经受检侧下颌骨体中部射入探测器。

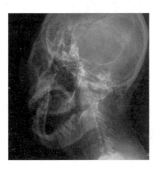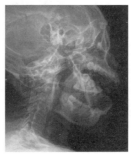

图 2-3 下颌骨侧位

（五）鼻骨侧位（图 2-4）

体位：受检者俯卧于检查床上，头面部侧转紧贴床面。头颅矢状面平行于床面。将鼻根下方 2cm 处放于探测器中心。

中心线：对准鼻根下方 2cm 处垂直射入探测器。

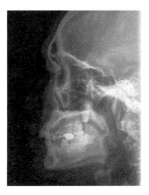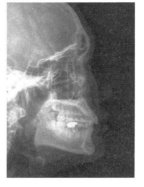

图 2-4 鼻骨侧位

（六）眼眶后前位（图 2—5）

体位：受检者俯卧于检查床上，两肘弯曲，双手放于身体两侧或头旁。头颅正中矢状面与听眦线垂直于床面，额部与鼻尖贴近检查床面，将鼻根位于探测器中心位置。

中心线：对准鼻根部，向足侧倾斜 20°角射入探测器。

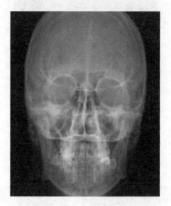

图 2—5　眼眶后前位

二、脊柱

（一）第 1、2 颈椎前后张口位（图 2—6）

体位：受检者仰卧于检查床上，双臂放于身旁，身体正中矢状面重合床面中线并垂直于床面。头稍后仰，使上颌门齿咬合面和乳突尖连线与床面垂直。曝光时需让受检者张大口。

中心线：对准两嘴角连线中点垂直射入探测器。如受检者颈部强直不能后仰，可以将中心线向头侧倾斜一定角度，使中心线与上颌门齿咬合面和乳突尖连线平行即可。

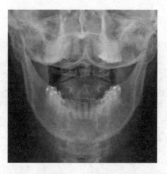

图 2—6　第 1、2 颈椎前后张口位

（二）颈椎前后位（图 2—7）

体位：受检者立于摄影架前，双臂放于身体两侧，身体正中矢状面垂直于探测器。

头稍后仰，使上颌门齿咬合面和乳突尖连线垂直于探测器。探测器上缘平外耳孔，下缘包括第1胸椎。

中心线：对准甲状软骨下方中点，向头侧倾斜10°~15°角射入探测器。

（三）颈椎侧位（图2-7）

体位：受检者侧立于摄影架前，两足分开，身体站稳。外耳孔与肩峰连线位于探测器中心。头稍后仰，下颌前伸，避免下颌骨支部与颈椎上部重叠。头颈部正中矢状面平行于探测器，双肩尽量下垂，必要时辅以外力向下牵引，避免颈椎下部与胸椎上部重叠。探测器上缘包括外耳孔，下缘包括第2胸椎。

中心线：对准第4颈椎，垂直探测器射入。

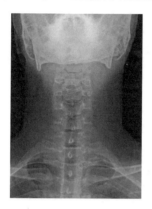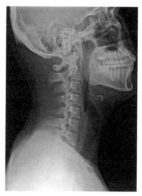

图2-7　颈椎前后位和侧位

（四）颈椎后前斜位（图2-8）

体位：受检者面向摄影架站立，受检侧靠近探测器，身体和头部旋转使人体冠状面与探测器成55°~60°角。下颌前伸，避免下颌骨与颈椎重叠。双侧上肢尽量下垂。探测器上缘包括外耳孔，下缘包括第2胸椎。

中心线：对准第4颈椎，垂直射入探测器。此体位多用于检查颈椎椎间孔和椎弓根病变，应左右两侧摄影，以进行对比。

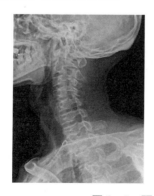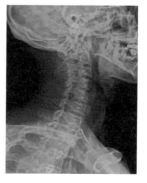

图2-8　颈椎后前斜位

（五）颈椎过伸位（图 2-9）

体位：受检者侧立于摄影架前，两足分开，身体站稳。下巴上抬，头部尽可能后仰。双肩尽量下垂。上缘包括寰枢关节，下缘包括第 2 胸椎。

中心线：对准第 4 颈椎，垂直射入探测器。

（六）颈椎过屈位（图 2-9）

体位：受检者侧立于摄影架前，两足分开，身体站稳。下颌贴近前胸，极度低头。双肩尽量下垂。上缘包括寰枢关节，下缘包括第 2 胸椎。

中心线：对准第 4 颈椎，垂直射入探测器。

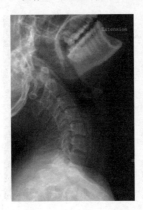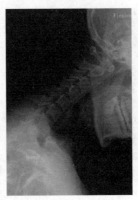

图 2-9　颈椎过伸位和过屈位

（七）胸椎正位（图 2-10）

体位：受检者仰卧于检查床上，人体正中矢状面垂直床面。头部平放，靠于床上。下肢伸直或将膝部弯曲 90°，使腰背靠近床面，减少脊柱生理弯曲度。探测器上缘包括第 7 颈椎，下缘包括第 1 腰椎。

中心线：对准第 7 胸椎（胸骨角与剑突连线中点），垂直射入探测器。

（八）胸椎侧位（图 2-10）

体位：受检者侧卧于检查床上，双臂尽量上举抱头，两髋和两膝屈曲，使脊柱长轴平行于床面，并置于床面中线。探测器上缘包括第 7 颈椎，下缘包括第 1 腰椎。

中心线：对准第 7 胸椎，垂直射入探测器。

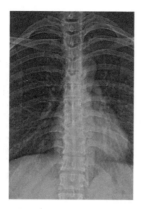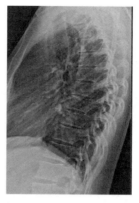

图 2-10　胸椎正位和侧位

（九）腰椎正位（图 2-11）

体位：受检者仰卧于检查床上，人体正中矢状面垂直于床面。两髋和两膝弯曲，使腰部贴近床面，以减少第 2~4 腰椎生理弯曲度。双臂放于身体两侧或上举抱头。探测器上缘包括第 12 胸椎，下缘包括第 1 骶椎。

中心线：对准脐上 3cm 处，垂直射入探测器。

（十）腰椎侧位（图 2-11）

体位：受检者侧卧于检查床上，双臂自然上举抱头。背部与床面垂直，呈完全侧位。探测器上缘包括第 11 胸椎，下缘包括第 1 骶椎。

中心线：对准第 3 腰椎，垂直射入探测器。

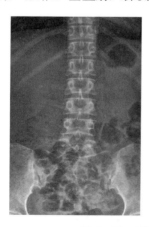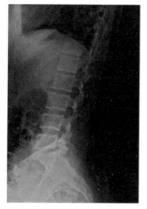

图 2-11　腰椎正位和侧位

（十一）腰椎斜位（图 2-12）

体位：受检者侧卧于检查床上，近床面侧髋部及膝部弯曲，对侧下肢伸直，身体后倾，使冠状面与床面约成 45°角。腰椎长轴对准曝光野中线，探测器上缘包括第 11 胸椎，下缘包括第1骶椎。

中心线：对准第3腰椎，垂直射入探测器。

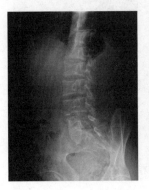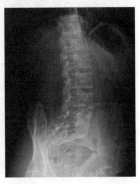

图 2—12　腰椎斜位

（十二）腰椎过伸位（图 2—13）

体位：受检者侧卧于检查床上，脊柱对准探测器中线，尽可能保证身体侧立无旋转，腹部和腿尽可能向后移动，使身体长轴过伸。探测器包括全部腰椎。

中心线：对准第3腰椎，垂直射入探测器。

（十三）腰椎过屈位（图 2—13）

体位：受检者侧卧于检查床上，脊柱对准探测器中线，尽可能保证身体侧立无旋转，模仿胎儿姿势，尽可能向上抬腿、向下低头。探测器包括全部腰椎。

中心线：对准第3腰椎，垂直射入探测器。

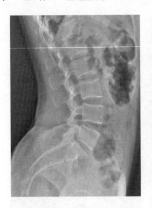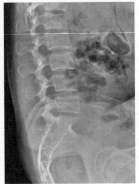

图 2—13　腰椎过伸位和过屈位

（十四）骶椎正位（图 2—14）

体位：受检者仰卧于检查床上，人体正中矢状面垂直于床面，并与探测器中线重合，双腿伸直。探测器上缘包括髂骨嵴，下缘超过耻骨联合。

中心线：向头侧倾斜5°～15°，对准耻骨联合上方处射入探测器。若腰椎前突曲度显著，应增加 5°～10°。

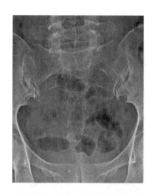

图 2—14　骶椎正位

（十五）尾椎正位

体位：受检者仰卧于检查床上，人体正中矢状面垂直于床面，并与床面中线重合，双腿伸直。探测器上缘包括骶骨嵴，下缘超出耻骨联合。

中心线：向足侧倾斜约 10°，对准两侧髂前上棘连线中点，射入探测器。

（十六）骶尾椎侧位（图 2—15）

体位：受检者侧卧于检查床上，双下肢屈曲，膝部上移。背部完全垂直于台面，腰部垫以棉垫，将侧弯的腰椎垫平，尾骨中点置于探测器范围内。探测器上缘包括第 5 腰椎，下缘包括全部尾椎。

中心线：对准髂后下棘前方 8cm 处，垂直射入探测器。

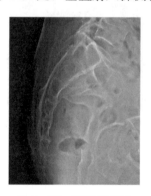

图 2—15　骶尾椎侧位

三、上肢

（一）手掌后前位（图 2—16）

体位：受检者坐于检查床旁，肘关节屈约 90°。各手指自然分开，掌心向下紧靠探测器，第 3 掌骨头置于探测器中心。

中心线：对准第 3 掌骨头，垂直射入探测器。

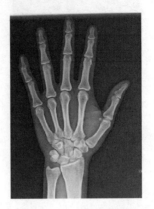

图 2-16 手掌后前位

（二）掌下斜位（图 2-17）

体位：受检者坐于检查床旁，肘关节屈约 90°。掌心向下靠近探测器，各手指均匀分开，稍弯曲，指尖触及探测器。手指内旋，使掌心面与探测器约成 45°。

中心线：对准第 5 掌骨头，垂直射入探测器。

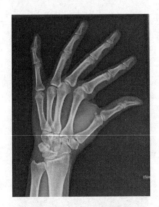

图 2-17 掌下斜位

（三）腕关节前后位（图 2-18）

体位：受检者坐于检查床旁，前臂伸直，手和手腕放于床上，掌面向下。手半握拳，将肩部放低，使掌面紧贴探测器。腕关节置于探测器中心。

中心线：对准尺骨和桡骨茎突连线的中点，垂直射入探测器。

（四）腕关节侧位（图 2-18）

体位：受检者侧坐于检查床旁，前臂伸直，手和前臂侧放，将第 5 掌骨和前臂尺侧紧贴检查床，将尺骨茎突置于探测器中心中心线：对准桡骨茎突处，垂直射入探测器。

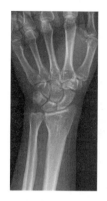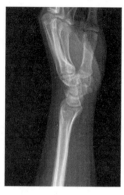

图 2—18 腕关节前后位和侧位

（五）腕关节外展位

体位：受检者坐于检查床旁，前臂伸直，掌心向下。将腕关节置于探测器中心，手掌尽量向尺侧偏移。

中心线：向肘侧倾斜20°，对准尺骨和桡骨茎突连线中点，垂直射入探测器.

（六）尺桡骨正位（图 2—19）

体位：受检者坐于检查床旁，前臂伸直，掌心向上，背面紧靠床面。前臂长轴需与探测器长轴平行。探测器上缘包括肘关节，下缘包括腕关节。

中心线：对准前臂中点，垂直射入探测器。

（七）尺桡骨侧位（图 2—19）

体位：受检者坐于检查床旁，肘关节弯曲90°。前臂呈侧位，尺侧紧靠床面。肩部放低，尽量接近肘部高度。探测器上缘包括肘关节，下缘包括腕关节。

中心线：对准前臂中点，垂直射入探测器中心。

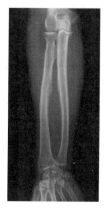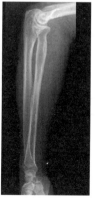

图 2—19 尺桡骨正位和侧位

（八）肘关节正位（图2-20）

体位：受检者坐于检查床旁，前臂伸直，掌心向上。将尺骨鹰嘴突置于检查床中心并紧靠床面。肩部放低，尽量接近肘部高度。

中心线：对准肘关节，垂直射入探测器。

（九）肘关节侧位（图2-20）

体位：受检者坐于检查床旁，肘关节弯曲90°，肘关节内侧紧贴检查床。手掌心面对患者，拇指在上。肩部放低，尽量接近肘部高度。

中心线：对准肘关节，垂直射入探测器。

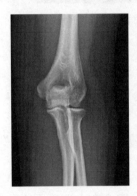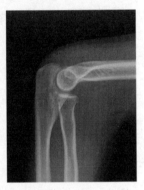

图2-20　肘关节正位和侧位

（十）肱骨前后位（图2-21）

体位：受检者站立于摄影架前或仰卧于检查床上，手臂伸直稍外展，掌心朝上或朝前。肱骨长轴需与探测器平行。探测器上缘包括肩关节，下缘包括肘关节。

中心线：对准肱骨中点，垂直射入探测器。

（十一）肱骨侧位（图2-21）

体位：受检者站立于摄影架前或仰卧于检查床上，对侧肩部稍垫高，使受检侧上臂尽量贴近探测器，上臂与躯干分开，肘关节弯曲成90°，成侧位姿势置于胸前。肱骨长轴需与探测器长轴平行一致。探测器上缘包括肩关节，下缘包括肘关节。

中心线：对准肱骨中点，垂直射入探测器。

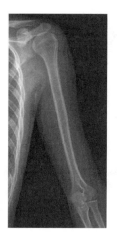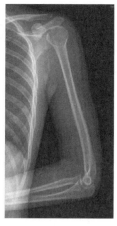

图2-21 肱骨前后位和侧位

（十二）肩关节前后位（图2-22）

体位：受检者站立于摄影架前，受检侧喙突置于探测器中点。受检侧上肢向下伸直，掌心朝前。对侧躯干稍垫高，使受检侧肩部紧靠探测器。探测器上缘超出肩部，外缘包括肩部软组织。

中心线：对准喙突，垂直射入探测器。

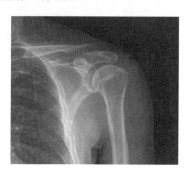

图2-22 肩关节前后位

（十三）肩关节穿胸侧位

体位：受检者侧立于摄影架前，受检侧上臂外缘紧靠探测器。受检侧上肢及肩部尽量下垂，掌心朝前，对侧手臂抱头，肩部抬高。受检侧肱骨外科颈置于探测器中心。

中心线：对准受检侧上臂的上1/3处，垂直射入探测器。

（十四）肩关节Y位（图2-23）

体位：受检者立于摄影架前，面向摄影架稍旋转身体呈前斜位，身体前斜45°～60°。将肩胛冈垂直于探测器。将肩关节置于探测器中心。

中心线：向足侧倾斜10°～15°，对准肩胛骨射入探测器。

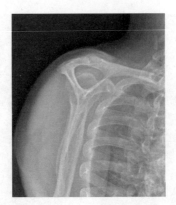

图 2-23　肩关节 Y 位

（十五）锁骨前后正位（图 2-24）

体位：受检者仰卧于检查床上，人体正中矢状面对准床面中线，受检侧锁骨中点对探测器中点。受检侧手臂内旋，掌心朝上。肩部下垂，使肩部与胸锁关节相平。

中心线：通过锁骨中点，垂直射入探测器。

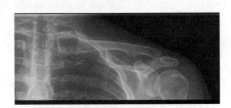

图 2-24　锁骨前后正位

（十六）肩锁关节后前位（图 2-25）

体位：受检者站立于摄影架前，面向探测器，两足分开，身体站稳。双臂下垂，两侧肩锁关节对探测器横线中线，人体正中矢状面重合探测器纵轴中线。肩部尽量下垂，使锁骨成水平状。

中心线：对准第 3 胸椎，垂直射入探测器，让受检者深吸气后曝光。

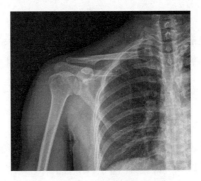

图 2-25　肩锁关节后前位

四、下肢

(一)足前后正位(图 2-26)

体位:受检者坐于检查床上,对侧下肢伸直,受检侧膝关节弯曲,足底部紧贴检查床。探测器上缘包括足趾,下缘包括足跟,将第 3 跖骨底部置于探测器中心,并使探测器中线与足部长轴平行。

中心线:向足侧倾斜 15°,对准第 3 跖骨底部射入探测器。

(二)足斜位(图 2-26)

体位:受检者侧卧于检查床上,对侧下肢伸直,受检侧膝关节弯曲,足底部紧贴检查床。探测器上缘包括足趾,下缘包括足跟。将第 3 跖骨底部置于探测器中心,将患侧下肢向内倾斜,使足底与探测器成 30°~50°。

中心线:通过第 3 跖骨底部,垂直射入探测器。

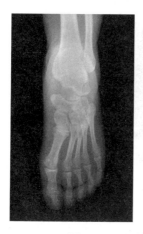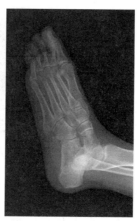

图 2-26　足前后正位和斜位

(三)足侧位(图 2-27)

体位:受检者侧卧于检查床上,对侧下肢向前上方弯曲,受检侧下肢外侧贴近床面,膝部弯曲。足部呈侧位,使足底部与探测器垂直。探测器上缘包括足趾,下缘包括跟骨。

中心线:对准足部中点,垂直射入探测器。

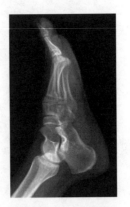

图 2-27 足侧位

（四）足负重侧位（图 2-28）

体位：受检者站在脚踏板上侧立于摄影架前，被测足外侧靠近探测器，足部长轴与探测器长轴平行，足冠状面与探测器垂直。探测器前缘包括足趾，后缘包括跟骨。

中心线：对准第 3 跖骨底部水平，垂直射入探测器。

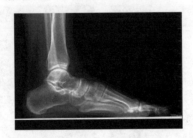

图 2-28 足负重侧位

（五）跟骨侧位（图 2-29）

体位：受检者侧卧于检查床上，受检侧下肢外侧紧靠床面，膝部弯曲。受检侧足部外侧紧靠探测器，使足底部垂直于探测器。将跟骨置于探测器中心。

中心线：对准跟距关节，垂直射入探测器。

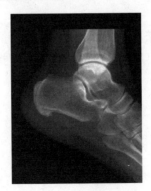

图 2-29 跟骨侧位

（六）跟骨轴位（图 2-30）

体位：受检者仰卧或坐于检查床上，健侧下肢屈膝，受检侧下肢伸直。小腿长轴与探测器长轴一致，将踝关节置于探测器中心，踝部极度弯曲，可用绷带绕于足部，让受检者向后拉，使距骨和跗骨不重叠。

中心线：向头侧倾斜 35°～45°，对准第 3 跖骨底部，射入探测器中心。

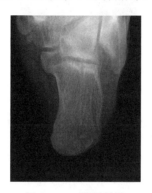

图 2-30　跟骨轴位

（七）踝关节前后位（图 2-31）

体位：受检者仰卧或坐于检查床上，健侧屈膝，受检侧下肢伸直，将踝关节置于探测器中心。小腿长轴与床面中线平行，足稍内旋，足尖前倾。

中心线：对准内外踝连线中点上方 1cm 处，垂直射入探测器。

（八）踝关节侧位（图 2-31）

体位：受检者侧卧于检查床上，受检侧贴近床面。受检侧膝关节稍屈曲，外踝紧靠探测器，足跟摆平，使踝关节呈侧位。小腿长轴与床面长轴平行，将内踝上方 1cm 处置于探测器中心。

中心线：对准内踝上方 1cm 处，垂直射入探测器。

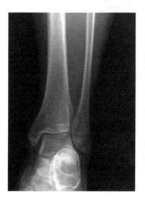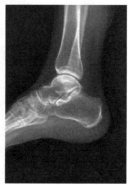

图 2-31　踝关节前后位和侧位

（九）踝穴位（图2－32）

体位：受检者坐于检查床上，受检侧下肢伸直，小腿长轴与床面长轴平行，将内踝上方1cm处置于探测器中心，小腿向内旋转20°，使腓骨远端与距骨外侧面不重叠。

中心线：对准内外踝连线中点，垂直射入探测器。

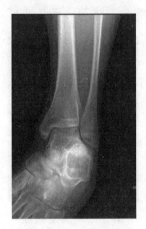

图2－32 踝穴位

（十）胫腓骨前后位（图2－33）

体位：受检者仰卧或坐于检查床上，受检侧下肢伸直，足尖稍内旋。小腿长轴与探测器长轴平行。探测器上缘包括膝关节，下缘包括踝关节。

中心线：对准小腿中点，垂直射入探测器。

（十一）胫腓骨侧位（图2－33）

体位：受检者侧卧于检查床上，受检侧靠近床面。受检侧下肢膝关节稍屈，小腿外缘紧靠床面。小腿长轴与探测器长轴平行。探测器上缘包括膝关节，下缘包括踝关节。

中心线：对准小腿中点，垂直射入探测器。

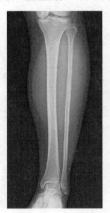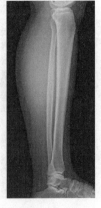

图2－33 胫腓骨前后位和侧位

（十二）膝关节前后位（图 2-34）

体位：受检者仰卧于检查床上，下肢伸直。探测器放于受检侧膝下，髌骨下缘对探测器中心。小腿长轴与探测器长轴平行。

中心线：对准髌骨下缘，垂直射入探测器。

（十三）膝关节侧位（图 2-34）

体位：受检者侧卧于检查床上，受检侧膝关节外侧靠近床面。受检侧膝关节弯曲成120°～135°。将髌骨下缘置于探测器中心，探测器需超出皮肤包括整个膝关节。踝部垫高使髌骨面与探测器垂直。

中心线：对准胫骨上端，垂直射入探测器。

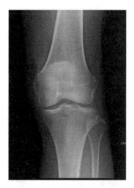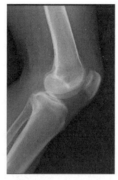

图 2-34　膝关节前后位和侧位

（十四）髌骨轴位（图 2-35）

体位：受检者俯卧于检查床上，受检侧膝关节尽量屈曲，对侧下肢伸直。受检侧股骨长轴与床面中线一致。将髌骨置于探测器中心。

中心线：对准髌骨下缘，垂直射入探测器。

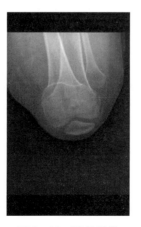

图 2-35　髌骨轴位

（十五）股骨前后位（图 2-36）

体位：受检者仰卧于检查床上，下肢伸直，足稍内旋，使两足趾相接触。探测器置于受检侧股骨下面，股骨长轴与床面中线一致。探测器上缘包括髋关节，下缘包括膝关节。

中心线：对准股骨中点，垂直射入探测器。

（十六）股骨侧位（图 2-36）

体位：受检者侧卧于检查床上，受检侧贴近床面。健侧屈髋屈膝，支撑在床面，受检侧膝关节稍弯曲，将大腿外转成侧位。探测器置于股骨外侧的下面，探测器上缘包括髋关节，下缘包括膝关节。股骨长轴与床面长轴一致。

中心线：对准股骨中点，垂直射入探测器。

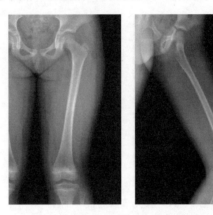

图 2-36　股骨前后位和侧位

（十七）骨盆前后正位（图 2-37）

体位：受检者仰卧于检查床上，身体正中矢状面垂直于床面，并与床面中线重合。两下肢伸直且稍内旋（10°~15°），足尖向上，两𧿹趾靠拢。探测器上缘包括髂骨，下缘包括耻骨联合下方 3cm。

中心线：对准两髂前上棘连线中点与耻骨联合水平面连线的中点处，垂直射入探测器。

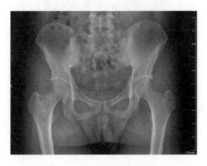

图 2-37　骨盆前后正位

（十八）髋关节正位（图 2—38）

体位：受检者仰卧于检查床上，下肢伸直，双足跟分开，足尖内旋，两侧足趾内侧相接触。股骨头放于探测器中心，股骨长轴与探测器长轴平行。探测器上缘包括髂前上棘，下缘包括股骨小转子。

中心线：对准髂前上棘与耻骨联合上缘连线中点垂线下方 2.5cm 处，垂直射入探测器。

（十九）髋关节斜位（图 2—38）

体位：受检者仰卧于检查床上，健侧下肢伸直，受检侧屈髋屈膝，髋关节外展，与床面成 40°。将髋关节置于探测器中心。探测器上缘包括髂骨，下缘包括股骨小转子。

中心线：对准受检侧腹股沟中点，垂直射入探测器。

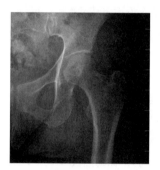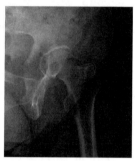

图 2—38　髋关节正位和斜位

五、胸部

（一）胸部后前位（图 2—39）

体位：受检者面向摄影架直立，前胸紧靠探测器，两足分开，身体站稳。人体正中矢状面对准探测器中线，面朝正前方。探测器上缘超过两肩 3cm。双手背起，放于髋部，两肘弯曲尽量向前，两肩尽量内转紧靠探测器。摄影距离为 180cm。需让受检者深吸气后屏气曝光。

中心线：对准第 7 胸椎，垂直射入探测器。

（二）胸部侧位（图 2—39）

体位：受检者侧立于摄影架前，受检侧胸部紧贴探测器，两足分开，身体站稳。探测器上缘超出肩部 3cm。胸部腋中线对准探测器中线。双臂上举，交叉放于头部，收腹，挺胸抬头。摄影距离为 180cm。需让受检者深吸气后屏气曝光。

中心线：对准腋中线第 7 胸椎平面，垂直射入探测器。

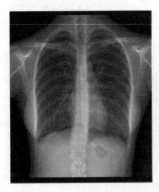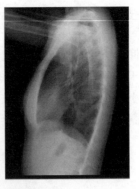

图 2—39 胸部后前位和侧位

（三）胸部右前斜位（图 2—40）

体位：受检者直立于摄影架前，胸壁右前方贴近探测器，两足分开，身体站稳。右肘弯曲内旋，右手背放于髋部，左手上举抱头。左胸离开探测器，使人体冠状面与探测器成 45°～55°。探测器上缘超过肩部 3cm，左、右缘包括左前及右后胸壁。摄影距离为180cm。需让受检者平静呼吸状态下屏气曝光。

中心线：对准左侧腋后线经第 7 胸椎，垂直射入探测器。

（四）胸部左前斜位（图 2—40）

体位：受检者直立于摄影架前，胸壁左前方贴近探测器。两足分开，身体站稳。左肘弯曲内旋，左手背放于髋部，右手高举抱头。右胸离开探测器，使人体冠状面与探测器成 65°～75°。探测器上缘超肩部上方 3cm。右前、左后胸壁与探测器边缘等距。摄影距离为 180cm。需让受检者平静呼吸状态下屏气曝光。

中心线：对准右侧腋后线第 7 胸椎高度，垂直射入探测器。

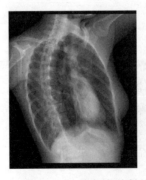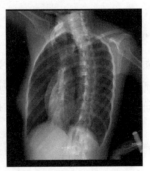

图 2—40 胸部右前斜位（左）和左前斜位（右）

（五）胸骨后前斜位（图 2—41）

体位：受检者俯卧于检查床上，双臂上举抱头。两肩尽量内收，使胸骨紧贴床面，头转向右侧。人体正中矢状面对准床面中线。探测器包括全部胸骨。

中心线：向左侧倾斜 20°～25°，对准肩胛骨内缘与第 4 胸椎的连线中点射入探测器，即从第 4 胸椎平面，以胸骨角为中心射入。需让受检者缓慢均匀呼吸，用低电压、低电流条件，长时间曝光。

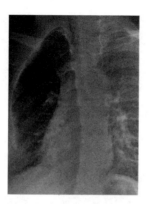

图 2-41 胸骨后前斜位

（六）胸骨侧位（图 2-42）

体位：受检者侧立于摄影架前，两足分开，身体站稳。侧胸紧贴探测器，双臂在背后交叉，两肩尽量向后倾，胸部尽量向前挺出，使胸骨呈侧位。探测器上缘超出胸骨颈切迹，下缘包括剑突。胸骨长轴对准探测器中线。摄影距离为 100cm。

中心线：对准胸骨中点，垂直射入探测器。需让受检者深吸气然后屏气曝光。

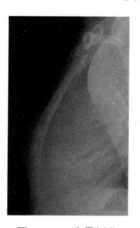

图 2-42 胸骨侧位

六、腹部

（一）腹部仰卧前后位（图 2-43）

体位：受检者仰卧于检查床上，下肢伸直，人体正中矢状面垂直于床面并与床面中线重合，双臂置于身体两旁或上举。探测器上缘超出胸骨剑突，下缘包括耻骨联合下2.5cm。摄影距离为100cm。需让受检者呼气后屏气曝光。

中心线：对准剑突与耻骨联合上缘的连线中点，垂直射入探测器。

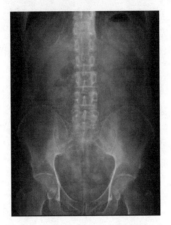

图 2—43　腹部仰卧前后位

（二）腹部立位前后位（图 2—44）

体位：受检者站立于摄影架前，背部紧贴探测器，双臂自然下垂稍外展。人体正中矢状面与摄影架垂直，并与探测器中线重合。探测器上缘包括两侧膈肌，下缘包括耻骨联合上缘。摄影距离为100cm。需让受检者呼气后屏气曝光。

中心线：对准剑突与耻骨联合的连线中点，垂直射入探测器。

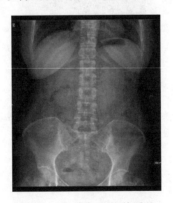

图 2—44　腹部立位前后位

（三）腹部倒立侧位（图 2—45）

体位：利用立位摄影架，由协助者用一手提受检婴儿的两腿，另一手托住受检婴儿头部，使受检婴儿成倒立姿势，肛门处放一密度较高的金属标记。矢状面平行于探测器，腹壁靠近探测器。探测器上缘超出肛门上方5cm，包括前腹壁。摄影距离为100cm。本体位主要用于观察小儿先天性肛门闭锁。

中心线：对准骶骨尖，垂直射入探测器。

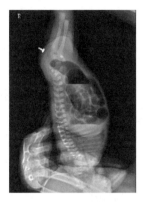

图 2-45　腹部倒立侧位

七、乳腺

（一）内外斜位

1. 受检者面对摄影设备站立，两足分开，身体站稳。X线束从乳腺上内侧面射入，从外侧面射出。

1）让受检者放松肩部，将受检者胸大肌从后轻轻向前推移，让受检者胸大肌与探测器平行，以增加乳腺成像组织。探测器托盘与水平面成30°～60°，一般身高体重的受检者所需角度为40°～50°，高瘦者为50°～60°，矮胖者以30°～40°为宜。双侧乳房体位角度通常相同。

2）受检者手臂放于探测器托盘的后方，肘弯曲以松弛胸大肌。将探测器的拐角放在胸大肌后面腋窝的上方。

3）让受检者向探测器方向旋转，技师用手向前托起受检者乳房组织和胸大肌，向上、向外提拉受检者乳房使胸壁组织与乳腺组织分离开。

4）旋转受检者背对摄影设备，同时开始压迫，压迫板经过胸骨，压迫器上角稍低于锁骨，持续压迫，技师用手承托受检者乳房直到有足够压力使乳房保持不动，再将手移开成像区域。

5）技师向下牵拉受检者腹部组织，充分打开受检者乳房下方皮肤褶皱，将整个乳房置于探测器中心。

2. 照片标准：

1）胸大肌充分显示并延伸至后乳头线。

2）所有纤维腺体组织及脂肪显示清楚。

3）深部和表面的乳房组织充分分离。

4）乳房下褶皱充分打开。

（二）头尾位

1. 体位：

1）受检者站立于摄影设备前，头转向对侧。技师站于受检者检查侧的内侧，方便控制受检者摆位。

2）转动受检者，使受检者胸骨紧贴探测器。调节探测器高度与乳房下缘接触，技师提升和牵拉受检侧乳房后侧，将乳头置于探测器中心。将对侧乳房放至探测器拐角而不是后方。

3）技师另一只手放于受检者背后，使受检者肩部放松，轻推受检者后背防止受检者后倾导致乳房脱离。

4）技师用手指牵拉受检者锁骨上皮肤并开始缓慢压迫，固定乳房的手逐渐向乳头方向移动，可用食指在外侧边缘转动，打开皮肤褶皱。

2. 照片标准：

1）整个乳房可见，包括中央部、乳晕下部及内侧部。

2）乳头位于中心并呈切线位。

3）20%～30%受检者胸大肌可见。

第三章　CT 设备操作

第一节　适应证及禁忌证

一、适应证

1. 头部：脑外伤、脑出血、脑梗死、血管畸形、脑肿瘤、脑发育异常等。CT 是急性脑梗死、脑出血及颅脑外伤的首选检查方法。

2. 五官、颌面及颈部：颌面部肿瘤、骨折、炎症等。

3. 胸部：肺、胸膜及纵隔的各种肿瘤、结核、炎症，以及支气管扩张、肺脓肿、肺不张、气胸、骨折、气管或食管异物及各种变异等。

4. 腹部及盆腔：主要用于肝、胆、胰腺、脾、腹膜腔、腹膜后间隙、泌尿系统和生殖系统的疾病诊断，肠梗阻部位及原因的显示，对胃癌、结肠癌及其对腔外结构的侵犯程度和远处转移灶的显示具有重要价值。

5. 骨骼系统：颅骨及脊柱细微骨折、椎间盘病变、椎管狭窄、骨肿瘤、骨结核及炎症等。

6. 脉管系统：通过 CT 血管成像，可显示动脉病变，如血管闭塞、动脉瘤及夹层动脉瘤、血管畸形、血管损伤、心脏冠状动脉病变等。

二、禁忌证

1. 孕妇、对 X 线高度敏感或不宜接触 X 线者。

2. 病情危重不能配合者。

3. 碘对比剂过敏者、重症甲状腺疾病以及严重心、肝、肾功能衰竭患者不宜做增强扫描。

第二节　检查前准备

1. 一般患者的准备：患者携带相关检查资料以备参考，去除检查部位可能造成伪影的物品。

2. 危重患者的准备：危重患者应由相关临床医生陪同，并配备有相应的抢救药物和急救器材。

3. 儿童或不能配合患者的准备：需采用镇静或麻醉的方法确保患者不会乱动后才能开始检查，必要时家属陪同检查。

4. 胸部检查患者的准备：提前练习吸气与屏气。

5. 腹部检查患者的准备：

1）禁食，空腹 4~6 小时。

2）根据检查需要做饮水准备。

（1）检查前 15~20 分钟进水 500~1000mL，检查前即刻再进 200~300mL，使胃及十二指肠壶腹部更加充盈，形成良好的对比。

（2）检查前 20~30 分钟进水，观察肾及肾上腺。

（3）检查前 1~2 小时分时段进水 800~1000mL，充盈肠道系统，观察腹膜后腔。急性胰腺炎、肠梗阻或其他疾病要求禁饮禁食者除外。

3）腹部 CT 检查前一周内一般不建议做钡餐造影，以免钡剂残留肠道影响检查效果，前 3 天内不建议做其他各种腹部器官造影，如静脉肾盂造影等。

4）应遵照临床医嘱，做好肠道准备。

5）做盆腔 CT 时，需适当胀尿。

6）检查前练习吸气与屏气。

第三节　常规 CT 检查

一、头部

（一）扫描体位

受检者仰卧在检查床上，头先进，下颌稍低，头部正中矢状面与定位灯中线重合，听眦线与床面垂直。对于头部外伤或体位受限者，可放宽标准，但头部一定要置于扫描野中心。

（二）扫描范围

扫描范围从颅底到颅顶（图 3-1）。

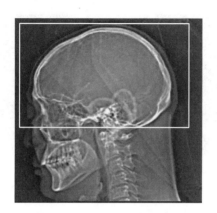

图 3-1　颅脑 CT 扫描范围

（三）扫描参数

一般为螺旋扫描或者轴扫，管电压 120kV，有效管电流 200～250mAs，层厚 5～7mm，层间距 5～7mm。

（四）增强扫描

1. 对比剂注射方案：采用高压注射器团注。对比剂浓度 300～350mgI/mL，流率 2.0～3.0mL/s，成人用量 50～80mL。

2. 从静脉团注对比剂到开始扫描时间为 3～5 分钟。

（五）图像后处理

1. 窗口技术：常用脑窗和骨窗。脑窗窗宽 70～90HU，窗位 35～50HU；骨窗窗宽 250～300HU，窗位 1200～1300HU。

2. 图像重组技术：MPR 可呈现任意方向图像，用于观察病变与周围组织的位置关系。SSD 或 VR 可观察颅骨骨折或病变与正常周围组织结构的关系。

二、鞍区

（一）扫描体位

受检者仰卧在检查床上，头先进，下颌稍低，头部正中矢状面与定位灯中线重合，听眦线或听眶线与床面垂直。对于头部外伤或体位受限者，可放宽标准，但头部一定要置于扫描野中心。

（二）扫描范围

扫描范围从颅底到鞍顶，视具体情况包含整个病变（图3-2）。

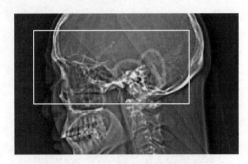

图3-2 鞍区CT扫描范围

（三）扫描参数

螺旋扫描，管电压100～120kV，有效管电流200～250mAs，层厚小于或等于3mm，层间距小于或等于3mm。

（四）增强扫描

1. 对比剂注射方案：采用高压注射器团注。对比剂浓度300～350mgI/mL，流率2.0～3.0mL/s，成人用量80～100mL。

2. 从静脉团注对比剂到开始扫描时间为25～30秒和65～70秒。

（五）图像后处理

1. 窗口技术：常用软组织窗和骨窗。软组织窗窗宽90～100HU，窗位35～45HU；骨窗窗宽250～300HU，窗位1200～1300HU。

2. 图像重组技术：MPR重组鞍区组织的冠状面、矢状面、斜面图像，从不同角度显示鞍区病变与周围组织的位置关系。必要时可使用SSD和VR。

三、眼部

（一）扫描体位

受检者仰卧在检查床上，头先进，下颌稍微上抬，头部正中矢状面与定位灯中线重合，听眶线与床面垂直。对于头部外伤或体位受限者，可放宽标准，但头部一定要置于扫描野中心。

（二）扫描范围

一般情况下为眶下缘至眶上缘，病变较大时根据需要扩大扫描范围（图3-3）。

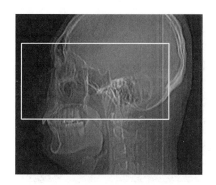

图 3-3　眼部 CT 扫描范围

（三）扫描参数

螺旋扫描，管电压 100～120kV，有效管电流 200～250mAs，层厚小于或等于 3mm，层间距小于或等于 3mm。

（四）增强扫描

1. 对比剂注射方案：采用高压注射器团注。对比剂浓度 300～350mgI/mL，流率 2.0～3.0mL/s，成人用量 50～80mL。

2. 从静脉团注对比剂到开始扫描时间为 25～30 秒和 60～70 秒。

（五）图像后处理

1. 窗口技术：用软组织窗和骨窗显示。软组织窗窗宽 350～400HU，窗位 35～40HU；骨窗窗宽 1200～1300HU，窗位 250～300HU。

2. 图像重组技术：MPR 多方位图像重组可用于眼球内异物定位，平行于视神经走行方向斜矢状面 MPR 图像重组可观察视神经相关的病变。必要时可使用 SSD 和 VR。

四、耳部

（一）扫描体位

扫描体位同眼部。

（二）扫描范围

扫描范围从外耳道下缘到岩骨上缘（图 3-4）。

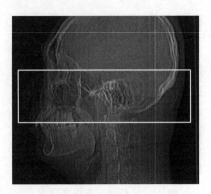

图 3-4　耳部 CT 扫描范围

（三）扫描参数

螺旋扫描，管电压 100～120kV，有效管电流 250～300mAs。常规采用高分辨率扫描。

（四）增强扫描

1. 对比剂注射方案：采用高压注射器团注。对比剂浓度 300～350mgI/mL，流率 2.0～3.0mL/s，成人用量 50～80mL。

2. 从静脉团注对比剂到开始扫描时间为 25～30 秒和 50～60 秒。

（五）图像后处理

1. 窗口技术：用软组织窗和骨窗显示。软组织窗窗宽 350～400HU，窗位 35～50HU；骨窗窗宽 3000～4000HU，窗位 350～400HU。

2. 图像重建重组技术：了解内耳结构使用高分辨重建算法；观察听神经瘤的大小或范围可用软组织重建算法。观察听骨链和耳内情况，常在横断面薄层图像基础上重组冠状面，并结合 CPR 和 VE 显示内耳病变。

五、鼻与鼻窦

（一）扫描体位

扫描体位同头部。

（二）扫描范围

常规从眉弓上缘扫描到牙齿咬合面，根据临床需要包含全病变范围（图 3-5）。

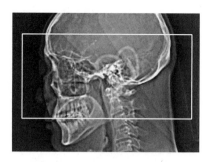

图 3-5　鼻窦 CT 扫描范围

（三）扫描参数

螺旋扫描，管电压 100～120kV，有效管电流 200～250mAs，层厚小于或等于 3mm，层间距小于或等于 3mm。

（四）增强扫描

1. 对比剂注射方案：采用高压注射器团注。对比剂浓度 300～350mgI/mL，流率 2.0～3.0mL/s，成人用量 50～80mL。

2. 从静脉团注对比剂到开始扫描时间为 25～30 秒和 60～70 秒。

（五）图像后处理

1. 窗口技术：用软组织窗和骨窗显示。软组织窗窗宽 350～400HU，窗位 35～40HU；骨窗窗宽 2000～3000HU，窗位 -200～100HU。

2. 图像重组技术：MPR 获得鼻与鼻窦组织的矢状面、冠状面、斜面图像，从不同角度显示病变与周围正常组织的位置关系；鼻窦冠状面 MPR 图像可显示窦口鼻道复合体区域病变、窦腔病变以及了解解剖结构是否异常；MPR、SSD 和 VR 可观察外伤者鼻部骨折的类型、位置以及与邻近正常解剖结构的关系等。

六、颌面部

（一）扫描体位

扫描体位同头部。必要时可咬合纱布卷以避免上下牙和上下颌骨重叠。

（二）扫描范围

一般从眉弓至整个下颌，根据临床需要包全病变范围（图 3-6）。

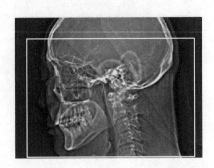

图 3-6　颌面部 CT 扫描范围

（三）扫描参数

螺旋扫描，管电压 100～120kV，有效管电流 200～250mAs，层厚小于或等于 3mm，层间距小于或等于 3mm。

（四）增强扫描

1. 对比剂注射方案：采用高压注射器团注。对比剂浓度 300～350mgI/mL，流率 2.0～3.0mL/s，成人用量 50～80mL。

2. 从静脉团注对比剂到开始扫描时间为 25～30 秒和 60～70 秒。

（五）图像后处理

1. 窗口技术：用软组织窗和骨窗显示。软组织窗窗宽 300～400HU，窗位 35～45HU；骨窗窗宽 2000～3000HU，窗位 400～700HU。

2. 图像重组技术：MPR 重组不同方位图像显示病变与周围组织的位置关系。SSD 和 VR 可配合观察图像。

七、颈部

（一）扫描体位

受检者仰卧在检查床上，头先进，下颌稍后仰，颈部正中矢状面与定位灯中线重合，听眦线与床面垂直，两肩放松，两上臂放置于身体两侧，对于头颈部外伤或体位受限者，可放宽标准，但颈部一定要置于扫描野中心。

（二）扫描范围

全颈部从颞骨岩部上缘扫描到胸骨颈静脉切迹（图 3-7），根据临床需要包全病变范围。若需了解声带活动情况，扫描时嘱受检者发"E"音。肿瘤患者可扫描至颈根部，了解淋巴结受累情况。

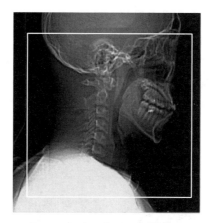

图 3-7　全颈部 CT 扫描范围

（三）扫描参数

螺旋扫描，管电压 100～120kV，有效管电流 200～300mAs，层厚小于或等于 3mm，层间距小于或等于 3mm。

（四）增强扫描

1. 对比剂注射方案：采用高压注射器团注或者手推。对比剂浓度 300～350mgI/mL，流率 2.0～3.0mL/s，成人用量 50～80mL。

2. 从静脉团注对比剂到开始扫描时间为 25～28 秒和 55～65 秒。

（五）图像后处理

1. 窗口技术：用软组织窗和骨窗显示。软组织窗窗宽 250～300HU，窗位 30～50HU；骨窗窗宽 1000～1500HU，窗位 500～700HU。

2. 图像重组技术：MPR 从不同角度显示病变与周围组织的位置关系。对吞食异物的受检者可结合 VE 和 MIP 进行观察。如有必要可以运用 SSD 和 VR 观察图像。

第四节　肺与纵隔 CT 检查

一、扫描体位

受检者取仰卧位，头先进，双臂尽量上举伸直，前臂交叉抱头，身体置于检查床面正中。若双手上举困难，双手可自然置于身体两侧，情况特殊的受检者还可以俯卧。对于外伤或体位受限者，可放宽标准，但扫描部位尽可能置于扫描野中心。

二、扫描范围

扫描范围从肺尖到肺底（图3-8）。

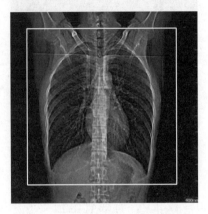

图3-8 肺与纵隔CT扫描范围

三、扫描参数

螺旋扫描，管电压100～120kV，有效管电流200～300mAs。肺部高分辨率CT（HRCT）采用超薄层扫描，层厚1.0～1.5mm，图像重建采用高空间分辨率算法，矩阵512×512，采用高管电流（200～220mAs）和高管电压（120～140kV），降低图像噪声，扫描时间应尽可能短。

四、增强扫描

1. 对比剂注射方案：采用高压注射器团注。对比剂浓度300～350mgI/mL，流率2.0～3.0mL/s，成人用量60～70mL。

2. 从静脉团注对比剂到开始扫描时间为25～30秒和55～65秒。

五、图像后处理

1. 窗口技术：常规用肺窗和纵隔窗显示。肺窗窗宽1000～1500HU，窗位-800～-600HU；纵隔窗窗宽300～500HU，窗位30～50HU；高分辨率窗窗宽1600～2000HU，窗位-600～-400HU。对外伤者应重点观察骨窗；若肺部有肿块、斑片及结节等病灶，应适当加大窗宽，选择效果最佳的中间窗观察。

2. 图像重组技术：MPR可获得肺组织的冠状面、矢状面、斜面图像，从不同角度显示病变与周围组织的位置关系。VE及支气管三维重组可显示支气管及亚段支气管，同时多方位显示管腔内外的解剖结构，对于气管肿瘤患者亦能对壁外肿瘤精确定位，确定其范围。

第五节 腹部盆腔 CT 检查

一、常规腹部检查

（一）扫描体位

受检者取仰卧位，一般情况平扫检查受检者头先进，增强检查受检者足先进，双臂向上高举并抱头，让身体尽可能保持位于检查床面的正中间部，水平线对准腋中线，特殊情况下也可采用侧卧位或俯卧位。对于外伤或体位受限者，可放宽标准，但扫描部位一定要置于扫描野中心。

（二）扫描范围

1. 肝、脾：始于膈顶至脾下角，包全肝和脾。
2. 胆囊及胰腺：始于肝门至胰腺下缘。
3. 肾：始于肾上极至肾下极。
4. 肾上腺：始于肾上腺上缘至肾门。
5. 腹膜后腔：始于肝门至髂前上棘。
6. 胃：始于膈顶至髂前上棘。
7. 小肠：始于膈顶至耻骨联合下缘。
8. 直肠：始于髂嵴至耻骨联合下缘。
9. 全腹部：从膈顶到耻骨联合下缘（图 3-9）。
10. 盆腔：从髂骨峰到耻骨联合下缘（图 3-10）。

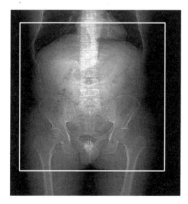

图 3-9 全腹部 CT 扫描范围

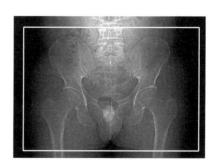

图 3-10 盆腔 CT 扫描范围

（三）扫描参数

螺旋扫描，管电压 100～120kV，有效管电流 200～300mAs。肝、脾扫描层厚 5mm，胆管扫描层厚 1.25～3.00mm，肾扫描层厚 5mm，肾上腺扫描层厚 1.25～3.00mm，腹膜后扫描层厚 5mm，胃扫描层厚 5mm，盆腔扫描层厚 5mm。

（四）增强扫描

1. 对比剂注射方案：采用高压注射器团注。对比剂浓度 300～370mgI/mL，流率 2.5～3.5mL/s，成人用量 80～100mL。

2. 扫描开始时间。

1）肝、脾：通常采用三期扫描，动脉期延迟 25～30 秒，门静脉期延迟 50～60 秒，实质期延迟 120～180 秒。

2）胰腺：通常采用双期扫描，动脉期延迟 35～40 秒，胰腺期延迟 65～70 秒。

3）肾：通常采用三期扫描，皮质期延迟 25～30 秒，髓质期延迟 90～110 秒，分泌期延迟 3～5 分钟。

4）盆腔：从静脉团注对比剂到开始扫描时间为 30～35 秒和 60～75 秒。

（五）图像后处理

1. 窗口技术：软组织窗一般用于腹部 CT。根据观察器官与相应的病变情况，适当调节窗宽和窗位。平扫肝窗宽 190HU，窗位 40HU；增强扫描肝窗宽 210HU，窗位 70HU。平扫胰腺窗宽 350HU，窗位 50HU；增强扫描胰腺窗宽 360HU，窗位 50HU。腹膜后窗宽 400HU，窗位 40HU。肾上腺窗宽 250～300HU，窗位 30～50HU。盆腔窗宽 200～300HU，窗位 30～50HU。若器官或病变密度相对较低，可适当调低窗位或者增加窗宽显示。

2. 图像重组技术：MPR 可获得腹部各组织器官的冠状面、矢状面、斜面图像，从不同角度显示病变与周围组织的位置关系。

二、CTU 检查

（一）扫描体位

扫描体位同腹部。

（二）扫描范围

从第 12 胸椎的上缘平面到耻骨联合平面（图 3-11）。

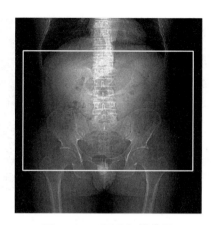

图 3-11　CTU 扫描范围

（三）扫描方案

1. 动脉期（肾皮质期）：阈值法，阈值设置为 130～150HU，监测平面为肾动脉对应的腹主动脉，诊断延迟时间为 3～5 秒。经验法，从静脉团注对比剂到开始扫描时间为 18～25 秒。

2. 肾髓质期：从静脉团注对比剂到开始扫描时间为 90～120 秒。

3. 肾盂期：从静脉团注对比剂到开始扫描时间为 150～180 秒。

4. 常规延迟期：增强扫描后 20～30 分钟。若肾排泄功能迟缓，可酌情推迟扫描延迟时间，少数受检者可延长至 1～2 小时。

（四）对比剂注射方案

采用高压注射器团注。对比剂浓度 300～370mgI/mL，流率 3.0～3.5mL/s，成人用量 80～100mL，儿童用量 1.0～1.5mL/kg（50～70mL）。

（五）图像后处理

MIP 适用于观察肾盏、肾盂、输尿管、膀胱等全尿路情况及肾血管的显示，在MIP 图像上改变图像的亮度更容易发现高密度的结石。MPR 图像对于显示病变的位置、大小、范围以及周围的结构有重要的作用。CPR 可将弯曲的输尿管拉直展开，显示在同一层面上，其在输尿管显示上具有特殊的意义。VR 图像可以三维、多方位，且较为直观、准确地显示肾、输尿管、膀胱以及病变的大小、形态、位置。VE 适用于显示充盈的输尿管及膀胱内部情况观察（图 3-12）。

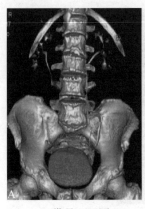 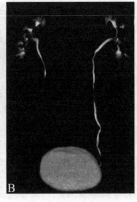 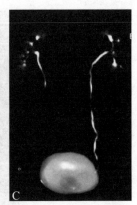

A 带骨 VR 图   B 去骨 VR 图   C 去骨 VR 的 MIP 图

图 3-12 CTU 后处理

第六节 脊柱 CT 检查

一、扫描体位

受检者仰卧于检查床上，身体置于检查床中间。

1. 颈椎：受检者头部稍微垫高，使椎体尽可能与床面平行，双手置于身体两侧，不要耸肩，双肩尽量垂直向下。

2. 胸椎：双手上举抱头。

3. 腰椎扫描：双手上举抱头，最好用专用的腿垫，抬高受检者双腿，使腰椎的生理弧度与床面尽可能平行。

对于外伤或体位受限者，可放宽标准，但检查部位一定要置于扫描野中心。

二、扫描范围

1. 颈椎扫描范围：从枕骨大孔到第 7 颈椎椎体（图 3-13）。

2. 胸椎扫描范围：从第 1 胸椎椎体到第 12 胸椎椎体（图 3-14）。

3. 腰椎扫描范围：从第 1 腰椎椎体到第 5 腰椎椎体（图 3-15）。

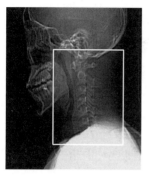
图 3-13 颈椎扫描范围

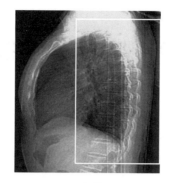
图 3-14 胸椎扫描范围

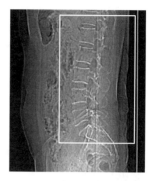
图 3-15 腰椎扫描范围

三、扫描参数

螺旋扫描，管电压 100~140kV，有效管电流 200~300mAs。

四、增强扫描

1. 对比剂注射方案：采用高压注射器团注。对比剂浓度 300~350mgI/mL，流率 2.0~3.0mL/s，成人用量 60~90mL。

2. 扫描开始时间：对比剂注射完成后 40~45 秒和 60~90 秒。

五、图像后处理

（一）窗口技术

用软组织窗和骨窗显示。软组织窗窗宽 240~350HU，窗位 35~45HU；骨窗窗宽 800~1500HU，窗位 200~400HU。

（二）图像重组技术

1. 椎间盘图像重组：层面平行于椎间隙，椎间盘采用 2~3mm 层厚、2~3mm 层间距，椎体及附件采用 3~5mm 层厚、3~5mm 层间距。

2. VR：重组三维立体骨结构图像，观察骨质增生的情况以及椎体的变异、肿瘤生长情况等，明确空间关系。

3. MPR：2~3mm 矢状面重组可用于观察脊髓压迫的情况，沿脊神经方向重组观察神经压迫的情况，冠状面重组有利于左右对比观察。

第七节　四肢与关节 CT 检查

一、扫描体位

1. 手、腕关节及尺桡骨：俯卧位，头先进，前臂向头侧伸直，手指并拢，掌心朝下并紧贴检查床面。

2. 双肩关节、胸锁关节、肘关节及肱骨：仰卧位，头先进，双上肢自然平伸置于身体两侧，双手掌心向上。

3. 骨盆、双骶髂关节、髋关节及股骨：仰卧位，头先进，双足尖向内侧旋转并拢，双上肢向头侧上举。

4. 双膝关节、踝关节及胫腓骨：仰卧位，足先进，双下肢伸直并拢，足尖向上，双上肢向头侧上举。

5. 双足：仰卧位，足先进，双下肢弯曲并拢，双足平踏于检查床面，双足纵轴相互平行且平行于检查床纵轴。

对于外伤或体位受限者，可放宽标准，但扫描部位一定要置于扫描野中心。

二、扫描范围

1. 手扫描范围：从桡骨茎突到中指远节指骨（图 3-16）。

2. 腕关节扫描范围：从尺桡骨远端到掌骨体（图 3-17）。

3. 尺桡骨扫描范围：从尺骨鹰嘴上缘到桡骨茎突下缘（图 3-18）。

4. 肘关节扫描范围：从肱骨远端到尺桡骨近端（图 3-19）。

5. 肱骨扫描范围：从肩峰到肱骨远端（图 3-20）。

6. 肩关节扫描范围：从肩峰到肩胛下缘（图 3-21）。

7. 骨盆扫描范围：从髂嵴到小转子平面（图 3-22）。

8. 骶髂关节扫描范围：从骶髂关节上缘 1cm 到骶髂关节下缘 1cm（图 3-23）。

9. 髋关节扫描范围：从髋臼上 2cm 到小转子平面（图 3-24）。

10. 股骨扫描范围：从髋关节上缘到膝关节下缘（图 3-25）。

11. 膝关节扫描范围：从髌骨上 5cm 到胫骨平台下 5cm（图 3-26）。

12. 胫腓骨扫描范围：从膝关节上缘到踝关节下缘（图 3-27）。

13. 踝关节扫描范围：从胫腓骨远端到跖骨中段（图 3-28）。

14. 足扫描范围：从足趾远端到跟骨（图 3-29）。

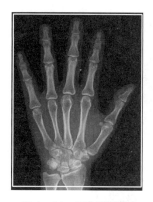

图 3—16　手扫描范围

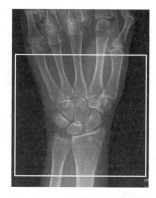

图 3—17　腕关节扫描范围

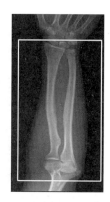

图 3—18　尺桡骨扫描范围

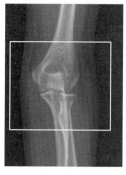

图 3—19　肘关节扫描范围

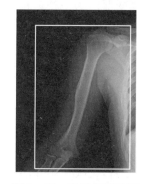

图 3—20　肱骨扫描范围

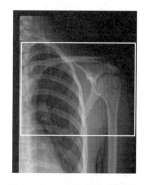

图 3—21　肩关节扫描范围

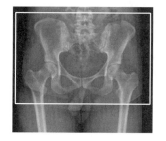

图 3—22　骨盆扫描范围

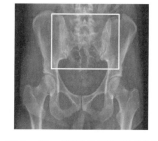

图 3—23　骶髂关节扫描范围

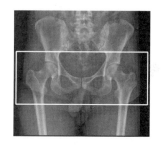

图 3—24　髋关节扫描范围

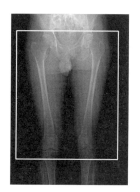

图 3—25　股骨扫描范围

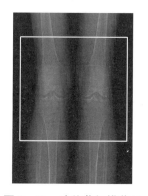

图 3—26　膝关节扫描范围

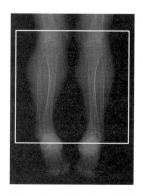

图 3—27　胫腓骨扫描范围

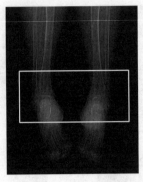

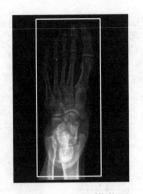

图 3-28　踝关节扫描范围　　　　图 3-29　足扫描范围

扫描四肢骨折或占位时，以病变部位为中心，包全病变的同时至少应包括相邻的一个关节。

三、扫描参数

螺旋扫描，管电压 100~120kV，有效管电流根据检查部位如下。

1. 手、腕关节、尺桡骨：80~100mAs。

2. 肘关节、肱骨：100~200mAs。

3. 肩关节、足、踝关节、胫腓骨：200~300mAs。

4. 骨盆、骶髂关节、髋关节、股骨、膝关节：300~400mAs。

四、增强扫描

1. 对比剂注射方案：采用高压注射器团注。对比剂浓度 300~350mgI/mL，流率 2.0~3.0mL/s，成人用量 60~90mL。

2. 从静脉团注对比剂到开始扫描时间为 25~35 秒和 60~70 秒。

五、图像后处理

1. 窗口技术：用软组织窗和骨窗显示。软组织窗窗宽 200~400HU，窗位 40~50HU；骨窗窗宽 1000~1500HU，窗位 300~400HU。

2. 图像重组技术：MPR 可获得四肢骨关节的冠状面、矢状面、斜面图像，从不同角度显示病变与周围组织的位置关系。SSD 结合 VR 可显示骨折线、病变与周围组织结构的关系等。

第八节 血管CT检查

推荐使用64层或以上的扫描设备，其扫描时间短，图像质量高，血管结构显示客观真实。

一、头部血管扫描

（一）扫描范围

扫描范围从颅顶到下颌水平。

（二）扫描方案

1. 对比剂团注追踪扫描法：选取颈动脉（CT血管成像最低层面以下）作为监测点，阈值为100～120HU，达到设置阈值后触发扫描。此方法不需要额外的对比剂用量，推荐此检查方法作为常规方法。若受检者颈动脉狭窄严重或者钙化明显而导致颈动脉显示不清，则推荐采用小剂量团注测试扫描法。

2. 小剂量团注测试扫描法：选取与实际CT血管成像扫描层面一致的层面作为测试点，用小剂量对比剂预注射，即注射10～15mL对比剂后以相同流率追加生理盐水20mL。测试获得颈内动脉时间-密度曲线，峰值点所对应的时间即为CT血管成像容积扫描启动时间。

（三）对比剂注射方案

使用双筒高压注射器。推荐对比剂浓度320～400mgI/mL，成人注射对比剂流率不低于3mL/s，婴幼儿注射对比剂流率不低于2mL/s，用量为含碘150～300mg/kg，常规使用剂量（体重65～80kg的受检者）为45～55mL，若患者体重过小（<65kg）或过大（>80kg），需调整对比剂的用量，分别为40～50mL和50～60mL，完成对比剂注射后，随即追加注射相同流率的生理盐水。推荐右上肢静脉注入。

（四）图像后处理

1. 行常规MIP和VR重建，观察在横断面原始图像及VR图像上颅内动脉和其分支的大致走行、形态以及分布等情况。

2. 发现疑似病变，则在常规处理的基础上，对病变部位、范围和邻近组织情况进行多方位MPR、CPR、MIP及VR的显示和相关测量（图3-30）。

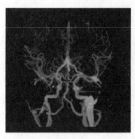 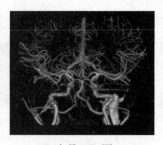 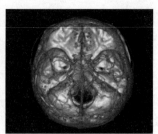

A 去骨 VR 的 MIP 图　　　　B 去骨 VR 图　　　　C 带骨 VR 图

图 3-30　头部血管后处理

二、颈部血管扫描

（一）扫描范围

扫描范围从胸骨角水平到外耳道平面。

（二）扫描方案

对比剂团注追踪扫描法，监测层面为主动脉弓，阈值设为 80~120HU。

（三）对比剂注射方案

使用双筒高压注射器，推荐对比剂浓度 320~400mgI/mL。采用定制化注射方案：体重 50kg 的患者行颈部 CT 血管成像检查时，碘对比剂的注射流率应达到 4~5mL/s；体重较大者，注射流率可适当增加，但不建议超过 6mL/s。对比剂用量为 60~100mL，或根据体重测算（1~2mL/kg）。使用 64 层以上 CT 时对比剂用量可减少到 50~60mL，注射碘对比剂后应团注一定量的生理盐水。儿童应根据体重计算对比剂用量，根据体重调整注射流率，注射流率以 2~3mL/s 较合适。推荐选择右上肢注射，避免左头臂静脉没有稀释的对比剂造成伪影。

（四）双能量或能谱扫描

设备性能允许的前提下，可选择能量减影的 CT 血管成像扫描模式，可去除钙化及骨骼，有益于观察不稳定性斑块及去除椎体等骨骼对于血管观察的影响，提高图像质量。双能量扫描 CT 血管成像两个 X 线管的管电压分别是 80kV 和 140kV，能谱 CT 血管成像扫描采用单 X 线管 80kV 和 140kV 切换，其余扫描参数与常规 CT 血管成像基本相同。

（五）图像后处理

可以首先观察椎动脉以及颈动脉的大致走行及病变（包括血管起始、颈内动脉和颈动脉分叉），再对可疑病变部位进行 MIP、MPR、CPR 及 VR 等后处理图像重组，结合病变部位的轴面，观察血管病变的垂直切面并进行测量（图 3-31）。

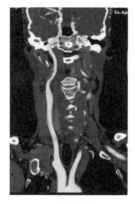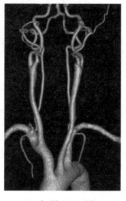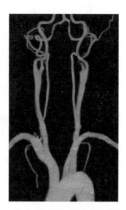

| A CPR 图 | B 去骨 VR 图 | C 去骨 VR 的 MIP 图 |

图 3-31 颈部血管后处理

三、先天性心脏病扫描

（一）特殊准备

安装心电电极。使用三个导联，RA 和 LA 电极分别置于右侧和左侧的锁骨陷凹处，LL 电极置于左侧肋下缘肋间隙上。电极片需要在上臂上举后粘贴，避开邻近骨骼。对于新生儿、镇静后以及不方便贴胸部电极的儿童，可以把电极贴在双臂和腿上。

（二）呼吸训练

需要对受检者进行呼吸训练，婴幼儿除外，屏气时间为 8~10 秒。如果受检者处于镇静状态不能屏气，可通过捆扎胸部束带来抑制胸式呼吸后再进行检查。

（三）扫描范围

扫描范围从胸廓入口到左膈下 5cm。

（四）扫描方案

1. 固定延迟时间扫描法：2 岁及以内患儿，若对比剂经手背或头皮静脉注射，延迟时间为 11~14 秒；经足外周静脉注射，延迟时间为 14~16 秒；2 岁以上患儿在上述基础上可以适当延长 2~5 秒。

2. 小剂量团注测试扫描法：从肘静脉小剂量注射对比剂，进行感兴趣区同层动态扫描，测量感兴趣区的时间－密度曲线，曲线峰值时间就是扫描延迟时间。对于复杂先天性心脏病患者，需要在肺动脉层面测量主动脉和肺动脉两个感兴趣区，两者都强化即为扫描延迟时间。

3. 对比剂团注追踪扫描法：把肺动脉层面设定为监测层面，并选择主动脉和肺动脉两个感兴趣区观察，注射对比剂后，实时观察感兴趣区的 CT 值上升情况，当 CT 值达预设值后，手动触发扫描。对心内结构存在复杂畸形者（如单心室、心内膜垫缺损等）加扫第二期，检查延迟时间为注射对比剂后 35～45 秒，也就是第一期扫描后的 8～15 秒。

（五）对比剂注射方案

一般采用 350mgI/mL 的非离子型对比剂，婴幼儿可根据体重和疾病，降低注射流率或者把对比剂浓度稀释到 150～250mgI/mL。成人用量一般为 30.0～80.0mL，婴幼儿用量为 1.5～2.0mL/kg。5 岁及以下受试者注射流率为 1.0～2.0mL/s，5 岁以上为 2.0～3.0mL/s。推荐选择右侧下肢静脉或右侧上肢静脉注射对比剂，避开无名静脉内高浓度对比剂对周围结构显示的干扰。

（六）图像后处理

在先天性心脏病图像后处理中，应根据临床的需要以及病变本身的特点采取不同的后处理方式。VR 显示直观立体，能够系统观察整个心脏和大血管的关系以及空间位置，通过不同的体位可以观察到相应的血管变异。局部的解剖结构和变异可以通过薄层 MIP 观察，层厚通常选择 5～10mm。MPR 轴面图像与身体长轴垂直，显示人体轴面影像，是显示心脏大血管的常规体位。短轴面图像与心脏长轴垂直，显示心脏短轴面影像，包括心尖至心底部的范围，心脏短轴面适用于观察心室的前壁、后壁、侧壁以及室间隔，也适用于观察主动脉瓣。心脏长轴面图像与心脏长轴平行，显示心脏长轴面影像，适用于观察二尖瓣、左心室根部、主动脉流出道和心尖部病变。

四、冠状动脉扫描

（一）特殊准备

1. 心率和心律控制：对于 64 排 CT，要求把心率控制在 70 次/分钟以下；对于后 64 排 CT，根据设备性能要求心率低于 90 次/分钟。高心率患者需服用降心率药物（β 受体阻滞剂），药物的禁忌证和不良反应参考药品说明书。对于偶发期前收缩（早搏）患者，建议将心率控制在低于 70 次/分钟，若出现早搏导致图像伪影，可通过心电编辑技术进行调整。房颤频发或早搏并不是检查禁忌证，但是扫描失败或者部分图像难以评估的可能性增加，检查前需告知患者，并征得患者签字同意。

2. 连接心电门控电极：心电电极的放置可采用美国标准，黑色导联：左锁骨中线，锁骨下；白色导联：右锁骨中线，锁骨下；绿色导联：右锁骨中线，第六或第七肋间；红色导联：左锁骨中线，第六或第七肋间。也可采用欧洲标准，黑色导联：右锁骨中线，第六或第七肋间；红色导联：右锁骨中线，锁骨下；绿色导联：左锁骨中线，第六或第七肋间；黄色导联：左锁骨中线，锁骨下。对于心电信号不好或 QRS 波形识别不佳的患者，通常由电极片接触不良导致，可用酒精棉球擦拭皮肤后重新粘贴电极片，或者检测其他干扰因素，确保心电信号良好。电信号识别标准是信号能被监测仪识别出 R 波，并且规律、没有杂波干扰。

3．呼吸训练：训练受检者做深吸气、屏气及呼气动作。

4．硝酸甘油的使用：冠状动脉血管扩张可以通过服用硝酸甘油实现，可以克服 CT 设备对细小分支血管显示不够的缺点，但不常规推荐使用。具体方法：CT 扫描开始前 3～5 分钟舌下含服硝酸甘油 0.5mg 或扫描前 1 分钟舌下喷服硝酸甘油 1～2 喷（0.5mg）。硝酸甘油使用禁忌证和不良反应请参考药品说明书。

（二）扫描范围

1．常规冠状动脉 CTA 扫描由气管隆嵴下到心底，包括整个心脏。

2．冠状动脉搭桥术（CABG）术后复查：静脉桥的，扫描范围由主动脉向下到心底，包括整个心脏大血管；动脉桥的，扫描范围上至锁骨下到心底，包括整个胸骨、心脏大血管。

（三）扫描方案

1．对比剂团注追踪扫描法：监测层面为气管隆嵴下 1cm 升主动脉根部层面，并选择降主动脉作为感兴趣区，注射对比剂 8～10 秒后，连续曝光实时观察感兴趣区的 CT 值上升情况，当 CT 值达 150HU 预定值后，自动或手动触发扫描。

2．小剂量团注测试扫描法：用小剂量对比剂预注射，即注射 10～20mL 对比剂后以相同流率注射生理盐水 20～30mL，选取升主动脉层面连续扫描，获得升主动脉时间-密度曲线，根据平均峰值时间适当增加 3～4 秒，设定为扫描开始的延迟时间。

3．固定延迟时间扫描法：从静脉团注对比剂到开始扫描时间为 25～30 秒。

（四）对比剂注射方案

采用双筒高压注射器，推荐对比剂浓度 350～370mgI/mL，配合使用生理盐水。推注生理盐水是为了增加冠状动脉的增强值以及增强持续的时间，减少肺动脉增强时间并减少上腔静脉的高衰减伪影。生理盐水推注还能够代替部分对比剂的效果，减少对比剂使用总量。具体注射方案如下。

1．单流率三期方案：流率为 4.0～5.0mL/s，第一期注射对比剂 50.0～60.0mL，第二期注射生理盐水 16.0～20.0mL，第三期注射体积比为 6∶4 的对比剂及生理盐水混合物。

2．双流率方案：第一期采用 4.0～5.0mL/s 流率注射 50.0～60.0mL 对比剂加 16.0～20.0mL 生理盐水，第二期采用 2.5～3.5mL/s 流率注射 5.0～7.0mL 对比剂加 25.0mL 生理盐水。

以上为标准体重人群的注射流率，对于体重过大的患者可适当增加流率，体重过小患者可适当降低流率。

（五）图像采集模式和参数

扫描参数需要依据患者体重、心率和心律以及前瞻性和回顾性心电门控等来设定。由于不同 CT 设备具有不同成像能力和特点，需要根据具体情况选择合适的扫描模式和参数。

（六）心电门控扫描方式

1. 前瞻性心电门控扫描（序列扫描）：根据前 3～5 个心动周期的搏动，预测下一个心动周期 R 波的位置，并在相应的时相触发扫描。

2. 回顾性心电门控扫描（螺旋扫描）：采用螺旋扫描方式，心电信号和原始数据被同时记录下来，根据心电图信号采用回顾性图像重建。

（七）冠状动脉重建时相的选择

心率决定冠状动脉的重建时相，对于 64 层螺旋 CT 来说，由于时间分辨率有限，通常情况下，心率小于 65 次/分钟，在舒张末期，时相为 75%～80%，右冠状动脉和左冠状动脉都可以得到很好的显示；当心率为 70～80 次/分钟时，右冠状动脉最好时相为 45%～50%，左冠状动脉为 75%。

（八）心电编辑技术

心电编辑技术主要用于回顾性心电门控扫描，对于出现的房性或室性期前收缩，可选择删除或忽略期前收缩的信号，然后再通过 R 波调整期前收缩前后的时相采集点，可获得较好效果，推荐使用绝对值时相进行心电编辑。若干扰信号影响了重建，可使用心电编辑技术重新编辑心电图。

（九）图像后处理

由于冠状动脉走行不规律，所以三维重组对于冠状动脉的诊断非常重要。常规三维重组的方法如下。

1. 整个心脏冠状动脉的 VR 重组，用于显示冠状动脉的开口、起源和大体解剖结构并帮助对冠状动脉进行命名。

2. 冠状动脉树的 VR 和 MIP，观察冠状动脉的走行、狭窄以及钙化，也可使用薄层 MIP 来进行重组。

3. CPR 是观察冠状动脉狭窄情况的主要方法，配合横断面以及长轴面可以较准确地评估狭窄的程度。

冠状动脉血管后处理见图 3-32。

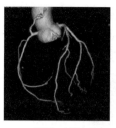
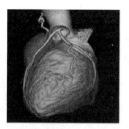
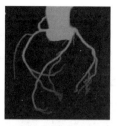
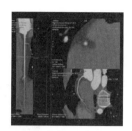

A 冠状动脉树　　　　　B 心脏冠状动脉　　　　C 冠状动脉树 VR　　　　D 右冠状动脉拉直
　　VR 图　　　　　　　　VR 图　　　　　　　　的 MIP 图　　　　　　　　CPR 图

图 3-32　冠状动脉血管后处理

（十）图像质量评价

1. 强化质量：冠状动脉、心脏及周围解剖结构能够清晰分辨；左心室、主动脉流出道、左右冠状动脉主干及主要分支内对比剂充盈满意，能与周围结构形成良好对比；若发现冠状动脉主干及主要分支病变，图像能够清楚显示病变；CT 值为 300～450HU 是冠状动脉强化的理想标准，高于 450HU 显影密度过高，低于 300HU 强化程度不足，不利于管腔与管壁斑块（钙化）的分辨。

2. 重组图像质量：无体外高密度异物产生的显著影响冠状动脉显示效果的射线束硬化伪影；无呼吸运动伪影、心率和心律失常伪影、冠状动脉开口处的错层伪影等；图像噪声不影响诊断；MIP、MPR、VR、CPR 等多种图像后处理方法能够清晰显示冠状动脉，标注测量准确。

五、肺静脉与左心房扫描

（一）扫描范围

扫描范围从气管隆嵴上 2cm 到心底，包括整个心脏。

（二）扫描方案

采用对比剂团注追踪扫描法，选取肺静脉层面（气管隆突下 4cm）升主动脉作为感兴趣区，触发阈值设定为 150HU，达到阈值后手动或自动触发扫描。

（三）对比剂注射方案

采用双筒高压注射器经上肢静脉注入。对比剂浓度 350～370mgI/mL，用量为 50～60mL，流率为 4～5mL/s，注射后以同样的流率追加生理盐水 30～40mL。肺静脉的增强只需要肺静脉强化，肺动脉强化尽量要低于肺静脉。

（四）图像后处理

进行图像后处理时，首先在轴面原始图像上观察肺静脉，了解肺静脉分支及各分支开口大小，在此基础上显示肺静脉的解剖走行以及各支汇入点，明确肺静脉有无变异。如果没有发现可疑病变，则进行基本 MIP 和 VR 显示；如果发现异常病变，可在一般后处理基础上，进行多方位 MPR、CPR、MIP、VR 显示及相关测量（图 3-33）。

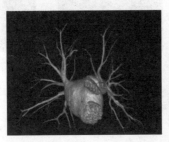 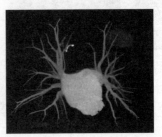

A VR 图　　　　　　　　　　　B VR 的 MIP 图

图 3-33　肺静脉血管后处理

六、肺动脉血管扫描

（一）扫描范围

扫描范围从气管隆嵴上 2cm 向下到心底。

（二）扫描方案

采用对比剂团注追踪扫描法，选取肺动脉干作为监测点，触发阈值设定为 80HU，达到阈值后手动或自动触发扫描。

（三）对比剂注射方案

采用双筒高压注射器经上肢静脉注入。对比剂浓度 350~370mgI/mL，用量为 50~60mL，流率为 4~5mL/s，注射后以同样的流率追加生理盐水 30~40mL。

（四）图像后处理

进行图像后处理时，首先在轴面原始图像上观察肺动脉及分支的大致走行、形态和分布等情况。若无异常，则进行常规 VR 和 MIP 显示；如果发现可疑病变，可在常规后处理基础上，对病变范围、部位、邻近组织情况进行多方位 MIP、CPR、MPR、VR 显示及相关测量。MPR 可以把各级肺动脉走行，管腔内栓子大小、分布及范围更清晰地显示出来。MIP 能够较真实地反映组织间的密度差异，显示血管壁的钙化及其分布范围，能够立体、直观地显示肺动脉的解剖、走行，特别是对于外周肺动脉的显示有一定优势。VR 可以更立体、直观地观察血管结构，追踪血管的起源、走行。在肺动脉 CTA 后处理图像中，应根据病变本身的特点以及临床的需要提供不同的后处理图像（图 3-34）。

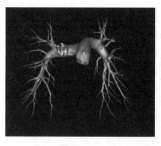
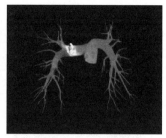

A VR 图　　　　　　　　B VR 的 MIP 图

图 3-34　肺动脉血管后处理

七、主动脉血管扫描

（一）扫描范围

1. 胸主动脉：从主动脉弓上分支到胸主动脉末端，即从胸廓入口平面到膈肌水平。
2. 腹主动脉：从膈肌层面到股动脉（腹股沟处）。

（二）扫描方案

采用对比剂团注追踪扫描法，胸主动脉 CTA 选取气管分叉下 1cm 降主动脉作为感兴趣区，腹主动脉 CTA 选取肝门水平的主动脉作为感兴趣区，触发阈值为 100HU，达到阈值后手动或自动触发扫描。

（三）对比剂注射方案

采用双筒高压注射器经上肢静脉注入。对比剂浓度 350~400mgI/mL，用量视扫描范围而定，通常单独胸主动脉扫描为 50~80mL，单独腹主动脉扫描为 80~90mL，全主动脉扫描为 90~100mL，流率为 4~5mL/s，注射后以同样的流率追加生理盐水 30~40mL。

（四）图像后处理

进行图像后处理时，首先在轴面原始图像上浏览主动脉及其分支的大概走行、分布和形态等情况。若无可疑病变，即进行普通 MIP 和 VR 显示；一旦发现异常病变，可在一般后处理基础上，进一步进行多方位 MPR、CPR、MIP、VR 显示及相关测量。MPR 可以更清晰地观察各级主动脉的走行情况。MIP 可以较真实地呈现组织间密度差异，并且能够更直观、立体地显示主动脉的解剖、走行，特别对外周主动脉的显示有很大优势，血管壁的钙化及其分布范围也可显示出来。VR 则能更直观、立体地观察血管结构，追踪血管的起源和走行。在主动脉 CTA 后处理图像中，应依据疾病本身的特点和临床的需要提供不同的后处理图像（图 3-35）。

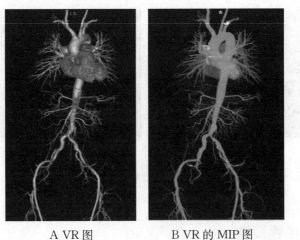

A VR 图　　　　　B VR 的 MIP 图

图 3—35　主动脉血管后处理

八、腹部血管扫描

（一）扫描范围

根据临床需要包全扫描范围。

（二）扫描方案

1. 肝血管：动脉期常采用阈值法，阈值法阈值设置为 140~160HU，监测平面为肝门平面对应的腹主动脉。门脉期从静脉团注对比剂到开始扫描时间为 45~60 秒，平衡期为 90~120 秒。

2. 胰腺血管：动脉期常采用阈值法，阈值法阈值设置为 130HU，监测平面为腹腔干对应的腹主动脉。胰腺期从静脉团注对比剂到开始扫描时间为 50~60 秒，平衡期为 120~140 秒。

3. 胃血管：动脉期常采用阈值法，阈值法阈值设置为 160~180HU，监测平面为肝门对应的腹主动脉。经验法胃动脉期从静脉团注对比剂到开始扫描时间为 30~35 秒，静脉期为 70~80 秒。

4. 小肠及结肠血管：动脉期常采用阈值法，阈值法阈值设置为 170~180HU，监测平面为肝门对应的腹主动脉。经验法小肠及结肠动脉期从静脉团注对比剂到开始扫描时间为 30~35 秒，静脉期为 70~80 秒。

5. 盆腔血管：动脉期常采用阈值法，阈值法阈值设置为 100~120HU，监测平面为左右髂总动脉分叉上 2~3cm 腹主动脉处，自动触发扫描。也可将监测层面设定为髂内动脉，对比剂一进入即可手动触发扫描。经验法盆腔动脉期从静脉团注对比剂到开始扫描时间为 30~35 秒，静脉期为 70~90 秒。

（三）对比剂注射方案

对比剂注射方案见表3-1。

表3-1 对比剂注射方案

部位	胰腺血管	胃血管	肝血管	小肠及结肠血管	盆腔血管
对比剂浓度	370mgI/mL				
注射方式	双筒高压注射器				
用量 成人	90~120mL (2.0~2.5mL/kg)	80~120mL (2.0~2.5mL/kg)			用量=[扫描时间+(3~5)秒]×团注速度,不超过2.0mL/kg
用量 儿童	60~80mL (1.5~2.0mL/kg)				用量=[扫描时间+(3~5)秒]×团注速度,婴幼儿不超过1.5mL/kg
流率	3.5~4.5mL/s		4.0~5.0mL/s		4.0~4.5mL/s
对比剂后生理盐水	相同流率,30~40mL				

（四）图像后处理

在进行图像后处理时,首先在轴面原始图像上浏览腹部各动脉及其分支的大概走行、分布和形态等情况。若无可疑病变,可进行普通MIP和VR显示;一旦发现异常病变,可在一般后处理基础上,进一步进行多方位MPR、CPR、MIP、VR显示及相关测量(图3-36)。

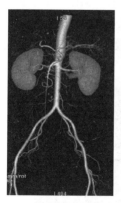 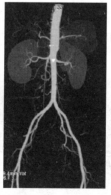 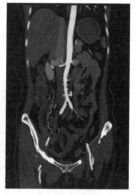

A VR图　　　　　B VR的MIP图　　　　　C CPR图

图3-36 腹部血管后处理

九、上肢血管扫描

（一）扫描范围

需包全病变组织和至少一个相邻的关节。

（二）扫描方案

1. 对比剂团注追踪扫描法：监测层面选择主动脉弓，主动脉弓层面设置感兴趣区，阈值设定为 100~150HU，扫描时需要注意扫描方向，即沿靶血管的血流方向来扫描。

2. 固定延迟时间扫描法：扫描延迟时间为 23~25 秒开始扫描。

（三）对比剂注射方案

选择健侧的肘正中静脉，以避免患侧静脉血管和对比剂产生的伪影对患侧动脉血管的影响；若需检查两侧上臂，可选择脚部建立静脉通道。对比剂浓度一般为 300~370mgI/mL，注射流率一般为 3.0~4.0mL/s，总量一般为 60.0~80.0mL。采用双筒高压注射器，首先注射 20.0mL 生理盐水，然后再注射对比剂，注射对比剂完成后再注射 30.0mL 生理盐水冲管。这样可以使对比剂在患侧血管内以较高浓度停留较长时间，同时也可避免静脉内高浓度碘对比剂对患侧动脉血管的影响。

（四）图像后处理

进行图像后处理时，首先在轴面原始图像上浏览上肢动脉及其分支的大概走行、分布和形态等情况。若无可疑病变，即进行普通 MIP 和 VR 显示；一旦发现异常病变，可在一般后处理基础上，进一步进行多方位 MPR、CPR、MIP、VR 显示及相关测量。在上肢动脉 CTA 后处理图像中，应依据疾病本身的特点和临床的需要提供不同的后处理图像（图 3-37）。并且在疾病诊断过程中，各种后处理图像都应该结合原始轴面图像进行综合诊断。

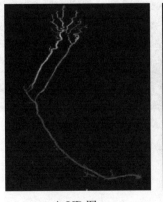 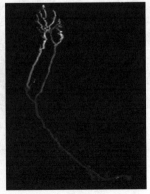

A VR 图　　　　　　　　　B VR 的 MIP 图

图 3-37　上肢血管后处理

十、下肢血管扫描

（一）扫描设备

推荐使用 16 层及以上的 CT 设备进行下肢 CTA 检查。

（二）扫描范围

第 12 胸椎椎体开始扫描到足尖，包括腹主动脉、髂内外动脉、股动脉、腘动脉、小腿和足背动脉。

（三）扫描方案

1. 对比剂团注追踪扫描法：采用双筒高压注射器，一般对比剂用量（体重 60～90kg 的患者）为 100mL，但对于体重过小（<60kg）和过大（>90kg）的患者需调整对比剂的用量，分别是 80mL 和 120mL；生理盐水为 30mL，流率为 4.0mL/s，整个注射时间维持 30 秒以上。选取双肾动脉水平以下层面的腹主动脉作为监测点，触发阈值设定为 100～120HU，达到阈值后手动或自动触发扫描。

2. 固定延迟时间扫描法：扫描时间大概为 40 秒，对比剂注射时间大概为 35 秒，扫描延迟时间为 3 秒开始扫描。

3. 小剂量团注测试扫描法：监测层面为腘动脉层面，先注射 20mL 对比剂，然后再追加生理盐水 20mL，以 4.0mL/s 的流率注射，获得时间－密度曲线，明确达峰时间后进行正式扫描。

（四）对比剂注射方案

管电压为 100kV 时，采用 270～400mgI/mL 的对比剂浓度，含碘 300～400mg/kg 的用量，3.5～5.0mL/s 的流率，注射完成后追加同样流率的生理盐水 30～40mL；管电压为 120kV 时，采用 270～400mgI/mL 的对比剂浓度，含碘 350～400mg/kg 的用量，4.0～5.5mL/s 的流率，注射完成后追加同样流率的生理盐水 20～40mL，经上肢静脉采用高压注射器注入。

（五）图像后处理

进行图像后处理时，首先在轴面原始图像上浏览下肢动脉及其分支的大概走行、分布和形态等情况。若无可疑病变，即进行普通 MIP 和 VR 显示；一旦发现异常病变，可在一般后处理基础上，进一步进行多方位 MPR、CPR、MIP、VR 显示及相关测量（图 3－38）。

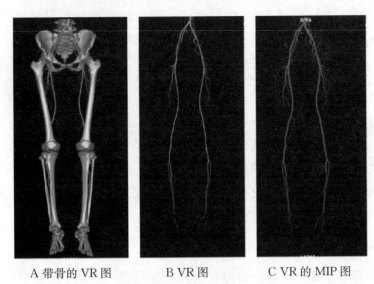

| A 带骨的 VR 图 | B VR 图 | C VR 的 MIP 图 |

图 3-38　下肢血管后处理

第九节　特殊 CT 检查

一、低剂量扫描

随着做 CT 检查的人数增加，辐射导致的危害越来越受到重视，因此减少 CT 的辐射剂量是值得考虑的。然而过度地降低辐射剂量又会导致图像噪声升高，继而导致病灶检出率降低。以往主要通过优化扫描参数来达到降低辐射剂量同时保证图像质量的目的。然而，传统的 CT 重建算法滤波反投影必须在图像锐利度和噪声之间平衡，如果想清晰地显示图像细节，必须要降低图像噪声。一直以来，众多 CT 研究人员、临床操作人员和机器生产制造商为降低 CT 的辐射剂量做出了大量的努力与尝试，对 CT 的软件和硬件做了各种改进，并研发了多种多样的方式，比如应用宽体探测器、降低管电压、运用自动管电流调节技术、运用迭代重建算法等，但即使做了如此多的努力和尝试，CT 成像系统的很多环节仍存在提升空间。随着新机型、新技术的开发，用极低的辐射剂量进行 CT 检查能逐步实现，从而最大限度地发挥 CT 检查的优势，并将辐射危害降到最低。

二、CT 导向穿刺活检

CT 导向穿刺活检是一种在 CT 导向下对全身各部位靶病灶经皮穿刺取得病理标本而最终获得病理诊断的非血管介入技术。首先在常规 CT 扫描的基础上，确定病灶中心层面所对应的体表标志，确定进针点、进针深度和进针路径，常规消毒穿刺，抽出少许病灶组织，完毕后再次扫描，了解有无出血及其他并发症。CT可以清楚显示病变大小、形态、位置、坏死灶，以及与邻近血管、神经等的关系，因此可精准提供进针部位、角度和深度，同时能避免血管、神经和脊髓的损伤，大大提高了介入操作的安全性、成功率和病理诊断准确率。

三、能量CT成像

能量CT成像可用以下两种方法实现：单球管高低电压两次扫描（序列扫描成像技术）和双球管高低电压同时但不同向扫描（双球管技术）。目前通过单球管双电压的瞬时切换来实现能谱成像。单球管双层探测器也可以实现能谱成像。

四、CT灌注成像

CT灌注成像是一种结合高速注射（4~12mL/s）和快速扫描技术建立起来的成像方法，通过分析动态增强图像获得一系列组织参数，如组织的血流量、组织的血容量、平均通过时间以及峰值时间等，主要用于了解组织的血流灌注情况。它有两个技术特点：一是对比剂团注的速度要快，二是时间分辨率要高。目前临床上常用于脑组织、心肌、肝脏、胰腺、肾脏及脾脏等病变的诊断及鉴别诊断，还可用于器官移植后移植器官的状态评估。

第四章　MRI 设备操作

第一节　适应证与禁忌证

一、适应证

1. 颅脑：适用于脑血管性疾病、外伤、占位病变、感染与炎症、退行性病变、颅脑先天性发育异常、脑萎缩、脑积水、颅骨骨源性疾病等。

2. 颅颈部：适用于眼眶壁及其周围组织占位病变、外伤、炎症等，眼眶疾病，耳部各种炎症、肿瘤性病变、先天发育异常、感音神经性聋、中耳炎、迷路炎、听神经瘤、耳蜗先天性异常以及人工耳蜗植入术前评估等，鼻窦疾病，咽部肿瘤、咽部脓肿，颌面部外伤、颌面与口腔炎性病变、颌面与口腔肿瘤性病变、颌面部血管瘤、腮腺与颌下腺病变，喉颈部肿瘤性疾病、喉颈部感染性疾病、声带疾病、气管疾病、甲状腺及甲状旁腺疾病、颈部皮下血管瘤、颈部肌肉和软组织以及淋巴结相关疾病、颈部血管性病变等。

3. 乳腺：适用于乳腺感染性疾病，乳腺肿瘤性疾病，乳腺良、恶性肿瘤的诊断和鉴别诊断、乳腺癌的分期和肿瘤血管生成评估及随访等。

4. 脊柱及脊髓：适用于脊椎和脊髓的先天性疾病、脊椎和脊髓外伤、椎管内肿瘤、椎骨肿瘤、椎管炎症、脊髓退行性变和椎管狭窄、脊髓及椎管内病变手术后复查等。

5. 胸部及大血管：适用于肺部占位病变、纵隔肿瘤性病变、纵隔感染性病变、纵隔淋巴结病变、胸壁发育异常、胸壁感染性病变、胸壁肿块、胸壁肌肉病变，以及心肌病、心脏占位、心脏瓣膜病、心包疾病、先天性心脏病等。

6. 腹部：适用于 CT 增强碘对比剂过敏者，肝占位病变、肝内弥漫性病变、胆道系统病变，明确肝、胰腺占位病变与胆道的关系，上消化道手术改建、不宜行 ERCP 检查或 ERCP 检查失败者，胰腺及胃部肿瘤，腹膜后病变、肠梗阻、炎性肠病、肠道占位病变、肠瘘，肾实质及肾上腺占位病变、肾血管性病变、感染性病变、外伤、肿瘤、肾功能受损需行静脉肾盂造影或逆行肾盂造影者。

7. 盆腔：适用于盆腔内占位、增生、炎症、出血，子宫及附件占位病变、炎症，子宫内膜异位症，孕期前置胎盘、胎盘植入等。

8. 四肢关节病变：适用于外伤导致的各种急性或慢性关节内结构或功能紊乱，关节周围软组织损伤，以及退行性骨关节病、骨髓病变、感染性病变及肿瘤性病变等。

二、禁忌证

（一）绝对禁忌证

绝对禁忌证指患者进入设备后会有生命危险的情况，不宜行 MRI 检查。

1. 体内有心脏起搏器的患者，起搏器为新型 MRI 兼容性产品者除外。
2. 体内植入人工耳蜗、神经刺激器、磁性金属药物灌注泵等电子装置的患者。
3. 眼眶内有金属异物的患者。

（二）相对禁忌证

相对禁忌证指患者进入设备后，可能有潜在伤害的情况，应在做好风险评估，权衡病情与检查利弊后慎重考虑，并且最好使用 1.5T 以下场强设备。

1. 体内有弱磁性植入物者，如心脏金属瓣膜、血管金属支架、颅内动脉瘤夹、血管止血夹、滤器、封堵物等，一般建议术后 6~8 周再检查。
2. 体内有骨关节固定钢钉、骨螺丝、牙科植入物、宫内节育器等，一般不会造成严重的人身伤害，主要考虑产生的金属伪影是否影响诊断。
3. 体内有金属弹片、金属人工关节、假肢、假体、固定钢板等，应视金属植入物与磁孔距离，在确保人身安全的情况下决定是否检查。
4. 危重患者或可短时间去除生命监护磁性设备的危重患者。
5. 癫痫患者应在充分控制症状的前提下检查。
6. 幽闭恐惧症患者应在给予适量镇静剂后检查。
7. 不合作患者如小儿，应在给予适量镇静剂后检查。
8. 对于妊娠 3 个月内者应征得医生、患者或家属同意后检查。

第二节　检查前准备

1. 认真核对患者相关信息，包括姓名、年龄、性别、现病史、既往史、主要症状、其他检查结果和资料等，明确检查部位、目的和要求。如申请单有问题，及时与临床医生沟通。
2. 增强扫描使用 MRI 对比剂前了解患者用药史、过敏史及肝肾功能情况，筛选高危人群，评估对比剂使用禁忌证及风险，患者或其家属需签署"对比剂使用风险及注意事项知情同意书"。
3. 认真执行 MRI 检查的安全要求，进入扫描室前除去随身携带的所有金属物品。
4. 接受盆腹部检查的患者应预先进行胃肠道准备。肝、脾、胰腺检查前患者应空腹，禁食、禁水 4 小时以上。胃肠道检查前需禁食 8~12 小时，扫描前 5~10 分钟肌内注射山莨菪碱 20mg（严重心脏病、青光眼、前列腺肥大、肠梗阻患者禁用），以减轻胃蠕动。观察胃病变检查前饮 800~1000mL 水，尽量减少空气摄入。观察肠道病变检查前 1 小时饮 1000mL 水，摆位前再饮 1000mL 水以充盈胃。做好呼吸训练以获得高质量图像，以清晰显示胃肠道黏膜皱襞及轮廓。

5. 应向患者解释检查过程中制动的意义以及如何通过对讲系统、报警设备（如报警球）等与操作人员联系。

6. 对烦躁不安、幽闭恐惧症患者以及婴幼儿患者等，应给适量的镇静剂或麻醉药物，以提高检查成功率。

7. 危重患者应有临床医生监护，所有抢救器械、药品必须在扫描室外就近备齐，患者发生紧急情况时，应迅速转移至扫描室外抢救。

第三节　常规 MRI 检查

一、颅脑 MRI 检查

（一）常规 MRI 检查

1. 线圈：头部正交线圈、头部相控阵线圈、头颈联合相控阵线圈。

2. 体位及定位中心：仰卧位，头先进，身体长轴与床体长轴一致，双手置于身体两侧，头部用海绵垫固定，枕部可适当垫高。患者肩部抵住头线圈下端，下颌稍下收，注意保护听力。定位中心对准眉间线。

3. 序列：

1）平扫序列。

（1）横断面：T_1WI FLAIR、T_2WI、T_2WI FLAIR。这 3 个序列是颅脑平扫的基础序列。T_2WI 的信号与水含量相关，多数病变伴随组织水肿、炎性改变，因此多数病灶的 T_2 信号增高。T_2WI FLAIR 对中枢神经系统的病灶更灵敏（如脑白质脱髓鞘病变、多发性硬化等），能检出被脑脊液掩盖的 T_2 高信号病灶（如蛛网膜下腔出血）。T_1WI FLAIR 的脑灰白质对比度佳，对解剖结构的显示比 T_1WI 序列好，目前常规扫描已基本替代 T_1WI 序列。

（2）冠状面：T_2WI FLAIR。

（3）矢状面：T_1WI、T_2WI。矢状面在解剖位置上能更好地显示脑室系统，尤其是第四脑室经导水管入延髓中央管的解剖结构，因此一般情况下选择矢状面来观察。T_2WI 序列较 T_1WI 序列对大部分病灶的检出更灵敏，在不计划行增强扫描时，矢状面常规选 T_2WI 序列。而出血性病灶、囊肿、脑发育不良、脑萎缩、肝性脑病、新生儿黄疸等则宜选 T_1WI 序列。计划行增强扫描者，平扫矢状面也应选择 T_1WI 序列，以便与

增强后 T_1WI 序列对比。

2）增强序列：横断面、冠状面及矢状面的 T_1WI 脂肪抑制序列。由于 T_1WI 上脂肪和钆对比剂增强区域均显示为高信号，因此增强 T_1WI 序列应施加脂肪抑制技术来抑制脂肪高信号。针对多数颅内病灶而言，其最佳强化时间在注射对比剂后 5～10 分钟。钆对比剂为顺磁性对比剂，主要影响 T_1 弛豫，对 T_1WI 改变大，T_2WI 基本不受影响，因此为节约时间可在扫描 T_2WI 前注射钆对比剂，待扫描完 T_2WI 后再扫描增强 T_1WI。

3）特殊序列。

（1）磁敏感（SWI）序列：对超急性脑出血及可疑细小出血点病例，常规序列扫描结果阴性时，增加 SWI 序列或 $T_2{}^*WI$ 扫描可提高病灶检出的阳性率。

（2）扩散加权（DWI）序列：DWI 序列对早期脑梗死较灵敏，因此对 6 小时内临床怀疑脑梗死的受检者应行 DWI 序列扫描。DWI 图结合表观扩散系数（ADC）图可更加准确地诊断急性脑梗死。

（3）脂肪抑制序列：由于出血和脂肪在 T_1WI 及 T_2WI 上均表现为高信号，因此常规 T_1WI 及 T_2WI 序列均显示为高信号时，应在 T_1WI 序列施加脂肪抑制技术进行对比，以鉴别高信号病灶是脂肪还是出血灶。

4. 扫描方位。

1）横断面：扫描基线在冠状面上平行于两侧颞叶底部连线，在矢状面上平行于前后联合的连线或胼胝体的前后连线。扫描范围包括后颅窝底到颅顶。T_1WI 与 T_2WI 层面保持一致。相位编码取左右向。可在扫描范围下方设置预饱和带以减轻血管搏动伪影。

颅脑横断面定位像见图 4-1。

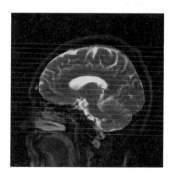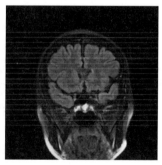

图 4-1　颅脑横断面定位像

2）冠状面：扫描基线在横断面上垂直于大脑正中矢状裂，在矢状面上大致平行于脑干。扫描范围根据病情包括病灶或全脑。相位编码取左右向。

颅脑冠状面定位像见图 4-2。

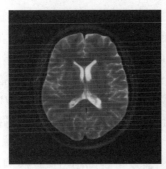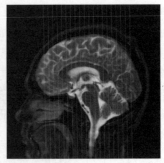

图 4−2 颅脑冠状面定位像

3）矢状面：扫描基线在横断面上平行于大脑正中矢状裂，在冠状面上平行于大脑正中矢状裂、脑干及延髓。扫描范围根据病情包括病灶或全脑。相位编码取前后向。

颅脑矢状面定位像见图 4−3。

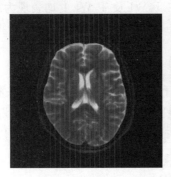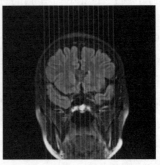

图 4−3 颅脑矢状面定位像

5. 图像显示：脑干、基底核、半卵圆中心和放射冠、脑叶等结构。

6. 扫描技巧。

1）相位编码方向设置原则，尽量取成像平面 K 空间编码方向短的一边或能避开血管搏动伪影或运动伪影的一边，如颅脑横断面扫描相位编码取左右向，因颅脑左右径短于前后径从而减少扫描时间，同时可避免眼球运动伪影前后方向叠加于脑区，其余类推。

2）颞叶癫痫及颞叶病变为中枢神经系统常见疾病，海马硬化是颞叶癫痫的常见病因，海马萎缩是诊断海马硬化最常见及可靠的指征。因此对于癫痫病史患者扫描能清晰显示海马解剖结构至关重要，除常规扫描横断面 T_2WI、T_1WI 外，还应垂直和平行于海马长轴加扫斜冠状面和斜横断面 T_2WI，范围包括整个颞叶及海马。

（二）非增强 MRA 检查

1. 线圈：同颅脑常规 MRI 检查。

2. 体位及定位中心：同颅脑常规 MRI 检查。

3. 序列。

1）3D−TOF 快速梯度回波序列：信号可在更大的体积内采集，信噪比高；具有较高的空间分辨率；由于体素较小，流动失相位相对较轻；受湍流的影响相对较小；后处理重建效果较好。主要用于评估脑动脉、颈动脉及分歧部血管形态及闭塞性病变；评估大脑动脉环；评估颅内动静脉畸形，显示供血动脉和异常血管团；发现和评估颅内动脉瘤（对≥3mm 的动脉瘤效果较好）

2）2D-TOF 快速梯度回波序列：有利于慢速血流显示，对正常流速的血流饱和效应小；扫描时间短。主要用于评估颈动脉分歧部血管的形态、有无狭窄或闭塞，评估椎-基底动脉的形态、有无狭窄或闭塞，评估脑的静脉解剖等。当采集层面与感兴趣区血管走行方向相垂直时获得的图像最佳。

3）3D-PC 快速梯度回波序列：背景组织抑制好，有利于小血管显示；有利于慢血流的显示，适用于静脉的检查；有利于血管狭窄和动脉瘤的显示；可以进行血流定量分析。

4. 扫描方位。

1）3D-TOF-MRA 扫描：TR、TE 均选最短，翻转角 9°～25°，在矢状面上设置横断面扫描块，层面与多数颅内动脉走行垂直或成角或与前后联合连线平行。扫描基线在冠状面上平行于两侧颞叶底部连线，在横断面上调整视野，范围以 Willis 环为中心。扫描范围上至胼胝体顶，下至枕骨大孔或包含靶血管区域。

2）2D-TOF-MRV 扫描：TR、TE 均选最短，翻转角 50°～70°，可选择斜矢状面扫描，扫描范围比冠状面小（颅脑左右径比前后径小）。扫描基线在横断面上与颅脑正中矢状面成 10°～20°夹角，这样能使大部分静脉血管走行与成像层面成角，从而产生流入增强效应。扫描范围包含两侧乙状窦外缘。也可选择冠状面扫描。

3）3D-PC-MRA 扫描：TR、TE 均选最短，翻转角选最小，由于成像不依赖血流的流入增强效应，因此成像方位取颅脑横断面、冠状面、矢状面均可。扫描范围包括全脑或病灶感兴趣区。

5. 图像显示：颅内大脑前中后动脉血管、Willis 环血管、矢状窦、乙状窦、横窦、直窦等结构。

6. 扫描技巧：

1）头颅 MRA 扫描范围依病情而定，如怀疑脑梗死，需要扫描至梗死灶下方的动脉血管。

2）头颅 MRA 扫描可采用单个 3D 块，也可多个 3D 块重叠衔接扫描。

3）头颅 MRA 预饱和带设置在颅顶，以饱和矢状窦及其引流静脉血流。

4）头颅 MRV 因扫描层面尽量与大多数血管走向垂直或成角，因此一般采用颅脑斜矢状面或冠状面扫描。

5）头颅 MRV 为避免血流中的质子多次受到激发而饱和，应逆血流方向采集。

6）头颅 MRV 饱和带应设置在采集层面下方，以饱和从下往上流动的动脉血。对动静脉畸形病例，取消预饱和带，可同时显示动静脉畸形的动脉、畸形血管及引流静脉。

7）尽量施加多种技术，以提高血管信号与背景组织之间的对比度和改善血管信号均匀度与分辨率等。

（三）颅神经 MRI 检查

1. 线圈：同颅脑常规 MRI 检查。

2. 体位及定位中心：同颅脑常规 MRI 检查。

3. 序列。

1）观察神经：横断面 $3D-T_2WI-$水成像序列。

2）观察神经与血管比邻关系：横断面 $3D-T_1WI-MRA$ 序列。

4. 扫描方位。

1）横断面：扫描基线在矢状面上平行于前颅窝底。扫描范围包括脑桥上缘至延髓枕骨大孔水平。

2）冠状面：扫描基线在矢状面上平行于脑干、延髓上下长轴线。

3）矢状面：扫描基线平行于头颅矢状面。

5. 图像显示：脑干、延髓、颅神经颅底段、细小血管等结构。

6. 扫描技巧：

1）薄层、高分辨率扫描。

2）根据病变选择优势序列，如 $3D-T_2WI-$水成像序列、$3D-T_1WI-MRA$ 序列。

（四）鞍区 MRI 检查

1. 线圈：同颅脑常规 MRI 检查。

2. 体位及定位中心：同颅脑常规 MRI 检查。

3. 序列。

1）平扫序列：矢状面 T_1WI，冠状面 T_1WI 及 T_2WI。如需鉴别鞍区病区的出血或脂肪高信号，则需增加 T_1WI 脂肪抑制序列。非出血及脂肪性病灶，平扫 T_1WI 序列应不加脂肪抑制技术，病灶呈等或低信号，在鞍区周围组织高信号衬托下更有利于观察病灶侵犯范围。

2）增强序列：以冠状面及矢状面 T_1WI 脂肪抑制序列为主，横断面 T_1WI 脂肪抑制序列为辅。脂肪抑制技术将鞍区周围高信号脂肪组织抑制掉，突出显示增强病灶。鞍区病变常需做增强扫描，非垂体微腺瘤病变采用常规流率注射常规剂量（0.1mmol/kg），静脉注射钆对比剂。增强序列扫描层面、层厚与平扫保持一致。

3）动态增强序列：怀疑垂体微腺瘤者（临床有泌乳、停经史，实验室检查有泌乳素增高、生长激素增高等）、小于 1cm 的垂体瘤者以及 MRI 垂体常规扫描未见病变者常需做动态增强扫描，即多时相采集，冠状面 T_1WI 脂肪抑制序列快速动态连续成像 4~10 次时相不等，单次采集时间 10~30 秒不等（因设备性能不同而异），第一时相采集后，立即静脉快速团注钆对比剂，以注射速率 2~3mL/s、注射半剂量（0.05mmol/kg），连续采集全部时相。

4. 扫描方位。

1）冠状面：扫描基线在横断面上垂直于大脑镰，在矢状面上垂直于鞍底或平行于垂体柄长轴，范围包括鞍区或病灶感兴趣区。相位编码取左右向。

鞍区冠状面定位像见图4-4。

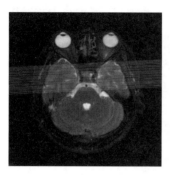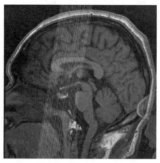

图4-4　鞍区冠状面定位像

2）矢状面：扫描基线在横断面上平行于大脑镰，在冠状面上平行并经过垂体柄，范围包括鞍区或病灶区域。相位编码取前后向。

鞍区矢状面定位像见图4-5。

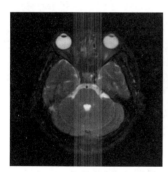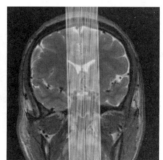

图4-5　鞍区矢状面定位像

5. 图像显示：蝶鞍、垂体柄、垂体、下丘脑、视交叉、海绵窦、大脑前动脉主干、颈内动脉等结构。

6. 扫描技巧：

1）以垂体冠状面、矢状面为主，横断面为辅。

2）小视野及薄层扫描以提高空间分辨率，显示垂体细微结构；相位编码方向抗卷褶以消除小视野产生的卷褶伪影。

3）根据病变大小及病理情况选择增强类型。

（1）动态增强：微腺瘤及小于1cm的垂体占位病变，选择动态增强扫描，动态序列扫描方位采用垂体冠状面（平行经过垂体柄），便于观察垂体柄是否偏歪及垂体是否左右对称。同时，动态时相图可用于做时间-信号强度曲线分析微腺瘤及正常垂体的信号变化信息，垂体微腺瘤与正常垂体的曲线差异明显。垂体微腺瘤早期增强呈低信号（正常为高信号），且早期增强幅度低（正常垂体增强明显）。

（2）普通增强：大于 1cm 的垂体占位病变及鞍区病变可以选择普通增强扫描，增加横断面成像，平扫 T_1WI 不加脂肪抑制技术，便于观察病变侵犯鞍区周围情况，增强 T_1WI 加脂肪抑制技术，与平扫 T_1WI 对比。

4）由于垂体位于颅底，紧邻筛窦等含气腔隙，当怀疑垂体微腺瘤时应尽量避免使用梯度回波进行采集，也不能为节省时间而使用 3D 序列进行冠矢状面图像重建，而应采用 2D 快速自旋回波分别行冠状面和矢状面扫描。

二、五官及颈部 MRI 检查

（一）眼部 MRI 检查

1. 线圈：头部线圈、头颈联合线圈、小视野表面柔线圈等。

2. 体位及定位中心：仰卧位，头先进，人体长轴与床面长轴一致，头部置于线圈内。儿童及颈长患者肩部加棉垫，使听眶线与台面垂直，两眼连线与定位线一致，患者目视正前方后闭眼，叮嘱患者眼球保持不动。定位中心对准两眼连线中点。

3. 序列。

1）平扫序列：横断面、冠状面及斜矢状面 T_2WI 脂肪抑制、T_1WI，$3D-T_1WI$、$3D-T_2WI-$水成像序列等。

2）增强序列：横断面、冠状面、斜矢状面 T_1WI 脂肪抑制，也可采用 2D 或 3D 快速梯度回波 T_1WI 脂肪抑制序列行动态增强扫描以获得更丰富的血液动力学信息。

4. 扫描方位。

1）横断面：选用旁矢状面视神经清楚的层面作为定位图像，扫描基线平行于视神经长轴。扫描范围包括眼眶上下壁。相位编码取左右向。

眼部横断面定位像见图 4-6。

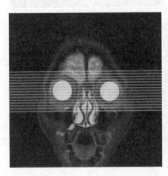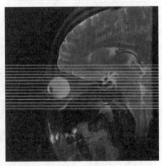

图 4-6　眼部横断面定位像

2）冠状面：扫描基线在横断面上平行于两侧眼球晶状体中点连线。扫描范围包括视交叉，前界至双眼后缘，后界至蝶鞍后床突。相位编码取左右向。

眼部冠状面定位像见图 4-7。

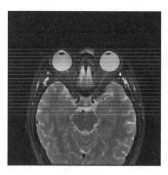
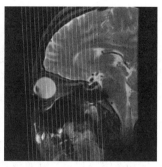

图 4-7 眼部冠状面定位像

3）斜矢状面：扫描基线在视神经显示清晰的横断面上平行于受检侧视神经长轴。扫描范围包括受检侧眼眶内、外侧壁。相位编码取前后向。

眼部斜矢状面定位像见图 4-8。

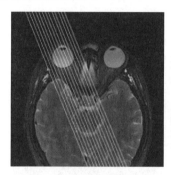
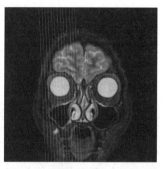

图 4-8 眼部（右眼）斜矢状面定位像

5. 图像显示：两侧眼眶、视神经、眼球、眼外肌、眶周等结构。

6. 扫描技巧：

1）眶内病变 T_2WI 加脂肪抑制技术（因 T_2WI 像上病变多为高信号易被脂肪掩盖），而 T_1WI 一般不加脂肪抑制技术（因 T_1WI 像上病变多为长 T_1 低信号，有脂肪衬托，利于病变显示）。如疑为脉络膜黑色素瘤，则 T_1WI 加脂肪抑制技术，T_2WI 则不加脂肪抑制技术，因为黑色素瘤与一般肿瘤 MRI 信号相反，T_1WI 呈高信号，T_2WI 呈低信号。

2）眼肌病变和眼眶内占位病变均需做增强扫描，增强扫描 T_1WI 的所有脉冲序列均加脂肪抑制技术，因为眶内脂肪丰富，且眼外伤软组织血肿与脂肪信号混杂难以区分。

3）眼球后病灶扫描斜矢状面时可将频率编码设置为前后方向，眼球运动产生的伪影就处于上下方向而不影响病灶的观察。

4）在采用小视野扫描或者改变频率编码方向时，需考虑相位方向上图像可能出现的卷褶伪影，此时需要加用反卷褶技术或者过采样技术。

（二）内耳 MRI 检查

1. 线圈：头部线圈、头颈联合线圈、小视野双侧环形表面柔线圈等。

2. 体位及定位中心：同眼部 MRI 检查。定位中心对准两耳连线中点。

3. 序列。

1）平扫序列：横断面及冠状面 T_2WI 脂肪抑制、T_1WI；横断面 $3D-T_2WI-$水成像序列。

2）增强序列：横断面、冠状面及矢状面 T_1WI 脂肪抑制，$3D-T_1WI$ 脂肪抑制。

4. 成像方位。

1）横断面：扫描基线在冠状面上平行于两侧颞叶底部连线，在矢状面上平行于头颅前后联合连线，保持两侧对称。扫描范围包括蝶窦和双侧乳突结构。相位编码取左右向。

2）冠状面：扫描基线在横断面上垂直于大脑中线结构并平行于两侧面听神经干连线，在矢状面上平行于大脑脑干，保持两侧对称。扫描范围包括蝶窦和双侧乳突结构。相位编码取左右向。

内耳横断面及冠状面定位像见图 4-9。

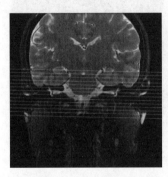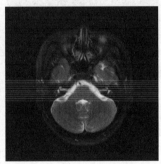

图4-9　内耳横断面（左）及冠状面（右）定位像

5. 图像显示：两侧乳突、面听神经、耳蜗、听小骨、半规管等结构。

6. 扫描技巧：

1）由于内耳 $3D-T_2WI-$水成像序列为稳态梯度回波，对局部磁场均匀性的要求极高，因此在扫描中一般常规加容积匀场技术。

2）内耳 $3D-T_2WI-$水成像序列采用更薄层厚，可加用层面方向内插技术以提高空间分辨率，有利于图像后处理。

（三）鼻咽部、口咽部及颌面部 MRI 检查

1. 线圈：头部线圈、头颈联合线圈。

2. 体位及定位中心：仰卧位，头先进，使人体长轴与床面长轴一致，头正中矢状面与线圈中心一致，听眶线与床面垂直，两肩尽量向下，使鼻咽部置于线圈中心。叮嘱患者保持静止，不要做吞咽动作。定位中心对准眼眶下缘的中点。

3. 序列。

1）平扫序列：横断面及冠状面 T_2WI 脂肪抑制、T_1WI，矢状面通常为 T_2WI 脂肪抑制。

2）增强序列：横断面、冠状面及矢状面 T_1WI 脂肪抑制。

4. 扫描方位。

1）横断面：扫描基线在矢状面上平行于硬腭。鼻咽部范围上至前颅底窝上缘，下至软腭下缘，包括从口底至额窦上缘的全部鼻腔和鼻窦。口咽部范围包括硬腭至舌骨。颌面部范围包括颅底至舌骨的下缘（第 5 颈椎水平）。相位编码取左右向。

2）冠状面：扫描基线在矢状面上垂直于硬腭的平行线。鼻咽部、口咽部范围包括鼻尖软组织前缘至鼻咽后壁（第 2 颈椎椎体后缘），并与喉、气管平行。颌面部范围包括鼻尖到下颌骨后缘。相位编码取左右向。

3）矢状面：扫描基线在冠状面上平行于大脑纵裂。鼻咽部、口咽部范围包括两侧上颌窦外侧壁。颌面部范围包括颌面部两侧外缘。相位编码取前后向。

5. 图像显示：鼻咽部、口咽部、喉腔上部、上颌窦、筛窦、额窦、蝶窦、颈部两侧淋巴结及骨性和软组织结构等。

6. 扫描技巧：

1）鼻咽部病变 T_2WI 需加脂肪抑制技术，脂肪抑制应采用局部容积匀场，注意局部容积匀场的设定与扫描范围要匹配。采用流动补偿，在成像层面上下分别设定预饱和带。要尽量做 3 个方位的增强扫描，并加脂肪抑制技术。有一侧咽隐窝变浅时应高度重视，必要时行增强扫描。

2）对于鼻咽癌，冠状面 T_2WI 序列扫描范围应覆盖颈部，以利于观察颈部淋巴结转移情况。

3）对于鼻咽癌等占位病变，应加扫 DWI 序列，但同样由于磁场均匀性图像质量受到影响，表现为脂肪抑制不佳、图像变形等，除了容积匀场外，采用反转恢复（Inversion Recovery，IR）的 EPI 序列而非常规自旋回波的 EPI 序列，也是一种改善图像质量的选择。

4）鼻咽部、口咽部及颌面部结构复杂，特别是患者有金属种植牙时，局部磁场不均匀会使频率抑脂效果明显受到影响，因此在频率抑脂时需附加局部容积匀场，或采用 STIR 的方法获得理想图像。

（四）颈部（喉、甲状腺、甲状旁腺）、颈部软组织及颈部血管 MRI 检查

1. 线圈：头颈联合线圈、颈部专用表面线圈、可搭配脊柱线圈。

2. 体位及定位中心：同鼻咽部 MRI 检查。定位中心对准喉结。

3. 序列。

1）平扫及增强序列：同鼻咽部 MRI 检查。

2）血管序列：2D-TOF-MRA、3D-TOF-MRA、3D-PC-MRA、3D 对比增强 MRA。颈部血管 2D-TOF-MRA 在扫描范围下放置空间饱和带，TR、TE 均为最短。3D 对比增强 MRA 单期扫描时间小于或等于 20 秒，静脉注射钆对比剂，流率 2mL/s，剂量 0.1~0.2mmol/kg，然后注射等量生理盐水。注射对比剂前扫描蒙片，注射对比剂后扫描至少 2 个时相（动脉期及静脉期）。

4. 扫描方位。

1）横断面：扫描基线在矢状面上垂直于气管。颈部范围上至硬腭下至第 1 胸椎下缘。颈部血管范围包括全部颈部血管，上至基底动脉，下至主动脉弓。相位编码取左右向。

颌面部及颈部横断面定位像见图 4—10。

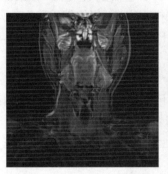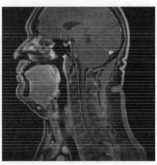

图 4—10　颌面部及颈部横断面定位像

2）冠状面：扫描基线在矢状面上平行于气管，根据诊断要求确定扫描基线位置和角度。颈部范围包括喉结至乳突后。相位编码取左右向。

颌面部及颈部冠状面定位像见图 4—11。

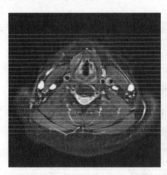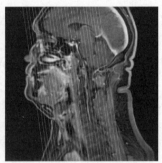

图 4—11　颌面部及颈部冠状面定位像

3）矢状面：扫描基线在冠状面上平行于人体正中矢状线。扫描范围包括颈部两侧软组织或病变感兴趣区。相位编码取前后向。

颌面部及颈部矢状面定位像见图 4—12。

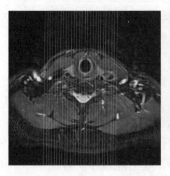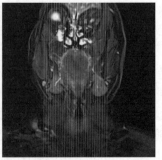

图 4—12　颌面部及颈部矢状面定位像

5. 图像显示：喉部、甲状腺、甲状旁腺、颈部软组织、颈部动脉、颈部静脉等结构。

6. 扫描技巧：

1）颈部包块根据病变大小决定扫描层厚。T_2WI 均需加脂肪抑制技术，并要增强扫描做定性诊断。增强扫描 3 个方位均加脂肪抑制技术。增强扫描对某些肿瘤的诊断以及肿大的淋巴结与正常结构的鉴别很有价值。为消除来自颈部血管搏动伪影的干扰，可在扫描范围上、下方使用空间预饱和带。

2）当采用头颈联合线圈进行小范围的甲状腺或者喉的横断面扫描时应避免大线圈小视野的扫描模式，可在线圈设置中单独选择颈部线圈，使线圈的覆盖范围和扫描视野尽可能完全匹配，有利于改善图像质量。当进行颈部淋巴结扫描时则采用大线圈设置，保证大范围扫描的图像质量。

3）3D 对比增强 MRA 图像信噪比和空间分辨率均很高，诊断假阳性率低，是临床最常采用的颈部血管检查方法。为了避免图像受静脉显影的污染，扫描时间控制很关键，常用透视触发方式，即在注射对比剂的同时以冠状面连续采集类似于透视的图像，实时观察注射对比剂后血管的信号增强变化，在对比剂达到颈部动脉时立刻启动 3D 对比增强 MRA 序列。

三、胸部 MRI 检查

（一）肺、纵隔及胸部大血管 MRI 检查

1. 线圈：体部相控表面线圈，后纵隔、脊柱旁病变可采用脊柱相控阵线圈。

2. 体位及定位中心：仰卧位，头先进或足先进，双手一般上举置于头颈部两侧，患者手臂无法上举时可将手臂置于身体两侧，此时需要注意左右卷褶伪影，必要时采用左右卷褶抑制技术。训练患者有规律地呼吸并放置呼吸传感器在下胸部或上腹部。表面线圈上缘与喉结平齐，定位中心对准胸骨角水平。

3. 序列。

1）平扫序列：冠状面单次激发 T_2WI、呼吸触发横断面 T_2WI 脂肪抑制、屏气横断面梯度回波 T_1WI 容积扫描、呼吸触发横断面 DWI，必要时加矢状面扫描。

2）增强序列：横断面、冠状面及矢状面梯度回波 T_1WI 脂肪抑制序列三期扫描，横断面可采用 3D T_1WI 梯度回波序列进行动态多期扫描，增强前扫描一次作为蒙片，静脉注射钆对比剂，剂量 0.1mmol/kg，流率 2～3mL/s，然后注射等量生理盐水。

3）胸部血管序列：冠状面快速或超快速 3D 梯度回波脂肪抑制序列。扫描 TR、TE 均为最短，翻转角 20°～45°，激励次数 0.5 次或 1.0 次，3D 块厚及层数以覆盖心脏大血管为准，即包含心脏前缘及降主动脉后缘，扫描时间 14～25 秒/时相，至少扫描 2 个时相（动脉期和静脉期）。对比剂剂量 0.2mmol/kg，流率 3mL/s（或前半剂量流率 3mL/s，后半剂量流率 1mL/s），再以等量生理盐水冲管。

4. 扫描方位。

1）横断面：扫描基线在冠状面上垂直于胸椎，范围包全整个纵隔，如果病变在颈胸部或者跨越横隔，需包全病变。相位编码取前后向并选择"无相位卷褶"技术。

胸部横断面定位像见图 4-13。

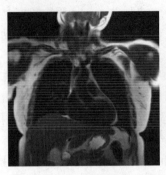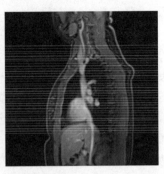

图 4-13 胸部横断面定位像

2）冠状面：扫描基线在矢状面上平行于气管长轴，范围包括病变或感兴趣区。相位编码取左右向并选择"无相位卷褶"技术。

胸部冠状面定位像见图 4-14。

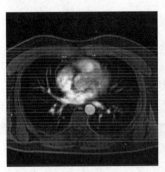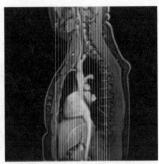

图 4-14 胸部冠状面定位像

3）矢状面：可在横断面及冠状面定位，范围包括全病变。相位编码取前后向。

5. 图像显示：完整肺及纵隔、胸部大血管动脉及静脉等结构。

6. 扫描技巧：

1）三维容积内插快速 GRE 序列采集速度比二维扰相位 GRE 序列更快，扫描层面更薄，具有高空间分辨率，有利于小病灶的显示。

2）半傅里叶变换的单次激发超快速自旋回波序列扫描速度快，对受检者的体位运动和呼吸、心跳运动不敏感。

3）FSE T_2WI 加脂肪抑制技术，显示胸壁病变更佳。T_1WI 呈高信号的病变在同样情况下加做 T_1WI 加脂肪抑制技术。T_2WI 常规要加脂肪抑制技术。胸内甲状腺肿为由颈部连至前纵隔的病变，矢状面图像有利于显示其与颈部甲状腺相连。

4）由于肺组织 H 质子密度比较低，肺实质信号十分微弱，要获得理想的肺部图像比较困难，并且由于肺内含有大量含气的肺泡，肺内磁场不均匀性增加，造成肺组织内局部磁敏感性差异很大，加快了像素内质子群相位离散，使肺组织的 T_2^* 明显缩短，所以在肺部 T_1WI 序列选择时应该尽量缩短 TE。DWI 序列对肺部肿块性质鉴别有一定价值，一般 b 值设为 $1000s/mm^2$ 或 $800s/mm^2$。

（二）心脏 MRI 检查

1. 线圈：心脏相控阵表面线圈或体部相控阵表面线圈。

2. 体位及定位中心：仰卧位，头先进或足先进，训练患者有规律地呼吸并将呼吸门控置于下胸部，放置心电门控无磁电极，并安装心电门控（左锁骨中线第 2 肋间隙接黑色电极、胸骨左缘第 2 肋间隙接白色电极、胸骨左缘第 5 肋间隙接绿色电极、左锁骨中线第 7 肋间隙心尖部接红色电极）。定位中心对准第 6 胸椎水平，使心脏置于主磁体中心。

3. 序列。

1）平扫序列：黑血序列和亮血序列为必需序列，电影亮血序列为可选序列。

（1）黑血序列：包括 T_1WI 和 T_2WI，SE、TSE、HASTE、双反转 TSE、三反转 TSE 序列成像，显示心腔内及心肌细微结构。黑血成像通常利用双反转来抑制血液信号，在双反转的基础上加上脂肪抑制技术为三反转。HASTE 序列一次屏气短时间内多层成像。T_1WI 用于观察解剖结构、鉴别脂肪与周围结构，了解右心室有无脂肪浸润。T_2WI 鉴别脂肪和水肿，用于心肌炎和急性心肌梗死。

（2）亮血序列：为梯度回波序列，GRE 序列如稳态自由进动序列，可一次屏气短时间内多层成像，显示心脏结构。真实稳态自由进动序列利用心肌和血池 T_2/T_1 比值不同形成的血池高信号、心肌低信号成像。毁损梯度回波序列利用血液流入增强效应形成的血池较高信号、心肌低信号成像。

2）增强序列：心肌灌注成像采用反转恢复平面回波成像 T_1WI 序列进行多时相扫描，心肌延迟强化成像选择相位敏感反转恢复序列或反转恢复梯度回波 T_1WI 序列。首过灌注增强对比剂剂量为 $0.10\sim0.15mmol/kg$，注射流率为 $3mL/s$，每期的扫描时间控制在一个 RR 间期。心肌延迟强化扫描需补充对比剂 $0.05mmol/kg$，扫描延迟时间 $10\sim15$ 分钟。

4. 扫描方位：心脏专用成像方位有两腔心、三腔心、四腔心、短轴、左心室流出道、右心室两腔心、右心室流出道、主动脉瓣、肺动脉瓣、二尖瓣、三尖瓣。

1）横断面：在冠状面上垂直于人体长轴的横断面是心脏的基本轴位，范围上至主动脉弓，下至心尖部。相位编码取前后向。

2）冠状面：在横断面及矢状面上垂直于患者前后轴。相位编码取左右向。

3）矢状面：在横断面及冠状面上平行于患者前后轴。相位编码取前后向。

4）两腔心位（平行于室间隔的左心室长轴面或称垂直长轴面）：在横断面层面上选择有左、右心室及室间隔的层面定两腔心位，定位线经过二尖瓣中点到左心室心尖。相位编码取前后向。该方位可观察左心房、左心室、二尖瓣。

5）四腔心位（垂直于室间隔的心脏长轴面或称平行长轴面）：在平行于室间隔的心脏长轴面（两腔心）图像上，定位线经过左心室心尖至二尖瓣中点，可显示左、右心房和心室，结合电影序列可显示房间隔、室间隔缺损，二尖瓣、三尖瓣病变以及左、右心房和心室占位病变。

6）心脏短轴面（左心室短轴面）：在垂直于室间隔的心脏长轴面图像（四腔心位）上，定位线垂直于室间隔，平行于二尖瓣和三尖瓣连线，主要显示后侧壁、室间隔、乳头肌，适用于心肌血供的评价及心脏功能分析。

7）三腔心位（或称左心室流入、流出道位）：在短轴面同时显示左心室和主动脉瓣的基底层面，扫描基线通过左心室和主动脉瓣中点并通过主动脉，同时扫描基线平行于二尖瓣中点与心尖连线，主要显示左心室流入、流出道，即显示主动脉瓣和二尖瓣的情况，同时可显示左心室最大长轴径线。

8）肺动脉瓣位（或称右心室流出道位）：在横断面成像显示肺动脉主干的层面，扫描基线平行肺动脉主干并通过右心室流出道（左、右肺动脉分叉），主要显示右心室及其流出道和肺动脉瓣的情况。

9）主动脉瓣位：在横断面成像显示心室主动脉窦的层面，同时垂直于左冠状面及左心室流出道并通过主动脉瓣，主要显示左心室、左心室流出道及主动脉瓣和升主动脉的情况。

10）主动脉弓位：取横断面同时显示升主动脉和降主动脉的层面，斜矢状扫描方位，扫描基线尽可能同时通过升主动脉、主动脉弓和降主动脉，显示主动脉弓全程情况，主要用于主动脉疾病如主动脉夹层的显示。

5．图像显示：心肌、心腔、瓣膜、心包、血管壁、血管腔等结构。

6．扫描技巧：

1）训练患者吸气-呼气后闭气并在检查过程中尽量保持不动。

2）马凡综合征患者扫描时主要关注升主动脉。

3）黑血成像进行脂肪抑制时，局部容积匀场能提高脂肪抑制的均匀性。

4）功能电影成像可显示心脏的全心功能和心肌局部功能。心肌灌注成像短轴面成像方位角度标准。心肌延迟强化成像以短轴面、四腔心面和三腔心面为主，成像方位角度标准，正常心肌信号显示准确（低信号）。

（三）乳腺 MRI 检查

1．线圈：乳腺专用相控阵线圈。

2．体位及定位中心：俯卧位，足先进或头先进，双臂弯曲前伸支撑身体伏于乳腺线圈和坡垫上，身体长轴与床面长轴一致，使患者体位舒适。乳腺应悬吊于线圈内，不应受到任何挤压，调整乳腺位置，使乳头正对线圈外壁上的垂直标志线。定位中心对准两乳头连线。

3．序列。

1）平扫序列：横断面 T_2WI 脂肪抑制、T_1WI、DWI，双侧乳腺斜矢状面 T_2WI 脂肪抑制。

2）增强序列：横断面 3D-T_1WI 脂肪抑制梯度回波序列多期动态扫描。钆对比剂剂量为 0.1mmol/kg，注射流率为 2~3mL/s，再以相同流率注射 20~30mL 生理盐水。

乳腺动态增强扫描成像常使用 3D 序列，如果不具备 3D 序列也可用 2D 序列。在注射前、后行 T_1WI 脂肪抑制扫描。由于 3D 成像技术可进行薄层、无间隔扫描，任意角度或方向重建图像，空间分辨率高，成像速度快，故 3D 成像技术应用较 2D 成像技术广泛。先做增强前平扫，第一个动态扫描作为蒙片，然后注射对比剂延迟 10 秒开始做动态增强扫描，每期 60~90 秒，注药后总扫描时间不低于 6 分钟，扫描后做时间－信号强度曲线后处理。

3）3D 容积内插快速扰相 GRE T_1WI（GE 的 FAME、LAVA、VIBRANT，飞利浦的 THRIVE，西门子的 VIBE）用于动态增强扫描。其特点是超短 TR、TE 及较小角度（10°~15°）的射频脉冲，同时采用多种快速采集技术，容积内插重建，层间重叠，扫描速度快。

4）特殊序列：乳腺波谱序列（MRS）对乳腺肿瘤良、恶性的鉴别具有重要价值。乳腺癌的特征性代谢物为胆碱，其在谱线的位置在 3.2ppm 处，因为乳腺腺体内含有大量的脂肪组织，可以在 MRS 谱线见到宽大的脂峰。在扫描技术上现在多以乳腺相控阵线圈进行数据采集，行单体素 MRS 扫描。

4. 扫描方位。

1）横断面：扫描基线在冠状面上平行于乳腺体中心，范围包括双侧乳腺及两侧胸壁。相位编码取左右向，以防心脏搏动伪影对图像的影响。

2）冠状面：以横断面乳头层面做定位像，范围包括整个乳腺及侧胸壁，扫描不受心脏搏动影响。相位编码取上下向。

乳腺横断面及冠状面定位像见图 4-15。

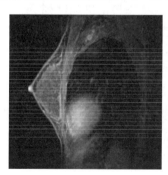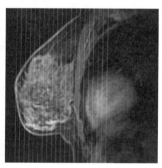

图 4-15　乳腺横断面（左）及冠状面（右）定位像

3）矢状面：在横断面上及冠状面上定位。相位编码取上下向。

5. 图像显示：脂肪抑制均匀完全的乳腺结构，T_1 灌注时间－信号强度曲线分析。

6. 扫描技巧：

1）乳腺平扫主要做 T_2WI，不使用呼吸门控。乳腺病变定性诊断主要依赖动态增强扫描。DWI 序列为乳腺疾病的诊断及鉴别诊断提供参考，恶性病变在 DWI 表现为明显高信号，恶性肿瘤的 ADC 值明显小于良性病变和正常组织。乳腺癌在动态增强 MRI 中具有早期、快速、明显的强化特点。

2）脂肪抑制扫描应采用局部容积匀场，注意局部容积匀场的设定要与扫描范围匹配。

3）3D 动态增强扫描要注意增强扫描的时间，如时间过短得到的时间－信号强度曲线不能准确反映病变的强化情况，影响 BI－RADS 分级评估。

4）时间－信号强度曲线更为关注曲线的形状与走行，通过显示组织或病变强化效果在时间轴上的变化，来反映组织或病变的血流动力学与血管分布情况。动态增强曲线分为早期增强（注射对比剂后前 2 分钟）和延迟增强（注射对比剂 2 分钟后）。早期增强分为缓慢强化、中等强化、快速强化。延迟增强分为持续型、平台型和廓清型。

四、腹部 MRI 检查

（一）肝、胆、脾、胰胆管的 MRI 检查

1. 线圈：腹部相控阵表面线圈、心脏相控阵线圈。

2. 体位及定位中心：仰卧位，头先进或足先进，双臂上举过头或置于身体两侧。将呼吸门控置于呼吸幅度最大部位，一般为上腹正中/肋缘下方，呼吸门控上下放置软垫防止被线圈直接压迫影响呼吸触发，嘱受检者平静而有规律地呼吸以及呼气末屏气，加腹带时松紧适度。定位中心对准剑突下 2~3cm。

3. 序列。

1）平扫序列：横断面呼吸触发 FSE－T_2WI 脂肪抑制（呼吸不均匀者可选用屏气 T_2WI 脂肪抑制）、屏气 GRE 水脂同－反相位（双回波）T_1WI、呼吸触发 DWI，冠状面呼吸触发 FSE T_2WI 脂肪抑制、屏气平衡式稳态自由进动序列。

2）增强序列：横断面屏气快速梯度回波 T_1WI 序列（3D－Vibe/3D－LAVA/3D－THERIVE）。增强扫描以 2~3mL/s 的流率注射常规剂量钆对比剂，再注射等量生理盐水。

3）MRCP 序列。

（1）单次激发厚层块 2D－T_2 MRCP 序列：TR 大于或等于 6000 毫秒，TE 大于或等于 500 毫秒，至少获取 3 个角度的冠状面像，即以胆总管为轴，以正冠状面为中间层，向前、后旋转一定角度分别各获取 1 层斜冠状面像。层块范围包括肝内外胆管和胰管，屏气采集。

（2）呼吸触发快速自旋回波 3D－T_2 MRCP 序列：TR 2000~6000 毫秒（选 1~2 个呼吸间期），TE 大于或等于 500 毫秒，斜冠状面扫描。范围包括肝内外胆管、胆总管、胆囊和胰管。

4. 特点。

1）快速自旋回波 T_2WI 脂肪抑制序列：目前应用最广泛的肝脏成像序列，通常采用呼吸触发技术减少呼吸运动伪影。由于正常肝脏生理性含脂，采用脂肪抑制技术后可以去除脂肪的高信号，对病灶检出更为灵敏。

2）双回波 T_1WI 序列：

（1）其也称化学位移成像，临床常用于肾脏及肾上腺的含脂病变的诊断与鉴别诊

断、肝脏脂肪浸润等。一次扫描可同时获得同－反相位两套图像，初步判断组织或病灶内是否含有脂肪及其大概比例。

（2）同－反相位原理：在 1.5T 磁场中，水质子比脂肪质子频率快 1 周时所用的时间大约为 4.6 毫秒。激发停止后，水质子的横向磁化矢量与脂肪质子的横向磁化矢量每隔 4.6 毫秒出现相位相同状态（In Phase）。每隔 2.3 毫秒其横向磁化的相位呈相反状态（Opposed Phase），同相位时脂肪和水的信号相加，反相位时脂肪和水的信号相减。

（3）相比同相位，反相位图像有以下特点：

一是勾边效应，周围富含脂肪组织的器官边缘会出现一条黑线勾画出器官轮廓。

二是水脂混合组织信号明显衰减，其衰减程度超过频率选择法脂肪抑制技术。

三是纯脂肪组织信号无明显衰减。

3）平衡式稳态自由进动序列：优点是血液、胆汁、胰液等水样成分会呈现为较高信号，通常会与软组织的中等偏低信号形成很好的对比，图像信噪比较高。缺点是软组织对比很差，不利于肝脏实性病变的检出，容易产生磁敏感伪影。该序列在肝脏主要用于肝内外脉管结构的显示，不能取代快速自旋回波 T_2WI 脂肪抑制序列。

4）动态增强扫描序列：

（1）2D/3D 容积内插快速扰相 GRE T_1WI 脂肪抑制序列，肝脏快速容积成像 T_1WI 脂肪抑制序列（LAVA），通过结合并行采集技术及层面内和层间的部分 K 空间采集技术，进一步提高了成像速度和图像分辨率。对比剂 0.1mmol/kg（0.2mL/kg），成人一般为 15mL 左右，流率 2～3mL/s。注射对比剂后扫描延迟时间在正常循环状态下，肝动脉的时间为 23～25 秒扫描，门脉期为 50～70 秒，平衡期为 3～5 分钟。

（2）扫描时相判断标准。

动脉期：动脉的信号强度达到最高，门静脉主干可有轻微显影，脾脏花斑样强化，肾皮质增强，正常肝实质内可有轻度强化。

门脉期：肝实质信号达到峰值，肝静脉和门静脉信号均显示良好，正常脾脏均匀化，正常肾脏皮髓质分界仍较清楚。

平衡期：动、静脉血的信号接近，肝实质均匀强化，但信号强度较门脉有所降低，正常肾脏皮髓质分界不清，肾盂、肾盏内可有对比剂排泄。

（3）在门脉期至平衡期之间补充冠状面 3D 容积屏气 T_1WI 扫描，有利于重建观察门脉高压侧支循环及门脉内栓子的情况。

5. 扫描方位。

1）横断面：扫描基线在冠状面和矢状面上垂直于腹部纵轴，范围包括全肝胆脾区及病灶感兴趣区。相位编码取前后向。

2）冠状面：扫描基线在横断面上平行于腹部左右轴。相位编码取左右向并加"无相位卷褶"技术。

上腹部横断面及冠状面定位像见图 4-16。

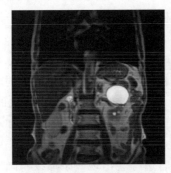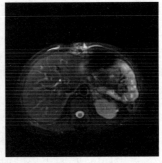

图 4-16　上腹部横断面（左）及冠状面（右）定位像

6. 图像显示：肝实质、肝内外血管、肝内外胆管、门脉血管、胆囊、胰管等结构。

7. 扫描技巧：

1）肝脏常规横断面 T_2WI 应加脂肪抑制技术。

2）胆道扩张或有胆囊、胆道结石时，增加水成像序列。

3）有些疾病如布卡综合征，需做冠状面扫描，包括下腔静脉、门静脉及肝静脉。

4）有肝脏、脾脏肿瘤或肿瘤样占位病变不能确诊时需行动态增强扫描，可增加病变的检出率，且对于病变的定性诊断也有帮助。必要时动态增强扫描可选用 3D 模式，更有利于肝脏小病灶的诊断。

5）DWI 序列为肝脏疾病的诊断与鉴别诊断提供了有价值的信息（如肝脓肿 DWI 为高信号）。b 值常用 $600\sim800s/mm^2$。

（二）胰腺、胃肠和腹膜后的 MRI 检查

1. 线圈：同肝、胆、脾 MRI 检查。

2. 体位及定位中心：同肝、胆、脾 MRI 检查。

3. 序列：基本同肝、胆、脾 MRI 检查。

1）在胰腺占位或炎症时，可考虑采用脂肪抑制 T_2WI 序列，以突出肿瘤或炎性水肿的高信号。采用不压脂呼吸触发快速自旋回波 T_2WI 序列，是由于脂肪呈高信号，此时可以更好地衬托胰腺的低信号或肿瘤突破包膜向外侵犯。

2）由于胰腺富含蛋白和糖原，两者均能缩短组织 T_1，因此在三维容积屏气 T_1WI 上呈现为较高信号，将降低图像对比，应施加脂肪抑制技术。脂肪抑制后胰腺信号略高于正常肝实质，而绝大多数病变在高信号的胰腺背景下呈现较低信号，病灶组织对比优于 T_2WI 序列。因此 T_1WI 是发现胰腺病变最重要的序列。

3）双回波 T_1WI 序列有利于观察胰腺肿瘤是否突破包膜。

4. 扫描方位：基本同肝、胆、脾 MRI 检查。横断面成像层面中心稍下移，以胰、胃肠、腹膜后感兴趣区为中心。

5. 图像显示：胰腺、十二指肠壶腹部、腹膜后区域等结构。

6. 扫描技巧：

1）胰腺应进行薄层扫描，对胰腺恶性肿瘤的患者应扩大扫描范围，并嘱患者配合好呼吸。

2）胰腺占位病变必须做动态增强扫描，动态增强扫描要做横断面加脂肪抑制技术，并加做冠状面屏气扫描。

3）胰腺病变（如慢性胰腺炎、胰腺癌等）造成胰管扩张时，应做 MRCP 以帮助诊断。

4）DWI 在胰腺疾病的诊断与鉴别诊断中有一定的价值，胰腺 DWI 图像易受胃肠道空气及食物的影响，常有磁敏感伪影，因此胃肠道准备非常重要。

（三）肾、肾上腺、尿路的 MRI 检查

1. 线圈：同肝、胆、脾 MRI 检查。

2. 体位及定位中心：体位同肝、胆、脾 MRI 检查。定位中心对准剑突与脐连线中点。

3. 序列。

1）平扫序列：横断面 T_2WI 脂肪抑制、T_2WI、屏气快速梯度回波水脂双相位 T_1WI、DWI 序列，冠状面单次激发快速自旋回波 T_2WI、T_2WI 脂肪抑制序列。

2）增强序列：同肝、胆、脾 MRI 检查。增强扫描以 2～3mL/s 的流率注射常规剂量钆对比剂，再注射等量生理盐水。

（1）多时相动态增强扫描：以横断面为主要扫描方位，期间做一次冠状面扫描。扫描顺序为横断面（皮质期）—横断面（髓质期）—冠状面（髓质期）—横断面（肾盂静脉，即延迟期）。延迟期最好选用 SE 序列 T_1WI。扫描层厚 5～6mm，层间距 1mm。病变定位不明确时，要做矢状面 T_1WI。选用的脉冲序列均加脂肪抑制技术。每次扫描时间 18～20 秒。

（2）扫描时相判断标准：团注对比剂多时相图像获取时间分布与肝相似。

皮质期：主动脉内可见明显高信号，肾皮质轻度增强，病灶依血供情况不同增强程度不同。

髓质期：肾皮质增强明显，皮髓质分辨清楚，富血供病灶增强，主动脉渐渐呈流空状态。

延迟期：皮髓质增强程度减轻，肾盂内高信号病灶依血供不同显示出增强程度的差异。

3）MR 尿路成像（Magnetic Resonance Urography，MRU）：单次激发 2D MRU 序列，TR 大于或等于 6000 毫秒，TE 500 毫秒。呼吸触发 3D MRU 序列，TR 2000～6000 毫秒（选 1～2 个呼吸间期），TE 大于或等于 500 毫秒。

4. 扫描方位：基本同肝、胆、脾 MRI 检查。肾上腺横断面范围从胃底上缘至肾门。MRU 冠状面显示双侧尿路，多角度斜冠状面及矢状面显示单侧尿路。

肾及肾上腺横断面及冠状面定位像见图 4-17。

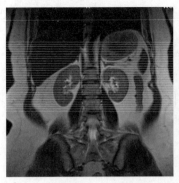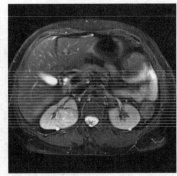

图 4-17　肾及肾上腺横断面及冠状面定位像

5. 图像显示：肾皮质、肾髓质、肾盂、肾盏、肾上腺及其周围组织等结构。MRU 的双侧肾盂、肾盏、输尿管、膀胱结构。

6. 扫描技巧：

1）肾平扫必须做冠状面 FSE T_2WI。

2）肾、肾上腺占位病变必须做动态增强扫描，动态增强扫描要加脂肪抑制技术，并要做冠状面扫描。

3）当怀疑有肾癌时检查范围应大些，除了显示肾脏病变外，还应注意对腹膜后淋巴结及肾静脉、下腔静脉瘤栓的显示。

4）由于肾上腺较小，周围的脂肪能在图像中衬托出肾上腺，因此，无论是在 T_1WI 还是在 T_2WI 均不使用脂肪抑制技术，但有肾上腺占位病变时要加脂肪抑制技术。

5）肾占位病变疑脂肪成分（如血管平滑肌脂肪瘤），或疑有肾上腺腺瘤等病变时，需与肾上腺恶性肿瘤如转移瘤或原发性肾上腺皮质癌鉴别，还要做 T_1WI 脂肪抑制，或做同相/反相 FSPGR T_1WI 序列以帮助诊断。因肾上腺腺瘤含有一定量的脂肪成分，而恶性肿瘤含有极少量脂肪成分。

（四）腹部血管的 MRI 检查

1. 线圈：同肝、胆、脾 MRI 检查。

2. 体位：同肝、胆、脾 MRI 检查。

3. 序列及方位。

1）平扫序列：平衡式稳态自由进动亮血序列（主要用于显示管腔），双反转或三反转黑血序列（主要用于显示管壁结构），沿靶血管的长轴及短轴各扫描一次。

2）增强序列：2D/3D 对比增强 MRA 冠状面扫描，范围包括腹主动脉后缘、前缘分支血管及相应器官的血管。采用高压注射器静脉团注钆对比剂，剂量为 0.1～0.2mmol/kg，注射流率 2～3mL/s，并以相同流率注射等量生理盐水，注射对比剂前扫描一次作为蒙片，注射对比剂后至少扫描 2 个时相（动脉期及静脉期），单期扫描时间控制在 20 秒内，各期图像行减影 MIP 重建。

4. 图像显示：腹部大血管及其分支血管，包括腹主动脉、腹腔动脉、肝动脉、肾动脉、门静脉系统以及腹部静脉系统血管等结构。

五、盆腔 MRI 检查

（一）前列腺、膀胱的 MRI 检查

1. 线圈：体部相控阵线圈、腹部相控阵表面线圈、心脏表面线圈、直肠内线圈。

2. 体位及定位中心：仰卧位，足先进或头先进，双臂上举抱头，嘱受检者平静呼吸。定位中心对准耻骨联合上缘上 2cm。

3. 序列。

1）平扫序列：斜横断面、斜冠状面及矢状面 T_2WI、T_2WI 脂肪抑制、T_1WI，斜横断面 DWI。

2）增强序列：斜横断面快速梯度回波 $3D-T_1WI$ 动态增强序列，TR、TE 均为最短，激励角 $10°\sim15°$。动态增强采用双筒高压注射器静脉团注钆对比剂，剂量为 0.1mmol/kg，注射流率为 $2\sim3mL/s$，并以相同流率注射等量生理盐水。至少采集三期（动脉期、静脉期、延迟期），每期 $15\sim20$ 秒，并补充冠状面、矢状面 T_1WI 脂肪抑制序列。

4. 扫描方位。

1）斜横断面：扫描基线在冠状面及矢状面上垂直于前列腺上下长轴线，范围包括膀胱与前列腺所在区域。

前列腺斜横断面定位像见图 4-18。

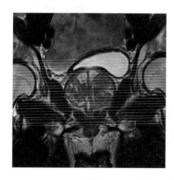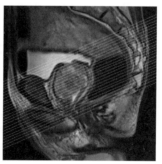

图 4-18 前列腺斜横断面定位像

2）斜冠状面：扫描基线在矢状面上平行于前列腺上下长轴线，范围包括膀胱与前列腺所在区域。

前列腺斜冠状面定位像见图 4-19。

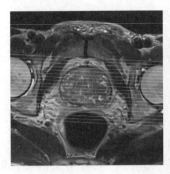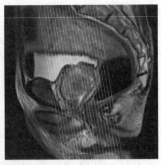

图 4-19　前列腺斜冠状面定位像

3）矢状面：扫描基线平行于前列腺矢状面，范围包括前列腺走行区域。前列腺矢状面定位像见图 4-20。

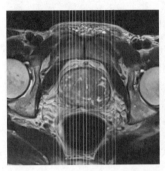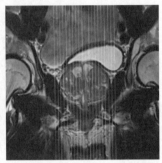

图 4-20　前列腺矢状面定位像

5. 图像显示：膀胱、前列腺、尿道及邻近组织器官的细微结构。

6. 扫描技巧：

1）前列腺扫描加脂肪抑制技术可增加前列腺内病灶的检出率，不加脂肪抑制技术对前列腺包膜显示更好。患者有血性精液，疑有精囊炎时应加扫 T_1WI 脂肪抑制，病变的精囊腺显示为高信号。冠状面及矢状面 T_2WI 显示前列腺尖部和底部的病灶较好。尖部是前列腺癌的好发部位，底部的精囊腺根部是前列腺癌包膜外侵犯好发部位。一般首选冠状面 T_2WI 脂肪抑制，对于盆腔淋巴结的显示有更大的帮助。

2）既要有前列腺局部 T_1WI、T_2WI 扫描，又最好能包括盆腔大范围扫描，DWI 为必需序列，扫描 b 值大于 $800s/mm^2$。

3）怀疑占位病变时，加扫波谱分析（MRS）。

4）前列腺 DWI、MRS 及动态增强扫描可提高肿瘤诊断、鉴别诊断及前列腺癌分期的准确性。

（二）子宫及附件的 MRI 检查

1. 线圈：体部相控阵线圈、腹部相控阵表面线圈、心脏表面线圈。

2. 体位及定位中心：同膀胱 MRI 检查。

3. 序列：同膀胱 MRI 检查。快速梯度回波 3D-T_1WI 序列，TR、TE 均为最短，

翻转角 $10°\sim15°$。常规三期增强扫描采用高压注射器或手推钆对比剂，动态灌注增强扫描需要采用双筒高压注射器静脉团注对比剂，剂量为 0.1mmol/kg，注射流率为 $2\sim$ 3mL/s，并以相同流率注射等量生理盐水。

4. 扫描方位。

1）斜横断面：扫描基线在冠状面及矢状面上垂直于子宫上下长轴线，范围包括子宫及附件区域。

2）斜冠状面：扫描基线在矢状面上平行于子宫上下长轴线，范围包括子宫及附件区域。

3）矢状面：扫描基线平行于子宫矢状面，范围包括子宫及附件区域。

5. 图像显示：子宫、两侧附件及膀胱、直肠等邻近组织器官的细微结构。

6. 扫描技巧：

1）冠状面和横断面是显示卵巢的最佳方位。矢状面显示膀胱、子宫、直肠的关系最佳。

2）女性盆腔脂肪较多，T_2WI 需加脂肪抑制技术。盆腔占位病变需做增强扫描并扫横断面、矢状面及冠状面，扫描时要加脂肪抑制技术。必要时行动态增强扫描。由于盆腔部位受呼吸运动影响极小，可不用呼吸门控，从而减少扫描时间。膀胱内存贮一定量的尿液可更好地显示子宫轮廓。采用流动补偿技术以减少血管搏动伪影的干扰。

（三）直肠的 MRI 检查

1. 线圈：同膀胱 MRI 检查。

2. 体位及定位中心：同膀胱 MRI 检查。

3. 序列。

1）平扫序列：大范围盆腔扫描横断面 T_1WI、T_2WI 脂肪抑制、DWI，矢状面单次激发 T_2WI。小范围高分辨率直肠扫描斜横断面 T_2WI，斜冠状面 T_1WI、T_2WI，矢状面 T_2WI。

2）增强序列：$3D-T_1WI$ 增强扫描序列，TR、TE 均为最短，翻转角 $10°\sim15°$。先行局部直肠横断面多期增强扫描，再行大范围盆腔扫描。直肠常规动态增强三期（动脉期、静脉期、延迟期），再补充斜冠状面及矢状面扫描。常规三期增强扫描采用高压注射器或手推钆对比剂，动态灌注增强扫描需要采用双筒高压注射器静脉团注对比剂，剂量为 0.1mmol/kg，注射流率为 $2\sim3$mL/s，并以相同流率注射等量生理盐水。

4. 扫描方位。

1）斜横断面：扫描基线在矢状面上垂直于病变段直肠长轴，范围包括病变段直肠。直肠斜横断面定位像见图 4-21。

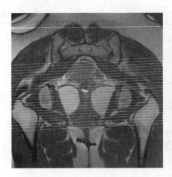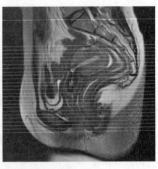

图 4-21　直肠斜横断面定位像

2）斜冠状面：扫描基线在矢状面上平行于直肠上下长轴线，范围包括病变段直肠。直肠斜冠状面定位像见图 4-22。

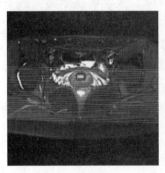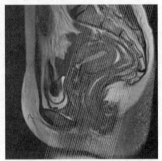

图 4-22　直肠斜冠状面定位像

3）矢状面：扫描基线在冠状面上平行于直肠长轴，范围包括完整直肠两侧。直肠矢状面定位像见图 4-23。

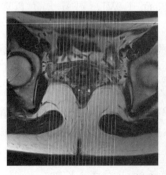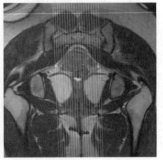

图 4-23　直肠矢状面定位像

5. 图像显示：直肠壁各层结构及与周围组织的毗邻关系、盆腔各器官等。

6. 扫描技巧：

1）直肠小视野（Field of View，FOV）平扫 T_2WI（非脂肪抑制）序列为必选项。

2）在设备性能支持的情况下，直肠增强扫描选用动态灌注增强扫描，周期时间小于 10 秒/期，扫描周期大于 30 个，整个动态扫描时长约 5 分钟，获取组织血流灌注信息行定量分析及时间－信号强度曲线分析。

六、脊柱及脊髓的 MRI 检查

（一）颈椎、颈髓、颈丛、臂丛神经根的 MRI 检查

1. 线圈：头颈联合线圈、脊柱相控阵表面线圈。

2. 体位及定位中心：仰卧位，头先进，身体长轴与床面长轴一致，双臂置于身体两侧，头不可过仰，尽量使颈部与线圈贴紧，固定头颈位置，嘱患者在检查过程中不可咳嗽或做吞咽动作。定位中心对准甲状软骨水平。

3. 序列。

1）平扫序列：矢状面 T_2WI、T_2WI 脂肪抑制、T_1WI，横断面 T_2WI、T_1WI。快速自旋回波 $3D-T_2WI$ 脂肪抑制。$3D-T_2WI$ 序列，推荐 TR 3000～6000 毫秒，TE 200～300 毫秒，TI 140～200 毫秒，脂肪抑制。

2）增强序列：横断面、冠状面、矢状面均需扫描 T_1WI 脂肪抑制。增强扫描静脉注射常规剂量的钆对比剂。

4. 扫描方位。

1）横断面：颈椎、颈髓扫描基线在冠状面上平行于椎体或垂直于颈髓，在矢状面上以椎间隙后缘为中心平行于椎间盘，每个椎间盘设置 3～5 层，范围包括 C_1～T_1 之间的椎间盘。颈丛、臂丛神经根扫描基线在矢状面/冠状面上垂直于颈髓长轴，颈丛神经根范围包括 C_1～T_2 水平，臂丛神经根包括 C_4～T_2 水平。相位编码取左右向，以减少吞咽及颈部血管搏动的影响。

2）冠状面：颈椎、颈髓扫描基线在矢状面上平行于感兴趣区对应的脊髓，范围包括椎体前缘至椎管后缘，上下包括整个颈椎及附件。颈丛、臂丛神经根扫描基线在矢状面上平行于颈髓纵轴，范围包括 C_1～T_3 椎体前缘至椎管后缘。相位编码取左右向。

3）矢状面：颈椎、颈髓扫描基线在冠状面上平行于颈髓正中矢状面，中心位于椎体后缘，范围上包延髓，下至 T_2 椎体，左右包括双侧颈椎椎间孔。相位编码取上下向，以减少脑脊液流动伪影对脊髓观察的影响。

颈椎矢状面及横断面定位像见图 4－24。

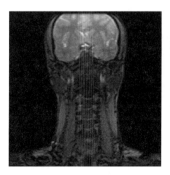 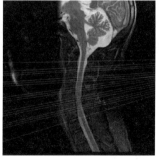

图 4－24 颈椎矢状面（左）及横断面（右）定位像

5. 图像显示：全部颈椎椎体、椎间盘及两侧附件、椎旁软组织等结构，颈丛神经根的 $C_1 \sim C_8$ 对神经根节内段，臂丛神经根的臂丛神经（$C_5 \sim C_8$ 对神经和 T_1 对神经）节内段、神经节及节后段、节后段至外侧束、内侧束及后束三束集合处（近锁骨中段）。

6. 扫描技巧：

1）为减轻脑脊液流动伪影或流空效应，应施加流动补偿技术。

2）颈椎骨转移需做矢状面 T_2WI 加脂肪抑制技术或梯度回波脉冲序列。炎性病变 T_2WI 要用脂肪抑制技术，并需做增强扫描确诊，增强扫描加脂肪抑制技术。急性颈椎外伤应加扫 T_2WI 脂肪抑制，以明确病变部位及了解水肿情况。占位病变均要做增强扫描，横断面、冠状面、矢状面均应加脂肪抑制技术。

3）颈延髓及颅颈联合部畸形除常规扫描外，还需做冠状面 T_1WI，注意包括颅底及寰枢椎。

4）椎间盘病变选用梯度回波脉冲序列。梯度回波脉冲序列椎间盘为高信号，更有利于显示椎间盘病变的位置和性质。

5）对于臂丛神经节前神经根的观察采用横断面扫描较为理想，对于节后神经部分采用冠状面扫描为佳。

（二）胸椎、胸髓的 MRI 检查

1. 线圈：脊柱相控阵表面线圈。

2. 体位及定位中心：同颈椎 MRI 检查。定位中心对准两侧乳头连线中心/胸骨中心。

3. 序列：同颈椎 MRI 检查。椎体前方设置预饱和带以减少心脏大血管搏动伪影。

4. 扫描方位。

1）横断面：椎间盘病变扫描基线在矢状面上平行于椎间盘，椎体或脊髓病变扫描基线在矢状面上平行于椎体横轴或垂直于胸髓纵轴，在冠状面上平行于椎体，范围包括第 1 胸椎椎体~第 12 胸椎椎体水平或病变感兴趣区。相位编码取左右向。

2）冠状面：扫描基线在矢状面上平行于病变区域椎体或胸髓，在横断面上垂直于病变区域胸髓正中矢状面，范围扫描大视野包括 C_1 或 L_5 用于准确定位胸椎体节段。相位编码取上下向。

3）矢状面：扫描基线在冠状面上平行于胸髓纵轴，在横断面上平行于胸髓正中矢状面，范围包括胸椎椎体及两侧附件。相位编码取上下向。

胸椎矢状面及横断面定位像见图 4-25。

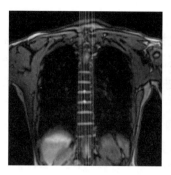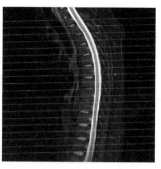

图 4—25 胸椎矢状面（左）及横断面（右）定位像

5. 图像显示：全部胸椎椎体、椎间盘、附件及椎旁软组织等结构。

6. 扫描技巧：

1）有椎管占位病变、脊柱侧弯等病变时加扫冠状面，当病变位于椎管一侧或观察对称性时应加扫冠状面，增强扫描应加扫冠状面。

2）脊柱骨转移需做矢状面 T_2WI 加脂肪抑制技术或梯度回波脉冲序列。炎性病变 T_2WI 要用脂肪抑制技术，并需做增强扫描确诊，增强扫描加脂肪抑制技术。占位病变均要做增强扫描，横断面、冠状面、矢状面均应加扫脂肪抑制。急性脊柱外伤应加扫脂肪抑制，以明确病变部位及了解水肿情况。为减轻脑脊液流动伪影或流空效应，应施加流动补偿技术。压缩性骨折患者应加扫 T_2WI 脂肪抑制，以鉴别病理性和外伤性压缩性骨折，以及有无其他椎体病变。

（三）腰椎、骶尾椎、腰骶丛神经根、腰椎管水成像的 MRI 检查

1. 线圈：脊柱相控阵线圈。

2. 体位及定位中心：仰卧位，头先进，身体长轴与床面长轴一致，双臂置于身体两侧。腰椎定位中心对准脐上 3cm。骶尾椎、腰骶丛神经根定位中心对准双侧髂前上棘连线中点。

3. 序列：同颈椎、颈丛 MRI 检查。椎体前方设置预饱和带以减少心脏大血管搏动伪影。$3D-T_1WI$ 序列 TR、TE 均选择最短。$3D-T_2WI$ 序列 TR 3000～6000 毫秒，TE 200～300 毫秒，TI 100～250 毫秒，脂肪抑制。如注射钆对比剂，建议在注射后 2～3 分钟开始扫描，神经根成像效果更佳。背景抑制 DWI 序列 $b=1000s/mm^2$。腰椎管水成像 2D 序列 TR 大于 2500 毫秒，TE 大于 500 毫秒。冠状面腰椎管 $3D-T_2WI$ 水成像序列 TR 2000～6000 毫秒，TE 大于 300 毫秒。

4. 扫描方位。

1）横断面：腰椎椎间盘病变扫描基线在矢状面上以椎间隙后缘为中心平行于椎间盘，每个椎间盘设置 3～5 层，范围包括 $L_1 \sim S_1$ 之间的整个椎间隙及相应节段的椎间孔。腰椎椎体或椎管病变扫描基线在矢状面上平行于椎体或垂直于腰椎管纵轴，范围包括 $L_1 \sim S_1$ 水平或病灶感兴趣区。骶尾椎扫描基线在矢状面上依次平行于各骶椎、尾椎椎间隙或椎体横轴，范围包括骶尾椎。腰骶丛神经根扫描基线在矢状面上垂直于腰椎管长轴，范围包括 $L_1 \sim S_3$ 水平。相位编码取左右向。

2）冠状面：腰椎扫描基线在矢状面上平行于脊柱长轴，范围包括椎体前缘至椎管后缘。骶尾椎斜冠状面扫描基线平行于骶椎椎管长轴，范围包括骶尾骨前后缘。腰骶丛神经根扫描基线在矢状面上平行于腰椎管长轴，腰丛神经范围包括腰椎椎体前缘至第 2 骶椎椎管后缘，$Th_{12} \sim S_3$，骶丛神经范围包括 L_4 椎体前缘至骶骨后缘，L_4 椎体上缘至耻骨联合。相位编码取左右向。

3）矢状面：腰椎扫描基线在冠状面上平行于腰椎管长轴，范围包括腰椎体及两侧横突，$Th_{12} \sim S_2$。骶尾椎扫描基线在冠状面上平行于骶尾椎正中连线，范围包括骶椎椎体两侧，L_3 至全部尾椎。相位编码取上下向。

腰椎矢状面及横断面定位像见图 4-26。

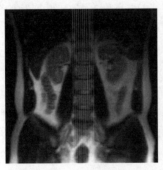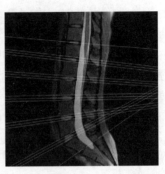

图 4-26　腰椎矢状面（左）及横断面（右）定位像

5. 图像显示：腰椎椎体、椎管及椎旁软组织，骶尾椎椎体，腰丛、骶丛神经根等结构。

6. 扫描技巧：

1）腰骶部是椎间盘病变的好发部位，梯度回波脉冲序列显示椎间盘病变优于 SE 序列。

2）骶髂关节病变或骶椎病变需做冠状面扫描。在有椎管占位病变、骶椎病变、脊柱侧弯及显示马尾神经和神经根时加扫冠状面。当病变位于椎管一侧或观察对称性时应加扫冠状面。增强扫描应加扫冠状面。

3）压缩性骨折患者应加扫 T_2 脂肪抑制，以鉴别病理性和外伤性压缩性骨折。

4）椎间盘由软骨板、纤维环、髓核组成，在 SE 序列 T_2WI 正常椎间盘中心为高信号，周围为低信号，呈"夹馅饼状"。骨转移病变扫 FSE T_2WI 加脂肪抑制技术，GRE 序列显示病灶比 SE 序列更灵敏。

七、四肢关节 MRI 检查

（一）肩关节的 MRI 检查

1. 线圈：肩关节专用线圈、包绕式表面柔线圈、环形表面线圈。

2. 体位及定位中心：仰卧位，头先进，非受检侧肩部垫高使身体抬高 30°左右，使受检者肩部尽量靠近扫描床中心。双臂应放于身体两侧,注意不要交叉到胸腹前,以减少移动的可能,掌心对着躯体或采用外旋位使掌心向上,注意避免内旋位、掌心向下,以免造成冈上肌和冈下肌的重叠。将线圈包绕、覆盖在受检侧肩部,要包绕住肱骨头,受检侧手臂用沙袋或固定装置制动。定位中心正对受检侧肱骨头的内侧,即线圈的中心区。

3. 序列。

1) 平扫序列:横断面 FSE PDWI 脂肪抑制或梯度回波 T_2^* WI 序列,斜冠状面 T_2WI 脂肪抑制及 T_1WI,斜矢状面 PDWI 脂肪抑制。

2) 增强序列:横断面、斜冠状面、斜矢状面均需扫 T_1WI 脂肪抑制。

4. 扫描方位。

1) 横断面:扫描基线在冠状面及矢状面上垂直于关节盂及肱骨长轴,范围包括肩锁关节至关节盂下缘/肱骨外科颈下缘。相位编码取前后向。

肩关节横断面定位像见图 4-27。

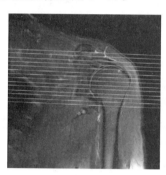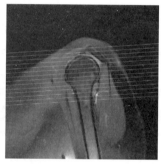

图 4-27　肩关节横断面定位像

2) 斜冠状面:扫描基线在横断面上垂直于关节盂或平行于冈上肌腱长轴,范围包括肩关节软组织前后缘或病变区域。相位编码取上下向并使用"无相位卷褶"技术。

肩关节斜冠状面定位像见图 4-28。

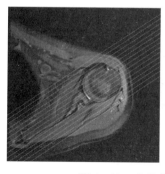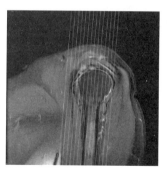

图 4-28　肩关节斜冠状面定位像

3) 斜矢状面:扫描基线在横断面上平行于关节盂或垂直于冈上肌腱长轴,范围包括肱骨头外侧软组织至关节盂内侧或病变区域。相位编码取上下向。

肩关节斜矢状面定位像见图 4-29。

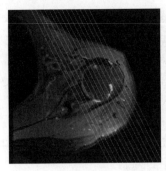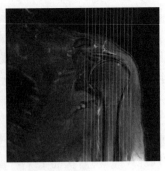

图 4-29　肩关节斜矢状面定位像

5. 图像显示：肩关节骨性及软组织结构，包括关节唇、肱骨头、肩锁关节、冈上肌腱、冈下肌腱及肱二头肌长头肌腱等。

6. 扫描技巧：

1) PDWI 可以替代 T_2WI，横断面上有利于关节盂唇及冈上肌腱、冈下肌腱病变的诊断，斜冠状面有利于观察岗上肌腱和上方盂唇，斜矢状面有利于观察肩袖的 4 个部分；加扫 T_2^*WI，可增加盂唇病变、肩袖病变诊断灵敏度，但特异度较差；3D 梯度回波序列可以更好地显示盂唇病变，对于细节观察可以加扫。

2) 为防止"魔角效应"影响观察冈上肌腱撕裂（约占肩袖撕裂的 90％），斜冠状面是必需的，T_2WI 的 TE 需设置在 80 毫秒左右。"魔角效应"是一种在肌肉骨骼系统成像时的常见伪影，即简单、紧密排列的没有运动质子的结构（如韧带和肌腱这类由致密而各向异性排列的胶原纤维所组成的结构），与主磁场成 55° 角时，在低 TE 出现信号升高，常见于卷曲或与成像平面成角的肌腱，如肩袖末梢肌腱、踝关节肌腱、髌骨肌腱。因此不能仅靠 T_1 和 PD 像的异常信号诊断肌腱病变，应观察长 TE 像上的信号，或者注意是否同时存在肌腱增厚的改变。发现 T_1WI 信号衰减，可以通过观察肌腱厚度、T_2 是否为中等信号、滑膜及积液征象等进行最后定性。

3) 由于磁体孔径的限制，肩关节不能置于床中线，做定位像时要注意纠正移动数据，使肩关节在中心线上。

4) 肩关节主要的伪影为呼吸运动伪影，可通过改变相位编码方向及采用预饱和技术消除。

5) 对肩关节盂唇损伤和肩袖损伤诊断困难时，可行肩关节关节腔造影，这是直接向关节腔内引入对比剂以增加关节内结构对比的一种检查方式。方法是穿刺并向关节腔注射用生理盐水稀释 100～500 倍的钆对比剂，采用 T_1WI 脂肪抑制序列，平扫 3 个方位，必要时可加扫外展外旋位。

（二）肘关节的 MRI 检查

1. 线圈：肘关节专用线圈、四肢关节专用线圈、包绕式表面柔线圈。

2. 体位及定位中心：仰卧位为首选体位，受检侧自然伸直置于躯体旁，掌心向上，上臂可适当垫高并固定，身体可偏斜卧于扫描床上使受检侧尽量靠近扫描床中心。当肘关节不能伸直时可采用俯卧位，肘关节 90° 屈向头侧进行扫描。定位中心正对病变或线圈中心。

3. 序列。

1）平扫序列：横断面、冠状面及矢状面 PDWI 脂肪抑制或 T_2WI 脂肪抑制。T_1WI 选择显示病灶最佳的方位，扫描一个方位即可，推荐采用冠状面扫描。如见异常高信号，需要在同方位加扫 T_1WI 脂肪抑制。

2）增强扫描：横断面、冠状面及矢状面 T_1WI 脂肪抑制均需扫描。

4. 扫描方位。

1）横断面：扫描基线在冠状面和矢状面上垂直于尺骨、桡骨长轴，范围上自肱骨干骺端，下至桡骨结节。相位编码取前后向。

肘关节横断面定位像见图 4—30。

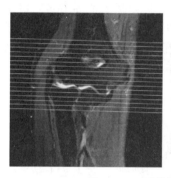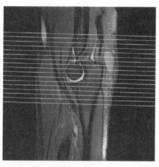

图 4—30　肘关节横断面定位像

2）冠状面：扫描基线在横断面上平行于肱骨内、外上髁的连线，在矢状面图像上平行于尺骨、桡骨长轴，范围前缘达肱肌中份，后缘含肱三头肌腱。相位编码取上下向。

肘关节冠状面定位像见图 4—31。

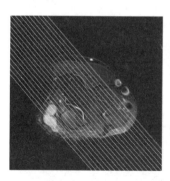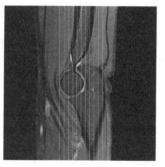

图 4—31　肘关节冠状面定位像

3）矢状面：扫描基线在横断面上垂直于肱骨内、外上髁的连线，在冠状面上平行于肱骨、尺骨长轴，范围内侧包括桡侧副韧带，外侧要超过肱骨内上髁。相位编码取上下向。

肘关节矢状面定位像见图 4—32。

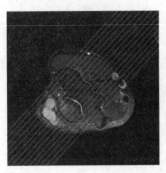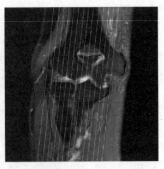

图 4-32　肘关节矢状面定位像

5. 图像显示：肘关节骨性及其软组织结构，包括肱骨远端的内、外上髁，尺骨小头，尺骨鹰嘴，尺侧副韧带，桡侧副韧带，桡骨环状韧带等附属韧带及软组织等。

6. 扫描技巧：在冠状面和矢状面 T_2WI 上施加流动补偿技术，同时在成像范围的上下缘分别加预饱和带，以减轻流动伪影及图像上的血流高信号，可加扫 T_2^*WI 序列显示韧带病变。

（三）腕关节及手的 MRI 检查

1. 线圈：腕关节专用表面线圈、包绕式表面柔线圈。

2. 体位及定位中心：可取俯卧位，头先进，受检侧上肢上举伸直置于头侧，掌心向下置于主磁场中心。如双侧同时扫描则常采用俯卧、双手头上位。定位中心对准腕关节、手中心。

3. 序列。

1）平扫序列：横断面 T_2WI 脂肪抑制，冠状面 T_2WI 脂肪抑制和 T_1WI，必要时加扫矢状面 T_2WI 脂肪抑制或 T_1WI。3D 梯度回波序列。

2）增强序列：横断面、冠状面及矢状面 T_1WI 脂肪抑制均需扫描。

4. 扫描方位。

1）横断面：腕关节扫描基线在冠状面和矢状面上平行于尺骨、桡骨长轴，范围上自桡骨茎突，下至掌骨近端。手扫描基线在冠状面和矢状面上垂直于掌骨、指骨长轴，范围包括病灶或手部。

腕关节横断面定位像见图 4-33。

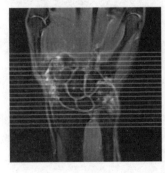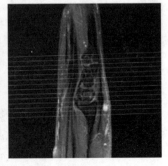

图 4-33　腕关节横断面定位像

2）冠状面：腕关节扫描基线在横断面上平行于尺骨、桡骨茎突连线，范围包括腕关节。手扫描基线依病变平行于相应掌骨、指骨，范围包括病灶和手部。

腕关节冠状面定位像见图 4-34。

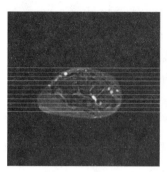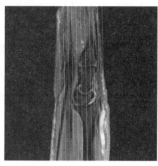

图 4-34　腕关节冠状面定位像

3）矢状面：腕关节扫描基线在横断面上垂直于尺骨、桡骨茎突连线，范围包括腕关节。手扫描基线依病变平行于相应掌骨、指骨，范围包括病灶和手部。

腕关节矢状面定位像见图 4-35。

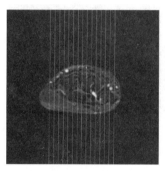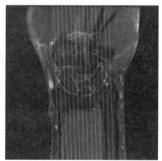

图 4-35　腕关节矢状面定位像

5. 图像显示：腕关节、手部骨性及其软组织结构，包括组成腕关节的 8 块腕骨、尺骨、桡骨茎突，掌骨近端及其附属韧带、肌肉和软组织等。

6. 扫描技巧：

1）腕关节图像要求高空间分辨率，在 2D 扫描时，FOV 尽量缩小，层厚 3mm 以下，矩阵 256×256 才能满足要求；3D 梯度回波序列的优点是无间隔薄层扫描，对于显示细小而又复杂的腕关节结构非常有效，有利于观察盂唇和关节软骨病变，特别偏 T_2^* 权重的 3D 序列对三角纤维软骨盘病变的定性有较大帮助，但韧带对比不如自旋回波序列。

2）评价类风湿性关节炎或单侧下尺桡关节半脱位的患者时，双手同时扫描，行双侧同层面对比检查。

（四）髋关节、骨盆的 MRI 检查

1. 线圈：腹部相控阵表面线圈、体线圈。

2. 体位及定位中心：仰卧位，头先进或足先进，双下肢伸直，足尖向上并固定以限制髋部移动，双臂置于身体两侧或自然放于胸前，注意双手不可放在下腹前方，腹部可加腹带以抑制呼吸运动。髋关节定位中心对准髂前上棘与耻骨连线中点下 2.5cm 水平。骨盆定位中心对准髂前上棘与耻骨连线中点下 5cm 水平。

3. 序列。

1）平扫序列：横断面及冠状面 T_2WI 脂肪抑制、T_1WI。

2）增强序列：横断面及冠状面 T_1WI 脂肪抑制。

4. 扫描方位。

1）横断面：扫描基线在冠状面上平行于两侧股骨头中点连线。髋关节范围上自股骨头上缘，下至股骨头大转子。骨盆范围上自髂嵴上缘，下至耻骨联合下缘。相位编码取前后向。

2）冠状面：扫描基线在横断面上平行于两侧股骨头中心连线。髋关节范围前至覆盖股骨头前缘，后至股骨大转子后缘。骨盆范围包括髂骨翼前后缘或病灶感兴趣区。相位编码取左右向以减少腹部运动伪影的干扰，选择"无相位卷褶"技术。

髋关节横断面及冠状面定位像见图 4-36。

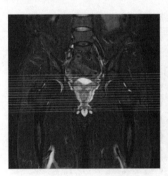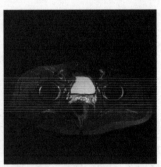

图 4-36　髋关节横断面（左）及冠状面（右）定位像

5. 图像显示：髋关节、骨盆骨性及其软组织结构。

6. 扫描技巧：

1）髋关节两侧要同时扫描，以便对比，尤其是观察股骨头缺血坏死。

2）矢状面 T_2WI 脂肪抑制、T_1WI 常用于股骨头缺血坏死范围的定量测量。

3）加扫 PDWI、T_2WI、3D 梯度回波序列观察髋臼唇及髋关节软骨病变。

4）斜矢状面（平行于股骨颈）可观察髋臼唇的垂直断面，斜冠状面（垂直于前后唇连线）可较好地分析上下髋臼唇。

5）髋关节唇及关节软骨病变需要进一步诊断时，可行单侧髋关节 MRI 造影检查。

（五）骶髂关节的 MRI 检查

1. 线圈：体部相控阵线圈。

2. 体位及定位中心：仰卧位，头先进或足先进，双手自然放于身体两侧或上举置于头顶，人体长轴与床面长轴一致，尽量保持两侧髂前上棘对称。定位中心对准两侧髂前上棘连线的中点。

3. 序列。

1) 平扫序列：斜横断面及斜冠状面 T_2WI 脂肪抑制、T_1WI。

2) 增强序列：斜横断面及斜冠状面 T_1WI 脂肪抑制。

4. 扫描方位：以斜冠状面为主，辅以斜横断面。

1) 斜横断面：扫描基线在冠状面上平行于两侧髂前上棘连线，在矢状面上垂直于骶骨长轴，范围包括骶髂关节上下缘。

骶髂关节斜横断面定位像见图 4-37。

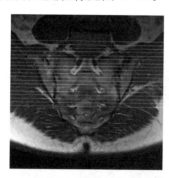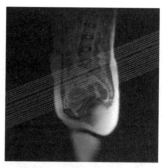

图 4-37　骶髂关节斜横断面定位像

2) 斜冠状面：扫描基线在横断面上平行于两侧髂前上棘连线，在矢状面上平行于骶骨长轴，范围包括骶髂关节前后缘。

骶髂关节斜冠状面定位像见图 4-38。

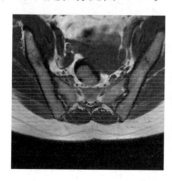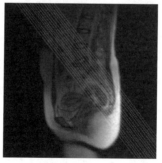

图 4-38　骶髂关节斜冠状面定位像

5. 图像显示：骶髂关节髂骨面和骶骨面滑膜等。

6. 扫描技巧：

1) 可加扫 PDWI、T_2^*WI 观察骶髂关节面病变。

2) 检查时患者膝部适当用海绵垫高有利于减少运动伪影。

3) 骶髂关节一般行大视野范围扫描，若需观察细微结构，可以用小视野高分辨率扫描。

（六）膝关节的 MRI 检查

1. 线圈：膝关节专用线圈、包绕式表面柔线圈。

2. 体位及定位中心：仰卧位，足先进，将受检侧膝关节置于线圈内，膝关节屈曲 10°～15°，稍外旋，使前交叉韧带处于拉直状态以利于显示，线圈中心对准髌骨下缘，定位中心正对线圈中心。

3. 序列。

1）平扫序列：横断面 PDWI，冠状面 T_2WI 脂肪抑制、T_1WI，矢状面 T_2WI 脂肪抑制、T_1WI。

2）增强序列：横断面、冠状面及矢状面 T_1WI 脂肪抑制均需扫描。

4. 扫描方位：横断面、冠状面、矢状面扫描缺一不可。

1）横断面：扫描基线在冠状面或矢状面上平行于股骨与胫骨的关节面，范围上自髌骨，下至胫骨粗隆/腓骨小头或病变区域。相位编码取左右向。

膝关节横断面定位像见图 4-39。

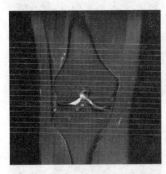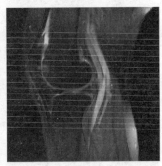

图 4-39　膝关节横断面定位像

2）冠状面：扫描基线在横断面上平行于股骨内、外侧髁后缘连线或髁间窝底水平线，在矢状面上平行于股骨与胫骨的长轴。范围前至髌骨前缘，后至股骨内、外侧髁连线后方。相位编码取上下向。

膝关节冠状面定位像见图 4-40。

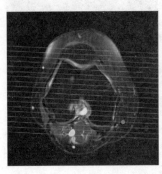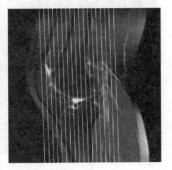

图 4-40　膝关节冠状面定位像

3）矢状面：扫描基线在横断面上垂直于股骨内、外侧髁后缘连线或髁间窝底水平线，在冠状面上平行于股骨与胫骨的长轴。范围包括股骨内、外侧髁或膝关节软组织内外侧缘。相位编码取前后向。

膝关节矢状面定位像见图 4-41。

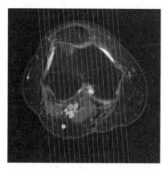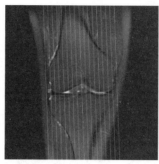

图 4-41　膝关节矢状面定位像

4）斜矢状面：扫描基线在横断面上向前内侧倾斜 $10°\sim15°$，大致与股骨外髁外缘平行，平行于前交叉韧带的长轴。范围包括内、外侧髁。

5. 图像显示：膝关节的骨性结构、软组织结构、关节韧带、半月板等。

6. 扫描技巧：

1）横断面是评价髌骨后缘软骨的最好方位，同时也能很好地显示各种肌腱、韧带的病变。冠状面主要显示内、外侧副韧带，同时也用于辅助诊断半月板和后交叉韧带的病变。矢状面是最重要的扫描方位，主要显示半月板和前后交叉韧带。斜矢状面可以作为一种补充扫描手段。

2）矢状面 3D 梯度回波序列在诊断关节软骨病变中优势较大，特别是其任意方位重建能力。

3）矢状面 T_2WI 要加脂肪抑制技术。脂肪抑制序列有利于显示骨折、水肿及肌腱断裂等病变。STIR 序列主要用于骨髓病变和关节软骨病变的检查。

4）膝关节 MR 造影技术主要用于半月板部分切除术后或半月板修补后疑有残半月板再次撕裂、关节软骨病变及显示关节内游离体。

（七）踝关节、足的 MRI 检查

1. 线圈：足踝关节专用线圈、包绕式表面柔线圈或头部线圈。

2. 体位及定位中心：仰卧位，足先进，双手自然放于身体两侧，人体长轴与床面长轴一致。受检侧踝关节自然放松，足尖向前，足跖屈约 $20°$（减少"魔角效应"，显示腓骨长、短肌腱及跟腓韧带更清晰）。踝关节扫描定位中心对准内、外侧踝连线。足扫描定位中心对准足中心或病灶感兴趣区。

3. 序列。

1）平扫序列：横断面、冠状面及矢状面 PDWI 脂肪抑制、T_2WI 脂肪抑制、T_1WI。

2）增强序列：横断面、冠状面及矢状面 T_1WI 脂肪抑制均需扫描。

4. 扫描方位。

1）横断面：踝关节扫描基线在冠状面上平行于内、外髁连线，在矢状面上平行于踝关节间隙或距骨顶，范围上自胫骨关节，下至跟骨中份。足扫描基线在冠状面和矢状面上垂直于足长轴或第3跖骨长轴，范围包括足尖至足跟后缘或病变区域。

踝关节横断面定位像见图4−42。

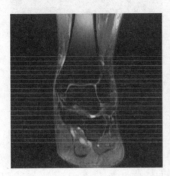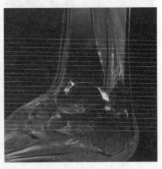

图4−42 踝关节横断面定位像

2）冠状面：踝关节扫描基线在横断面上平行于内、外髁连线，在矢状面上平行于胫骨长轴，范围前至距骨前缘，后至跟骨中份。足扫描范围在横断面上平行于第2～5跖骨的连线，在矢状面上平行于足长轴或第3跖骨长轴，范围包括足背至足底或病变区域。

踝关节冠状面定位像见图4−43。

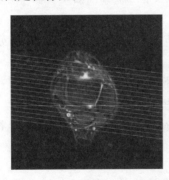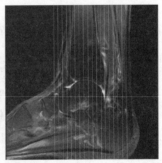

图4−43 踝关节冠状面定位像

3）矢状面：踝关节扫描基线在横断面上垂直于内、外踝连线并与距腓关节面平行，在冠状面上平行于胫骨长轴并与胫距关节面垂直，范围包括踝关节内、外踝。足扫描基线在横断面上垂直于第2～5跖骨的连线，在冠状面上平行于足长轴或第3跖骨长轴，范围包括足内外侧缘或病变区域。

踝关节矢状面定位像见图4−44。

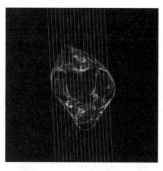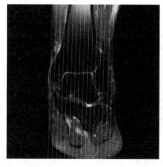

图 4-44　踝关节矢状面定位像

5. 图像显示：踝关节骨性及其软组织结构，包括胫骨及腓骨下端、跟骨、距骨、跟腓韧带、胫腓前后韧带及跟腱等。

6. 扫描技巧：

1）冠状面是观察踝关节胫距关节软骨病变的最佳方位。矢状面有利于显示踝关节肌腱以及关节软骨的病变。

2）检查跟腱需进行横断面及斜矢状面扫描，冠状面扫描不能提供太多信息。

3）矢状面、冠状面及横断面均使用"无相位卷褶"技术。

4）欲更好地观察关节软骨病变，可加做矢状面 3D T_1WI 脂肪抑制或 T_2^*WI 脂肪抑制。

5）FSE 序列双回波扫描（TR/TE 3500 毫秒/20 毫秒，85 毫秒），同时获得 FSE PDWI 和 T_2WI，质子密度加权像对于纤维软骨及关节透明软骨的病变有相当高的诊断价值，且有较高的信噪比。

（八）上臂、前臂、大腿、小腿的 MRI 检查

1. 线圈：四肢关节软线圈、腹部相控阵表面线圈、心脏或体部相控阵线圈等。

2. 体位及定位中心：上臂、前臂扫描，仰卧位，头先进，受检侧上肢尽量置于扫描床中心，定位中心对准上臂、前臂长轴中点。大腿、小腿扫描，仰卧位，足先进，单侧检查下肢尽量置于扫描床中心，双侧检查身体位于扫描床中心，足尖向前，定位中心对准大腿、小腿长轴中心。线圈至少包含邻近 1 个关节。

3. 扫描方位（以下肢大腿扫描为例）。

1）横断面：在冠状面及矢状面上找到显示病变最好的层面，扫描基线在冠状面及矢状面上垂直于长骨的长轴，扫描范围包括整个病变范围。

下肢大腿横断面定位像见图 4-45。

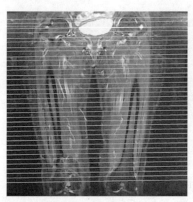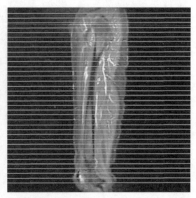

图 4-45　下肢大腿横断面定位像

2）冠状面：在横断面上调整扫描基线使得双侧对称扫描，扫描基线在矢状面上平行于长骨长轴，扫描范围两端尽量包全两端关节，如不能同时包含两端，至少需包含邻近患侧关节，需包括整个病变。

下肢大腿冠状面定位像见图 4-46。

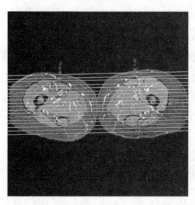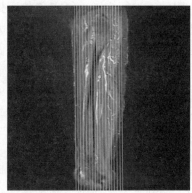

图 4-46　下肢大腿冠状面定位像

3）矢状面：扫描基线在冠状面上平行于长骨长轴，在横断面上及冠状面上找到显示病变最好的层面，扫描范围需包括整个病变。

下肢大腿矢状面定位像见图 4-47。

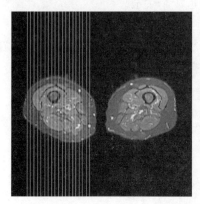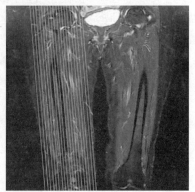

图 4-47　下肢大腿矢状面定位像

4. 图像显示：相应长骨及其软组织结构，冠状面和矢状面 FOV 至少包含 1 个关节。

5. 扫描技巧：

1) 长骨的扫描常采用"长轴＋短轴"相结合的扫描方位，优先选择自旋回波序列扫描。横断面、冠状面及矢状面均需扫描 T_2WI 脂肪抑制序列，选择两个显示病变较好的方位行 T_1WI 序列扫描。

2) 应根据病灶的位置、大小，合理选择线圈、层厚、FOV、分辨率等。大范围扫描时脂肪抑制应使用 STIR 序列或 Dixon 序列，小范围时推荐使用 FS 序列。如脂肪抑制不均匀，可使用 STIR 序列代替，但增强扫描不能使用 STIR 序列。

3) 在四肢长骨扫描时，回波链不宜太长；骨质及软骨具有短 T_2 的特性，所以 TE 不宜过长；对于四肢长骨建议相位编码设置为扫描长轴方向，频率编码方向设置为扫描短轴的方向，如图像伪影较严重，可以尝试改变编码方向改善。

（九）颞颌关节的 MRI 检查

1. 线圈：头线圈、双颞下颌关节表面线圈。

2. 体位及定位中心：仰卧位，头先进，两眼眦连线平行于采集中心线，定位中心对准外耳孔连线中点。通常先行闭口位检查，然后保持不动，再行开口位检查。

3. 序列：横断面 PDWI、T_1WI，冠状面 PDWI，斜矢状面 T_1WI，矢状面动态电影。

4. 扫描方位。

1) 横断面：扫描基线在冠状面有下颌骨髁突的层面上平行于两侧颞叶下缘，范围包括整个颞颌关节。相位编码取左右向。

2) 斜冠状面：扫描基线在横断面上平行于下颌骨髁突的长轴。相位编码取上下向。

3) 斜矢状面：扫描基线在横断面上垂直于下颌骨髁突的长轴。相位编码取上下向。

颞颌关节斜冠状面及斜矢状面定位像见图 4-48。

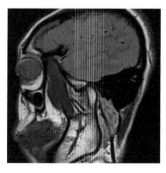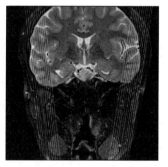

图 4-48 颞颌关节斜冠状面（左）及斜矢状面（右）定位像

5. 图像显示：颞下颌关节盘、翼外肌等结构。

6. 扫描技巧：

1) 颞颌关节 MRI 是诊断颞下颌关节紊乱疾病的首选检查方法。检查重点是关节盘，而关节盘病变多表现为形态和位置的异常，基于此，能够提供清晰解剖位置和软组

织层次对比的 T_1WI、PDWI 为首选序列。T_2WI 可以提供关节积液、肿瘤、炎症或水肿等相关信息，对于关节盘外的其他病变更加灵敏。GRE 序列在颞下颌关节应用不多，因为它的软组织层次对比不如 SE 序列或 FSE 序列，其相对优点是获得单层图像的速度比较快，在动态 MRI 扫描中获得一定的应用。在显示颞下颌关节轮廓和形态变化上，PDWI 优于 T_1WI，部分文献提示 T_2WI 能较 PDWI 更清晰地显示某些颞下颌关节异常，如关节腔异常积液和关节盘穿孔等。另外，T_2WI 脂肪抑制可显示颞下颌关节骨髓结构的变化。

2）静态闭口位和开口位选择相对高分辨率的扫描，选择开口位可用开口器固定体位，且扫描参数要尽量缩短扫描时间。

3）斜矢状面是显示颞下颌关节盘的主要方位。斜冠状面用于观察关节盘左右移位情况，是常规扫描方位之一。

第四节 伪影

一、常见伪影

（一）图像处理相关伪影

1. 卷褶伪影：受检部位的大小超出了 FOV，即选择的观察野过小，观察野范围以外部分的解剖部位的影像移位或卷褶到图像的另一端。其常出现在相位编码方向上。对策是增大 FOV，使之大于受检部位；切换频率编码与相位编码的方向，把层面中径线最短的方向设置为相位编码方向；相位编码方向过采样；施加空间预饱和带。

2. 化学位移伪影：在梯度场内，不同分子中 H 质子以稍有不同的频率进动，这些 H 质子的位置将会被错误记录，水内的 H 质子相对向更高频率编码方向移动，而脂肪则相反，化学位移导致在较低频率处信号重叠增加，较高频率处信号衰减。其多见于眼眶、椎体终板、肾和其他任何脂肪结构与水结构相邻的部位，表现为无信号的黑色或高信号的白色条状或月牙状影像。其常出现在频率编码方向上。对策是增加频率编码的宽度；改变频率编码的方向；施加脂肪抑制技术；使用长 TE，造成更多的失相位脂肪信号减低。

3. 截断伪影：由数据采集不足所致，有限的采样次数和采样时间不能准确描述一个阶梯状信号的强度变化。在图像中高、低信号差别大的两个组织的界面，如颅骨/脑、半月板/液体、脂肪/肌肉、脊髓/脑脊液蛋白质等，会产生信号震荡，出现环形黑白条纹形成交替的多条明暗相间的弧线或条带。在空间分辨率较低的图像比较明显。其常出现在相位编码方向上。对策是增加采样时间（减小带宽）以减小波纹，降低像素（增加相位编码数或减小 FOV）。

4. 部分容积效应伪影：像素过大导致像素内信号平均，同一像素内显示多种组织，周围高信号组织掩盖小的病变或出现伪影。对策是选用薄层扫描或改变选层位置。

5. 层间干扰伪影：MRI 需要采用射频脉冲激发，由于受梯度场线性、射频脉冲的频率特性等影响，实际上 2D 采集时扫描层面附近的质子也会受到激励，这样就会造成层面之间的信号相互影响，即层间干扰或层间污染。层间干扰的结果往往是偶数层面图像整体信号强度降低，因而出现同一序列的图像一层亮一层暗相间隔的现象。对策是设置一定的层间距，采用间隔采集方式激发层面；采用 3D 采集技术。

（二）患者相关伪影

1. 运动伪影：因成像时间较长，在成像过程中心脏收缩、大血管搏动、呼吸运动、血流以及脑脊液流动等引起的伪影。运动伪影是生理性运动的频率和相位编码频率一致、叠加的信号在傅里叶变换时使数据发生空间错位，导致在相位编码方向上产生间断的条形或半弧形阴影。对策是空间预置饱和，呼吸补偿，流动补偿，患者制动镇静，采用更快速的扫描序列。

2. 金属伪影：如果受检者身体表面或者内部有铁磁性金属，会导致局部磁场不均匀，使得图像上产生黑洞、明亮的划痕或者组织扭曲变形等，在临床中这种类型的伪影经常出现。对策是去除身上或磁体洞内的金属物品。

3. 磁敏感伪影：在磁敏感性差异较大的两种组织界面附近，静磁场的均匀性将被破坏，图像局部出现异常低/高信号或信号缺失，甚至使图像严重失真。体内金属异物或组织中沉积的铁引起这类伪影尤为显著，因为金属的磁敏感性比软组织高得多。这种伪影也可发生在充气结构附近，且随场强增加而增加。对策是尽量避开组织/空气和组织/脂肪界面部位，增加层厚、层间隔，减小人为的磁化界面。

（三）操作相关伪影

1. 交叉伪影：当射频脉冲对所选层面进行激励时，相邻层面内的质子也可能受到激励，当再次对这些层面进行激励时，层面内曾受到过激励的质子则可发生饱和，影响信号强度和图像对比。斜位定位层面交叉设置预饱和带也可能带来同样的伪影。对策是定位时注意层面交叉让开要观察的部位，FOV 内设置预饱和带。

2. ASSET 伪影：ASSET 采集 K 空间时，在相位方向上隔行采集，每一个线圈单元采集一半的相位方向的信息，类似卷褶伪影，但多出现在图像中心。信噪比明显降低。常见伪影为半弧形伪影、校准不当伪影和线圈错位伪影。对策是扫描前必须进行校准扫描，增大扫描 FOV。

二、常见伪影消除技术

（一）螺旋桨 K 空间填充伪影校正技术

螺旋桨 K 空间填充伪影校正技术是指 K 空间放射状填充技术与 TSE 或 IR 序列相结合，用于进行运动伪影校正的成像序列。它包括数据采集、相位校正、旋转校正、平移校正、相关性加权和图像重建等，可用于校正任何部位扫描的 T_1WI 及 T_2WI 中的运动伪影，甚至可减少 DWI 中的磁敏感伪影。

（二）区域饱和技术

采用一个 90°预饱和射频脉冲，对易产生伪影区域（如心脏、腹壁等）在序列开始前进行预激励，使这个区域质子处于饱和状态，不产生信号，起到抵制伪影的作用。另外，TOF—MRA 中在所采集层一侧设置一个预饱和带，使来自该方向的流动质子在进入采集层面前已经饱和，在采集层面内这些已饱和的流动质子信号消失，单独显示动/静脉的 MRA。

（三）门控技术

1. 心电门控：前瞻性心电门控是通过肢体导联，以心电图 R 波作为 MRI 测量的触发点选择适当的延迟时间，可获得心电周期任何一个时相的图像，是减少心脏与血流伪影最重要的方法，用于心脏、大血管检查。回顾性心电门控是连续采集数据，在数据采集时记录心电图的位置，心电图变化的记录与 MRI 数据采集是独立的，数据采集完成后，根据心电图对应的数据进行分类产生不同时相的图像，即把每个心动周期中相似时相的 MRI 信号用于重建一幅图像。回顾性心电门控每次采集的信号特征基本相同，在连续电影显示时不会出现由信号强度波动而产生的所谓闪烁效应，主要用于心脏电影成像。

2. 脉搏门控：通过压力传感器与手指接触所获得脉搏信号来控制射频脉冲触发，常用于大血管检查。脉搏门控可以弥补心电门控的一些不足。

3. 呼吸门控：通过压力传感器获得呼吸信号来控制射频脉冲触发，常用于胸、腹部运动伪影大的扫描部位。回顾性呼吸门控又称为呼吸补偿，呼吸波形记录与 MRI 信号数据采集独立进行，序列完成后再进行整合，将具有高频随机性的伪影信号推挤到视野的边缘或视野外，从而减少或基本消除视野内的运动伪影。

4. 导航回波技术：通过采集回波信号来动态检测器官界面的运动轨迹，从而消除和纠正运动伪影或图像变形，主要用于自由呼吸的上腹部成像。

5. 金属伪影消除技术：为消除金属植入物周围产生的严重金属伪影而专门设计的序列，通常该序列采用高带宽的 SE 序列，对层间编码和层内编码均有相应的金属伪影校正算法，便于金属植入物外科术后随访。

各部位 MRI 检查参数见表 4—1。

表 4—1　各部位 MRI 检查参数

	层厚（mm）	层间隔	矩阵	FOV（mm×mm）
颅脑	5.0～6.0	≤层厚×20%	≥256×192	（200～240）×（200～240）
3D—TOF—MRA	0.8～1.5	0	≥320×256	（200～240）×（200～240）
2D—TOF—MRV	1.0～2.0	0	≥320×224	（200～240）×（200～240）
PC—MRA	0.5～2.0	0	≥320×192	（200～240）×（200～240）
颅神经二维	2.0～3.0	≤层厚×10%	≥256×192	（200～240）×（200～240）

	层厚（mm）	层间隔	矩阵	FOV（mm×mm）
颅神经三维	0.3～1.0	0	≥256×192	(200～240)×(200～240)
鞍区	2.0～3.0	≤层厚×10%	≥256×224	(180～200)×(180～200)
眼眶二维	3.0	<0.5mm	≥256×224	(180～200)×(180～200)
眼眶三维	0.3～1.0	0	≥256×224	(180～200)×(180～200)
耳部二维	2.0～3.0	≤层厚×10%	≥256×224	(200～240)×(200～240)
耳部三维	0.3～1.0	0	≥256×224	(200～240)×(200～240)
鼻咽、口咽	4.0～5.0	≤0.5mm	≥256×224	(200～240)×(200～240)
颌面	5.0～6.0	≤0.5mm	≥256×224	(200～240)×(200～240)
喉及甲状腺	≤3.0	≤层厚×10%	≥256×224	(200～230)×(200～230)
颈部软组织	5.0～6.0	≤层厚×20%	≥256×224	(200～260)×(200～260)
肺及纵隔二维	5.0～8.0	≤层厚×20%	≥320×256	(360～400)×(360～400)
肺及纵隔三维	2.0～4.0	0	≥320×256	(360～400)×(360～400)
胸部大血管	1.0～3.0	0	≥192×288	(400～480)×(400～480)
心脏	5.0～8.0	≤层厚×20%	≥192×288	(300～400)×(300～400)
乳腺二维	4.0～6.0	≤层厚×（10%～20%）	≥256×320	(300～400)×(360～400)
乳腺三维	≤2.0	0	≥256×320	(300～400)×(360～400)
肝、胆、脾二维	6.0～8.0	<1.5mm	≥256×224	(300～400)×(300～400)
肝、胆、脾三维	2.0～4.0	0	≥256×160	(300～400)×(300～400)
MRCP 二维	层块厚30～70	/	≥384×224	(300～350)×(300～350)
MRCP 三维	1.0～2.0	0	≥384×224	(300～350)×(300～350)
胰腺二维	3.0～5.0	≤层厚×20%	≥288×160	(300～400)×(300～400)
胰腺三维	2.0～3.0	0	≥256×160	(300～400)×(300～400)
胃肠及腹膜后二维	6.0～8.0	≤层厚×20%	≥288×160	(300～400)×(300～400)
胃肠及腹膜后三维	2.0～4.0	0	≥256×160	(300～400)×(300～400)
肾脏二维	4.0～5.0	≤层厚×20%	≥288×224	(300～400)×(300～400)
肾脏三维	2.0～4.0	0	≥256×160	(300～400)×(300～400)
肾上腺二维	≤4.0	≤层厚×10%	≥288×224	(300～400)×(300～400)
肾上腺三维	≤3.0	0	≥256×160	(300～400)×(300～400)
MRU 二维	层块厚30～70	/	≥384×224	(300～350)×(300～350)
MRU 三维	1.0～2.0	0	≥384×224	(300～350)×(300～350)
腹部 MRA 二维	4.0～8.0	0～1.0	≥256×192	(350～400)×(350～400)
腹部 MRA 三维	1.0～2.0	0	≥256×256	(350～400)×(350～400)
前列腺及膀胱二维	3.0	0.3～0.5	≥256×224	(160～200)×(160～200)

	层厚（mm）	层间隔	矩阵	FOV（mm×mm）
前列腺及膀胱三维	2.0～3.0	0	≥256×160	(240～300)×(240～300)
子宫及附件二维	3.0～5.0	0.3～0.5	≥256×224	(160～200)×(160～200)
子宫及附件三维	2.0～4.0	0	≥256×192	(200～400)×(200～400)
盆腔	5.0～8.0	1.0～2.0	≥320×224	(320～380)×(320～380)
直肠高分辨二维	<3.0	0～0.3	≥256×224	(180～250)×(180～250)
直肠三维	<3.0	0	≥288×192	(200～350)×(200～350)
颈椎及颈髓横断面	<4.0	0 或≤层厚×10%	≥256×224	(160～200)×(160～200)
颈椎及颈髓冠、矢状面	<3.0	0 或≤层厚×10%	≥320×224	(230～260)×(230～260)
颈丛及臂丛神经根二维	<3.0	≤层厚×10%	≥256×256	(220～300)×(220～300)
颈丛及臂丛神经根三维	0.5～1.3	0	≥256×256	(220～300)×(220～300)
胸椎横断面	3.0～5.0	≤层厚×10%	≥256×224	(200～240)×(200～240)
胸椎冠、矢状面	<3.0	≤层厚×10%	≥384×256	(300～380)×(300～380)
腰椎及骶尾椎横断面	3.0～4.0	≤层厚×10%	≥256×224	(200～230)×(200～230)
腰椎及骶尾椎冠、矢状面	<3.0	≤层厚×10%	≥384×256	(250～320)×(250～320)
腰骶丛神经根二维	3.0	≤层厚×10%	≥288×256	(220～260)×(220～260)
腰骶丛神经根三维	0.5～1.5	0	≥288×256	(220～260)×(220～260)
腰椎管水成像二维	层块厚30～70	/	≥256×224	(220～280)×(220～280)
腰椎管水成像三维	0.5～1.5	0	≥256×224	(220～280)×(220～280)
肩关节	≤4.0	≤层厚×10%	≥256×224	(160～200)×(160～200)
肘关节	3.0～4.0	≤层厚×10%	≥256×224	(120～160)×(120～160)
腕关节	≤3.0	≤层厚×10%	≥256×224	(80～120)×(80～120)
手	≤3.0	≤层厚×10%	≥288×224	(200～250)×(200～250)
髋关节	4.0～5.0	≤层厚×10%	≥320×224	(300～340)×(300～340)
骨盆	5.0～6.0	≤层厚×20%	≥256×224	(320～380)×(320～380)
骶髂关节	4.0～5.0	≤层厚×10%	≥320×224	(260～300)×(260～300)
膝关节二维	3.0～4.0	≤层厚×10%	≥256×224	(160～200)×(160～200)
膝关节三维	0.5～2.0	0	≥288×256	(160～200)×(160～200)
踝关节二维	3.0～4.0	≤层厚×10%	≥256×224	(160～200)×(160～200)
踝关节三维	0.5～2.0	0	≥288×256	(160～200)×(160～200)
足	3.0～4.0	≤层厚×10%	≥256×224	(200～250)×(200～250)
颞颌关节	3.0～4.0	≤层厚×10%	≥256×224	(200～240)×(200～240)
上前臂及大小腿横断面	5.0～8.0	≤层厚×20%	≥288×224	(160～200)×(160～200)
上前臂及大小腿冠、矢状面	≤5.0	≤层厚×20%	≥288×224	(300～450)×(300～450)

第五章　放射介入设备操作

第一节　适应证、禁忌证与并发症

一、适应证

1. 血管及冠状动脉病变：血管局限性或弥漫性管腔狭窄或狭窄与扩张相间、血管闭塞和阻塞、血管瘤、动静脉畸形和动静脉瘘、血管先天性变异畸形和缺如、血管内血栓形成和静脉瓣膜功能不全、人造血管或冠状动脉搭桥血管的再病变等。

2. 出血性病变：消化道急慢性出血、支气管大咯血、外伤性血管损伤、自发性动脉瘤破裂或动静脉畸形血管破裂、医源性血管损伤（如手术、穿刺）等。

3. 血管的介入治疗：血管成形术、血管内支架安置术、经颈内静脉门体静脉分流术、血管内溶栓术、出血动脉及肿瘤供养动脉的栓塞术等。

4. 鉴别诊断：良、恶性肿瘤的鉴别，炎性与肿瘤性病变的鉴别，血管瘤与囊性病变及肿瘤性病变的鉴别等。

5. 术后随访：冠状动脉搭桥术后复查、颅内血管性病变术后复查、血管成形术后复查、血管内支架安置术后复查、人造血管术后复查等。

6. 各种先天性心脏病。

二、禁忌证

放射介入治疗无绝对禁忌证，相对禁忌证包括：

1. 严重碘和麻醉剂过敏。
2. 心、肺、肝、肾功能严重损害或衰竭。
3. 严重的血管硬化或穿刺血管严重阻塞。
4. 急性炎症、高热。
5. 难以纠正的出血倾向和凝血功能障碍。
6. 穿刺部位感染。
7. 严重的电解质紊乱，尤其是血钾异常以及显著的低蛋白血症。

8. 近期接受过静脉全身化疗或放疗。

9. 女性月经期及妊娠 3 个月以内者。

三、并发症

（一）穿刺、插管所致的并发症

1. 暂时性动脉痉挛。

2. 局部血肿。

3. 假性动脉瘤、夹层动脉瘤和动静脉瘘。

4. 导管在动脉内打折或折断。

5. 动脉切割和血管破裂。

6. 异位栓塞、气栓、血栓。

7. 严重心律失常

（二）对比剂所致的并发症

1. 碘过敏反应或特异性反应。

2. 剂量依赖和器官毒性反应。

第二节　检查前准备

了解此次检查的目的，明白术中可能出现的并发症，签订手术及检查知情同意书。

完善术前相关检查，主要包括血液检查、尿常规、凝血功能、肝功能、肾功能、心电图及胸片等。

局部麻醉无需禁食，建议进食清淡易消化食物；全身麻醉前禁食 6 小时，禁饮 4 小时，术前 30 分钟排空大小便，建立静脉通道（一般在左侧），穿刺部位备皮。

手术当日穿清洁病号服及尿不湿，去掉身上金属物品、饰品、假牙等交予家属保管。

检查前患者需配合医护人员摆好体位。过程中大部分人没有不适感，在注射对比剂时身体可能会有灼热感，在球囊扩张或支架撑开治疗时少数人或有不适，但持续时间只有几秒或数分钟。

第三节　DSA 检查

DSA 可分为动脉性 DSA 和静脉性 DSA。动脉性 DSA 又可分为选择性动脉 DSA 和超选择性动脉 DSA。

动态 DSA 是指在 DSA 成像过程中，球管、人体和检测器在有规律的运动情况下，获得 DSA 图像。常见的有旋转式血管造影减影、步进式血管造影减影或遥控对比剂跟踪技术、C 臂锥形束 CT 和 3D 介入导航技术。

一、常规 DSA 检查

（一）头颈部 DSA

1. 造影参数：

1）主动脉弓造影，对比剂用量每次 25～30mL，注射流率 15～20mL/s，压限600～900PSI。

2）颈内动脉造影，对比剂用量每次 8～10mL，注射流率 3～5mL/s，压限 200～300PSI。

3）椎动脉造影，对比剂用量每次 6～8mL，注射流率 3～4mL/s，压限 150～250PSI。

4）颈外动脉造影，对比剂用量每次 5～7mL，注射流率 2～3mL/s，压限 150PSI。

5）在 DSA 血管机进行脑血管旋转摄影（3D DSA）时，颈内动脉对比剂用量每次 20～25mL，注射流率 4～5mL/s，压限 250PSI；椎动脉对比剂用量每次 15～20mL，注射流率 3～4mL/s，压限 200PSI；X 线曝光时间延迟 1.0～2.0 秒。

2. 造影体位：颈总动脉、颈内动脉造影的常规体位是头颅前后位（增强器向头侧倾斜12°）与标准水平侧位。椎动脉造影的常规体位是头颅半汤氏位（增强器向头侧倾斜25°～30°）与标准水平侧位。检查影像见图5-1至图5-9，治疗影像见图5-10至图5-12。

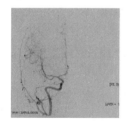

图 5-1 右侧颈内动脉正位

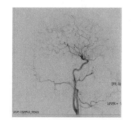

图 5-2 右侧颈内动脉侧位

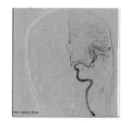

图 5-3 左侧颈内动脉正位

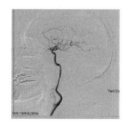

图 5-4 左侧颈内动脉侧位

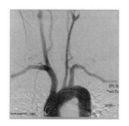

图 5-5 主动脉弓、颈总动脉正位

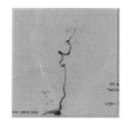

图 5-6 右侧椎动脉正位

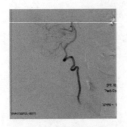
图5-7　右侧椎动脉侧位

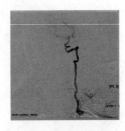
图5-8　左侧椎动脉正位

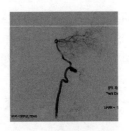
图5-9　左侧椎动脉侧位

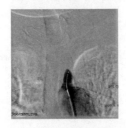
图5-10　术中发现左锁骨
下动脉起始处堵塞（1）

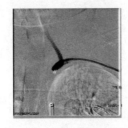
图5-11　术中发现左锁骨
下动脉起始处堵塞（2）

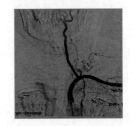
图5-12　术后支架植入后
血流恢复

3. 成像方式：每秒2~3帧。先摄取2秒的蒙片，然后注射对比剂，曝光至静脉窦显示为止。不配合易动者可选每秒6.0~7.5帧。

（二）胸部 DSA

1. 造影参数：

1）肺动脉主干造影，对比剂用量每次15~25mL，注射流率10~12mL/s，压限450PSI。

2）单侧肺动脉造影，对比剂用量每次10~18mL，注射流率6~8mL/s，压限350PSI。

3）支气管动脉造影，对比剂用量每次4~6mL，注射流率1~2mL/s，压限150PSI。

4）锁骨下动脉造影，对比剂用量每次8~10mL，注射流率5~6mL/s，压限250PSI。

5）腋动脉造影，对比剂用量每次8~10mL，注射流率4mL/s，压限250PSI。

6）胸廓内动脉、肋间动脉及腋动脉的分支造影，对比剂用量每次6mL，注射流率1.5mL/s，压限150PSI。

7）脊髓动脉造影，对比剂用量每次3~4mL，注射流率1~2mL/s，压限150PSI。

8）上腔静脉造影，对比剂用量每次15~20mL，注射流率6~8mL/s，压限为350~450PSI。

9）下腔静脉造影，对比剂用量每次20~25mL，注射流率8mL/s，压限450PSI。

2. 造影体位：常规正位成像，必要时加摄斜位或侧位。

（三）心脏大血管 DSA

1．造影参数：

1）对比剂用碘海醇（欧乃派克）或非离子型对比剂，注射剂量每次按 1.0～1.5mL/kg 计算，成人每次不超过 50mL。

2）主动脉造影，对比剂用量每次 30～40mL，注射流率 18mL/s，左心室造影每次 45mL，注射流率 12mL/s，压限 600PSI。

3）左、右心房造影，对比剂用量每次 20～25mL，注射流率 10～12mL/s，压限 600～800PSI。

4）右心室和（或）肺动脉主干造影，对比剂用量每次 15～25mL，注射流率 10～12mL/s，压限 450PSI。

5）对于肺动脉狭窄者，注射流率可适当降低。

2．造影体位：一般采用注射延迟方式，选用 25f/s 数字电影减影或数字电影摄影（也可用心电触发脉冲式、超脉冲减影等）。

（四）冠状动脉 DSA

1．造影参数：左冠状动脉造影，对比剂用量每次 8～10mL，手推注入，2 秒内连续注射完。右冠状动脉造影，对比剂用量每次 6～8mL，手推注入，1～2 秒内连续注射完。

2．造影体位：冠状动脉一般取左前斜位，右前斜位，向足、向头轴位，旋转的角度要在透视下选择。下面一些位置可作为参考选择。

左冠状动脉造影：拍摄正头位，正位＋头位，AP＋CRA30°。左肩位：左前斜＋头位，LAO30°＋CRA30°。蜘蛛位：左前斜＋足位，LAO45°＋CAU30°。正足位：正位＋足位，AP＋CAU30°。肝位：右前斜＋足位，RAO30°＋CAU20°。右肩位：右前斜＋头位，RAO30°＋CRA20°。术中根据具体情况选取 4 个位置可基本满足要求。检查影像见图 5－13 至图 5－16。治疗影像见图 5－17、图 5－18。

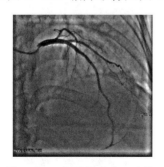

图 5－13　左冠状动脉正头位：正位＋头位，AP＋CRA30°

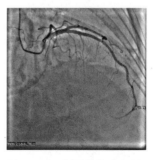

图 5－14　左冠状动脉肝位：右前斜＋足位，RAO30°＋CAU20°

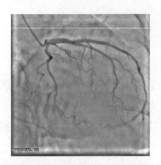

图 5-15　左冠状动脉左肩位：
左前斜＋头位，LAO30°＋CRA30°

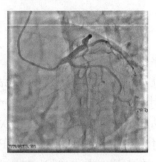

图 5-16　左冠状动脉蜘蛛位：
左前斜＋足位，LAO45°＋CAU30°

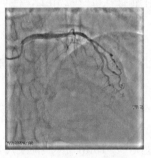

图 5-17　术中发现前降支几乎堵塞

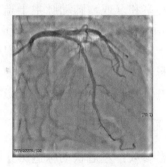

图 5-18　术后前降支血流恢复

右冠状动脉造影：①LAO 40°位；②CRA 30°位；③正头位（CRA），增强器向头倾 30°。三个位置可基本满足要求。检查影像见图 5-19、图 5-20。治疗影像见图 5-21、图 5-22。

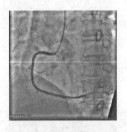

图 5-19　右冠状动脉 LAO 40°位

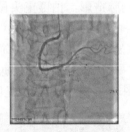

图 5-20　右冠状动脉 CRA 30°位

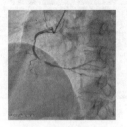

图 5-21　右冠状动脉中段狭窄术前

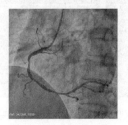

图 5-22　右冠状动脉中段狭窄术后

安置心脏起搏器患者常规采用正位、侧位、斜位。安置植入型心律转复除颤器（ICD）或其他特殊心脏起搏器患者常规采用正位、侧位、左右斜位。

（五）肝 DSA

1. 造影参数：

1）腹腔动脉造影，对比剂用量每次 25～35mL，注射流率 5～7mL/s，压限 250～350PSI。

2）肝总动脉造影，对比剂用量每次 25～30mL，注射流率 5～6mL/s，压限 350PSI。

3）超选择性肝内动脉造影，对比剂用量每次 10～15mL，注射流率 3～5mL/s。

2. 造影体位：腹腔动脉和肝动脉造影体位均采用正位。一般选用每秒 2～4 帧，先曝光，延迟 0.5 秒后注射对比剂，蒙片像采集时间为 2 秒。腹腔动脉造影观察门静脉者，曝光时间应大于 16 秒，至门静脉清楚显示方可结束。肝动脉造影时，应曝光至肝实质期显示。注意，曝光时嘱患者屏气。

（六）胃肠道 DSA

1. 造影参数：

1）腹主动脉造影，对比剂用量每次 35～40mL，注射流率 15～20mL/s，压限 600～900PSI。

2）肠系膜上动脉造影，对比剂用量每次 15～20mL，注射流率 5～7mL/s，压限 200～300PSI。

3）肠系膜下动脉造影，对比剂用量每次 9～12mL，注射流率 3～4mL/s，压限 200～300PSI。

4）胃十二指肠动脉造影，对比剂用量每次 8～10mL，注射流率 3～4mL/s，压限 200～300PSI。

5）胃左动脉或胃右动脉，肠系膜上、下动脉分支造影，对比剂用量每次 6～8mL，注射流率 2～3mL/s，压限 200～300PSI。

2. 造影体位：一般取正位和斜位，造影拍片每秒 2～4 帧，先曝光 1 秒后再注射对比剂，曝光至对比剂完全消失为止。注意，曝光时嘱患者屏气。

（七）胰、胆、脾 DSA

1. 造影参数：

1）脾动脉造影，对比剂用量每次 18～20mL，注射流率 5～6mL/s，压限150～300PSI。

2）胰十二指肠动脉、胰背动脉及胆囊动脉造影，对比剂用量每次 3～4mL，注射流率 2～3mL/s，压限 150～200PSI。

2. 造影体位：一般采用前后正位。先曝光 1 秒后注射对比剂，曝光至实质期及静脉期显示满意。注意，曝光时嘱患者屏气。

（八）肾及肾上腺 DSA

1. 造影参数：

1）肾动脉造影，对比剂用量每次 10～15mL，注射流率 5～6mL/s，压限 200～

300PSI。

2）超选择性肾内动脉造影，对比剂用量每次 6～8mL，注射流率 2～3mL/s，压限 200～300PSI。

3）超选择性肾上腺动脉造影，对比剂用量每次 4～6mL，注射流率 2～3mL/s，压限 200～300PSI。

2. 造影体位：一般情况下均可选用前后正位。摄片可选每秒 4～6 帧，先曝光 1 秒后注射对比剂，曝光至实质期显示。注意，曝光时嘱患者屏气。

（九）盆腔动脉 DSA

1. 造影参数：

1）髂总动脉造影，对比剂用量每次 18～20mL，注射流率 8～10mL/s，压限 600～900PSI。

2）髂内动脉和髂外动脉造影，对比剂用量每次 10～12mL，注射流率 6～8mL/s，压限 300～500PSI。

3）髂内、外动脉的分支血管（如子宫动脉、膀胱动脉等）造影，对比剂用量每次 6～8mL，注射流率 2～3mL/s，压限 200～300PSI。

2. 造影体位：以上造影均可取前后正位，每秒 2～4 帧，先曝光 1 秒后注射对比剂，曝光至毛细血管期显示。蒙片采集时间为 2 秒。注意，曝光时有需要可嘱患者屏气。

（十）上肢血管 DSA

1. 造影参数：

1）上肢肱动脉造影，对比剂用量每次 10～12mL，注射流率 3～4mL/s，压限 250～300PSI。

2）上肢锁骨下动脉造影，对比剂用量每次 12～15mL，注射流率 5～6mL/s，压限 300～400PSI。

3）上肢静脉造影，手背穿刺时，注射流率 1～2mL/s，肘正中静脉或贵要静脉穿刺或插管时，注射流率 3～4mL/s，总量 8～12mL。

2. 造影体位：上肢动脉和静脉的造影常规体位是正侧位。

（十一）下肢血管 DSA

1. 造影参数：

1）下肢股动脉造影，对比剂用量每次 10～12mL，注射流率 5～8mL/s，压限 300～400PSI。

2）选择性下肢动脉造影，导管端置于股动脉上段到小腿动脉和足背动脉，对比剂用量每次 10～12mL，注射流率 4～6mL/s，压限 300～400PSI。

3）下肢静脉造影，顺行静脉造影，对比剂用量每次 60～80mL，注射流率 1～1.5mL/s，压限 100PSI。

4）逆行静脉造影根据穿刺点、造影参数视术中情况而定，如导管前端置于髂外静脉远端或股总静脉，对比剂用量每次 10～15mL，注射流率 6～8mL/s，压限 300～400PSI。

2. 造影体位：下肢血管造影体位可用正、斜位或侧位。

二、DSA 的特殊成像技术

（一）路径图技术

1. 透视路径图技术：又称透视减影，为介入放射学的插管安全创造了有利条件。具体操作分为以下两个阶段。

阶段一：当导管到达超选择插管的靶血管区域后，打开 DSA 设备上的"RoadMap"功能，透视模式下观察 DSA 实时屏，在解剖影像消失时，立刻通过手推法对靶血管区域注入少许对比剂，当靶血管区内的动脉血管在透视下显示最佳时，立刻松开透视踏板。此时，靶血管区域内的动脉血管显示最佳的图像停留在 DSA 实时屏，将此图像作为基像（图 5-23）。

阶段二：再次踩下透视踏板，由于实时透视图像与基像相减，DSA 实时屏上可以看到一幅没有周边参考组织器官的减影图像。基像中靶血管区的动脉血管由于有对比剂的充盈经减影后形成一白色路径，而实时透视所看到的导管及导丝呈黑色"嵌入"在"白色血管路径"中，引导导管、导丝沿着血管轨迹准确进入靶血管（图 5-24）。

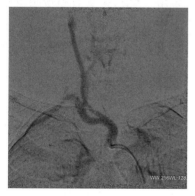 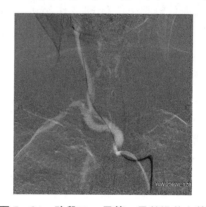

图 5-23　阶段一：靶血管区内的　　　　图 5-24　阶段二：导管、导丝沿着血管
动脉血管在透视下显示最佳　　　　　　　　　　轨迹准确进入靶血管

2. 造影转化路径图技术：又称透视叠加，利用造影图像作为背景，引导导管到达目的部位。造影完成后，在回放的血管造影图像中选取一幅供血动脉连续充盈最好、符合临床要求的减影图像作为背景图像，启动造影转化路径图技术，在透视状态下，造影减影图像和实时透视图像叠加，鼠标或触摸屏的操纵杆可以调节造影减影图像显示的背景密度，观察导管和导丝头端的轻微运动，为术者提供良好的实时血管导引影像。

透视路径图技术是在透视条件下一气完成，可以随时取消路径图，成像方便。造影转化路径图技术可以从当次检查的某一个序列中选取一幅较满意的图像作为参考，医生可以对靶血管区的病灶有初步了解，其功能在某些方面优于透视路径图技术。

路径图主要应用于以下方面。

1）头颈部血管性病变：引导微导丝、微导管进入病变血管；评价脑动脉瘤微弹簧圈栓塞是否致密，瘤腔有无残留；运用快速变换的空路径图（Blank Roadmap）技术可随时观察所填液体栓塞材料在脑动静脉畸形（Arteriovenous Malformation，AVM）内的弥散程度、流向及反流情况，对安全治疗具有至关重要的作用。

2）肿瘤介入治疗：能够清晰地显示分支血管的轨迹，尤其是对于那些走行迂曲、重叠或成角的肿瘤供血血管。由于肿瘤血管解剖和肿瘤病灶的结构关系复杂，超选择插管显得尤为重要。为了避免盲目插管和过度使用对比剂所带来的各种手术并发症，应用"RoadMap"功能以辅助超选择插管变得至关重要。

（二）旋转 DSA 和 3D-DSA

旋转 DSA 是一种使用血管造影机 C 臂进行旋转的新技术，以达到所需的检查目的。它能够多角度地显示感兴趣区的血管解剖的减影效果。在进行旋转 DSA 时，血管造影机的 C 臂进行两次旋转运动，第一次旋转采集感兴趣区蒙片像，第二次旋转时注射对比剂并曝光以采集血管充盈的影像。然后，通过对相同运动轨迹下采集的两组图像进行减影处理，得到序列减影图像。旋转 DSA 的优势是可以获得不同角度的多维空间血管造影图像。3D-DSA 是在旋转 DSA 的基础上发展而来。它是旋转血管造影技术、DSA 技术和计算机三维图像处理技术相结合的产物。其进行二次旋转 DSA 图像采集，然后将图像传输至三维处理工作站进行容积再次重组（VR）、多曲面重组（MPR）和最大密度投影（MIP）。这些后处理方法的主要目的是对感兴趣区的病变进行任意角度的观察，以提供比常规 DSA 更丰富的信息。它在一定程度上解决了血管结构重叠的问题，能够以任意角度观察血管和病变的三维关系。

目前主要应用于：

1. 对于脑动脉瘤可提高诊断率，降低假阳性率，清晰显示动脉瘤的载瘤动脉和瘤体颈，并提供准确的栓塞部位。

2. 可清晰地判断脑动脉狭窄。

3. 对胸部、腹部、盆腔肿瘤的供血动脉可清晰显示，并可提供异常血管的起源及走行。

4. 对于腹部血管的狭窄及变异亦可清晰显示，并可指导介入导管的临床使用。

5. 清晰显示骨肿瘤的供血动脉，以及肿瘤病变组织与骨骼的关系，对栓塞治疗有利，更为外科医生提供直观的影像，有利于外科手术方案的制订。

（三）C 臂 CT 的 DSA

C 臂 CT 的 DSA 是平板探测器 DSA 与 CT 结合的产物，不同的厂家名称不一样。其利用 DSA 的 C 臂快速旋转采集数据，然后重建成像，一次旋转可获得多个层面的图像。

图像采集与旋转血管造影基本类似，旋转角度一般大于 180°，图像采集过程中也需注射对比剂。所采集到的系列图像存放在存储单元中，在后处理工作站上由技师根据要求选择不同处理技术获得不同三维图像，可以任意角度观察，或获取去骨血管三维图像，或只有骨骼与血管的图像，或只有骨骼的图像，还有虚拟内镜、导航等诸多技术，使许多过去只能在 CT 上实现的功能现在能在 DSA 成像设备上实现。

三维工作站的功能见表 5-1。

表 5-1　三维工作站的功能

功能	具体内容
血管重建	对各血管自动显示，还可以对肿瘤血管、动静脉畸形靶血管进行一键抽取
多曲面重建	对血管病变部位进行组织定位以观察与周围组织的关系
血管内镜	通过对比剂在血管内的分布可以观察血管内壁的情况
三维血管定量分析	进行血管的长度、角度、体积等数据测量，为介入手术提供依据
虚拟支架	根据测量数据以及支架厂家提供的数据进行虚拟支架放置，供医生参考
智能导航/定位	根据三维血管最佳观察角度自动定位 C 臂

C 臂 CT 的 DSA 目前主要用于以下方面。

1. 头部：可以观察靶血管区栓塞效果，尤其是在脑动脉瘤栓塞中，对动脉瘤破裂造成的局部出血（传统血管造影系统中看不到有无出血）及微弹簧圈的位置、微弹簧圈有无溢出动脉瘤腔显示更为清晰。该成像技术与导航技术结合应用，解决了介入治疗过程中需进行 CT 检查的问题，避免了将患者在不同设备之间搬动过程中的潜在风险，给介入治疗带来了极大的方便。

2. 腹部：不使用对比剂即可实现高质量检查，可扩展腹部操作的范围（包括穿刺和引流），并提供诊断和介入方面的帮助。

3. 在肿瘤方面也具潜在价值，能显示密度较大部位的肿瘤，因此可用作导引活检和治疗肿瘤的新方法。

3D-DSA 不同角度展示颅内血管见图 5-25。类 CT DSA 功能图像展示见图 5-26。

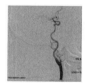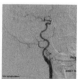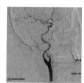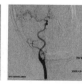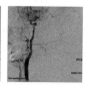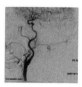

图 5-25　3D-DSA 不同角度展示颅内血管

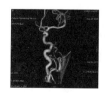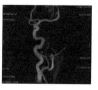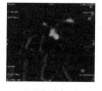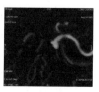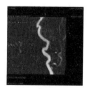

| 3D VR展示
颅内动脉瘤 | 3D MIP展示
颅内动脉瘤 | 2D展示颅内
动脉瘤（1） | 2D展示颅内
动脉瘤（2） | CPR展示颅内
动脉瘤 |

图 5-26　类 CT DSA 功能图像展示

（四）步进式血管造影

步进式血管造影（Angiography of Step－translation Technique/Bolus Chasing Angiography，BCA）：一次性注射对比剂，通过自动跟踪造影获得整个下肢血管及分支的图像，解决了普通 DSA 需要分段、多次采集才能达到效果的问题。

使用方法如下。

1. 固定肢体，对肢体造影范围进行测定，防止遗漏。

2. 通过控制导管床的移动速度的调速器和曝光手闸，注射对比剂进行跟踪造影，先进行蒙片采集，再回到起点。

3. 获取图像有两种方法：一种是一边注射对比剂一边进床，使对比剂流速与床移动的速度相同，同时采集图像，再做减影处理获得实时减影图像；另一种是先注射对比剂，采用跟踪法进行图像采集，再进行减影处理。

检查中导管床的移动速度依靠技术员通过调速器控制，使导管床的移动速度与对比剂在下肢动脉血管中的流动同步，因此，能否合理正确使用调速器是造影能否成功的关键。

常见的造影失败原因是患者移动，多为对比剂刺激引起。大量高渗性对比剂一次短时间内注入（双侧追踪造影一次对比剂用量达 80～100mL），可引起红细胞血管内皮及血－脑屏障的损害，引起抽搐或惊厥。对比剂的高渗性带来的灼热感造成肢体的不自主移动。因此，下肢动脉造影采用 BCA 时，应尽量选用非离子型对比剂，并对下肢进行固定，采取稀释对比剂或等渗对比剂进行造影，可以减少患者的疼痛。

该技术主要应用于四肢动脉 DSA，尤其是下肢血管造影的跟踪摄影。

其优势是能在一次性注射对比剂的同时获得整个下肢的图像，减少了对比剂的用量，同时也减少了患者接受的 X 线辐射，缩短了造影时间。缺点是对比剂的跟踪和采集速度难以协调，单次造影时间长，易产生运动伪影。

（五）实时模糊蒙片 DSA

实时模糊蒙片（Real－time Smoothed Mask，RSM）DSA 利用两次间隔短的 DSA 曝光来实现。在第一次曝光时，影像增强器适当地调整焦距，从而获得一幅适度模糊的图像。再等待 33 毫秒后，采集一幅清晰的造影图像，并通过对两者进行减影处理，得到具有适当骨骼背景的血管图像。该技术能够获取运动过程中的减影图像，避免了旋转 DSA 需要两次运动采集的不便和由受检者移动造成失败的可能性。由于蒙片随时更新，且相邻帧之间间隔仅为 33 毫秒，因此不会产生运动伪影。

RSM DSA 可用于腹部盆腔部位出血的诊断，尤其适合如下几种情况。

1. 腹部盆腔出血：受检者处于休克前期，不能屏气而需要进行 DSA；受检者因其他特殊情况不能屏气而必须进行 DSA。

2. 下肢血管性病变：进行 DSA 时不能控制下肢抖动者。

3. 胸部疾病：受检者不能屏气而必须进行 DSA。

（六）自动最佳角度定位 DSA

自动最佳角度定位 DSA 从两个投影角度大于 45°的血管图像计算出两条平行走向的血管在 360°球体范围内的最佳展示投影角度，在临床应用中可利用 DSA 的正侧位图像，测算出某一段迂曲走行的血管投射角度，一次可调整到显示此血管的最佳角度来显示此段血管。这样，在临床上可以清晰显示此段血管有无病变。对于狭窄性病变，有助于施行球囊扩张术或内支架置入术。

（七）3D 路径图 DSA

基于 3D 血管重建技术将容积数据与实时透视匹配，代替传统 2D 路径图。优点在于当医生更换感兴趣区时不必重复注射对比剂制作路径图。3D 路径图与 C 臂旋转、床面升降及移动、FOV 改变等关联。

（八）DSA 低剂量技术

在保证成像质量，不影响临床诊断的前提下，凡是能降低患者和操作者照射剂量的技术，都称为 DSA 低剂量技术。DSA 介入诊疗中的以下技术都存在降低辐射剂量的空间。

1. DSA 透视和采集的低剂量模式：通常设置高、标准、低三种透视模式和标准、低两种采集模式，根据介入手术要求选择低剂量模式，实际就是通过降低管电压和减少脉冲频率使介入治疗中的辐射进一步降低。

2. 多技术参数的优化组合：正确选择视野、束光器和楔形过滤器；选择正确的部位曝光程序、适宜的管电压和恰当的每秒图像采集帧数；减小 SID，平板探测器尽可能贴近患者。

3. 硬件的性能和软件的升级：涉及从球管、探测器、显示器及各机柜里面整套的影像链系性能，以及与之相匹配的自动像素控制技术、超强空间噪声抑制技术、强力时间噪声消减技术、智能图像增强技术的应用。

常见造影参数见表 5－2。

表 5－2　常见造影参数

造影部位	注射总量（mL）	注射流速（mL/s）	压限（PSI）
颈内动脉	8～10	3～5	200～300
颈内动脉 3D	20～25	4～5	250
椎动脉	6～8	3～4	150～250
椎动脉 3D	15～20	3～4	200
颈外动脉	5～7	2～3	150
颈总动脉	9～10	5	200～300
胸主动脉	30～40	18	750～900

造影部位	注射总量（mL）	注射流速（mL/s）	压限（PSI）
锁骨下动脉	8～10	5～6	250
肱动脉	8～10	4	250
支气管动脉	4～6	1～2	150
肋间动脉	6	1.5	150
脊髓动脉	3～4	1～2	150
腹主动脉	35～40	15～20	600～900
腹腔动脉	25～35	5～7	250～350
肝动脉	25～30	5～6	300
选择性肝内动脉	10～15	3～5	250
脾动脉	18～20	5～6	150～300
胰背动脉	3～4	2～3	150～200
肠系膜上动脉	15～20	5～7	200～300
胃十二指肠动脉	8～10	3～4	200～300
胃左动脉	6～8	2～3	200～300
肾动脉	10～15	5～6/手推注射	250～300
选择性肾内动脉	6～8	2～3	200～300
肠系膜下动脉	9～12	3～4	200～300
髂总动脉	18～20	8～10	600～900
髂内动脉	10～12	6～8	300～500
髂外动脉	10～12	6～8	300～500
股动脉	10～12	5～8	300～400
胫腓动脉	10～12	4～6	300～400
足背动脉	36	4～6	200
左心室	45	12	600
冠状动脉	8～10	/	手推注射
肺动脉主干	15～25	10～12	450
单侧肺动脉	10～18	6～8	350
上腔静脉	15～20	6～8	350～450
下腔静脉	20～25	8	450

注：参数仅供参考，临床手术医生视具体情况选择。

第六章　放射科常用对比剂

第一节　X线对比剂

一、X线对比剂成像原理

采用人工方法将高密度或低密度的X线对比剂引入人体内，使其改变目标组织器官与邻近组织器官的密度差，根据X线的衰减原理可在影像上形成较好的层次对比，并更好地反映组织器官的形态、位置或功能。

二、X线对比剂的分类及特点

（一）根据碘的化学分子结构分类

1. 离子型对比剂：在水溶液中可离解成带有正负电荷的离子。

1）离子型单体：代表药物有甲基泛影葡胺注射液，常用于各种血管造影及静脉肾盂造影。

2）离子型二聚体：其渗透压低于离子型单体对比剂，不良反应比离子型单体对比剂小。常用的有碘克酸注射液。

2. 非离子型对比剂：在水溶液中不离解，一个分子对比剂在溶液中只有一个粒子，常用于各种血管显影及非血管显影检查。

1）非离子型单体：常用的有碘海醇注射液、碘普罗胺注射液等。

2）非离子型二聚体：常用的有碘曲仑注射液，常用于椎管内脊髓造影。

根据国内外大组病例统计分析，非离子型对比剂静脉注射的不良反应发生率远远低于离子型对比剂，且出现的反应以轻、中度为主，重度发生率低。目前临床已很少使用离子型对比剂，主要使用非离子型对比剂。

（二）根据渗透压分类

人体的血浆渗透压为313mmol/L，定义为等渗。

1. 高渗对比剂：早期的对比剂基本上浓度都在 300mg/mL，渗透压在 1500mOsm/L 以上，其不良反应的发生率较高。高渗对比剂主要是离子型单体对比剂。

2. 低渗对比剂：当浓度为 300mg/mL，渗透压在 500～700mmol/L 时，称为低渗对比剂。但是，"低渗"只是相对"高渗"而言，其实际渗透压并未真正低于人体渗透压。低渗对比剂主要是非离子型单体对比剂和离子型二聚体对比剂。

3. 等渗对比剂：渗透压在 300mOsm/L 左右，接近正常人体的渗透压。由于命名有先后，等渗对比剂实际的渗透压要比低渗对比剂的渗透压低。等渗对比剂主要是非离子型二聚体对比剂。

（三）根据对比效果分类

1. 阴性对比剂：一类原子序数低、比重小、密度低、吸收 X 线少的物质。X 线影像显示为低密度或者黑色。在 X 线检查中最简单的阴性对比剂是气体，常见的有空气、氧气、二氧化碳等。

2. 阳性对比剂：一类原子序数高、比重大、密度高、吸收 X 线多、X 线衰减系数大的物质。X 线影像显示为高密度或者白色。常用的阳性对比剂主要分为难溶性固体钡制剂和含碘化合物两大类。

（四）根据使用途径分类

1. 血管内注射对比剂：主要是静脉注射，也可以用于动脉注射，主要为水溶性含碘制剂，利用碘的高 X 线吸收特点，提高组织的对比度。

2. 椎管内注射对比剂：穿刺后注入蛛网膜下腔，可做椎管及脑池造影。

3. 胃肠道使用对比剂：X 线胃肠道检查用的阳性对比剂主要是钡剂。

4. 腔内注射对比剂：如膀胱造影、胸膜腔造影等。

5. 胆系对比剂：经过胆系排泄的碘制剂对比剂，可使胆管内呈高密度，是一种间接显影对比剂，经静脉注射或口服排泄到胆管系统。

三、X 线对比剂不良反应及防治

（一）不良反应

对比剂注入人体后均有产生不良反应的可能，严重者可能会危及生命。对比剂的不良反应是人体免疫系统、心血管系统和神经系统紊乱的综合反应。对比剂不良反应的发生率与很多因素有关，发生机制非常复杂。水溶性碘对比剂在临床上用量最大，发生不同程度的不良反应最为常见。医用硫酸钡一般无不良反应。

1. 过敏反应：碘对比剂最常见的不良反应，其程度、性质和发生率，一方面取决于对比剂本身的内在因素，如对比剂的渗透性、电荷、分子结构等，另一方面与外在因素有关，如注入对比剂的浓度、剂量、流率，受检者的高危因素及身体健康状况，造影方法等。

碘过敏反应的临床症状主要为皮肤瘙痒、荨麻疹、支气管痉挛、结膜充血、血管性水肿、喉头水肿、呼吸困难等，严重者可发生过敏性休克、呼吸和心搏骤停等。其一般可分为特异质反应和物理－化学反应两类。

1）特异质反应：此类反应难以预防，是个体对碘的过敏反应，与使用对比剂浓度、剂量等无关。临床研究表明，喉头水肿、血管性水肿、支气管痉挛、严重血压下降、休克甚至死亡等均属于特异质反应。

2）物理－化学反应：此类反应主要与碘对比剂本身有关，是由碘对比剂的某些物理或化学因素引起的，与对比剂使用剂量和注射流率有关，临床较多见。临床表现主要与神经、血管功能调节紊乱有关，如恶心、呕吐、面色潮红、面色苍白、心悸、胸闷、大汗、四肢发冷等。

2. 对比剂外渗：高压注射器注射流率过高、受检者不能进行有效沟通配合或穿刺的血管情况不佳等多种因素，导致检查过程中对比剂外渗，可引起患者剧烈疼痛、皮肤软组织损伤甚至坏死。

（二）防治

1. 碘过敏反应的防治。

1）严格掌握适应证与禁忌证：熟悉受检者病史及全身情况，使用对比剂前了解受检者用药史、过敏史及肝功能、肾功能指标是否正常，筛选出高危人群。

2）对比剂的选择：尽量选用非离子型对比剂，减少不良反应的发生。

3）水化：造影前应注意补液或叮嘱受检者大量饮水，水化对比剂，评价其水、电解质平衡状况，酌情纠正某些高危因素对器官功能的影响，确保受检者体内有足够的水分。禁食禁饮、肝肾功能不全者，如有必要，可在检查前由静脉维持输液直到对比剂从肾脏清除。

4）必要时给予预防性药物：预防性给予糖皮质激素、抗组胺药物和镇静剂等。

5）准备好各种抢救药品和设备，使其处于备用状态。同时建立应急通道，建立与急诊室或其他临床相关科室针对碘对比剂不良反应抢救的应急快速增援机制，确保不良反应发生后，需要的情况下，临床医生能够及时赶到抢救现场进行抢救。

6）健康宣讲到位：帮助受检者和家属了解整个造影检查流程及注意事项，消除受检者紧张、焦虑的情绪，必要时检查前半小时可以予苯巴比妥肌内注射，使受检者精神安定、松弛。

7）影像学检查相关人员要掌握碘对比剂的性能、用量、禁忌证及过敏反应的处理措施。碘对比剂存放条件必须符合产品说明书要求，建议使用前加温至37℃。科学地选用碘对比剂，根据身高、体重选择对比剂最佳剂量、合适的注射方式和流率。

8）造影中及造影后均要密切观察受检者，一旦发生不良反应，应立即终止检查，保留静脉通道，并采取相应抢救措施。检查结束后至少需要留观30分钟，因为大多数的严重不良反应都发生在注射完对比剂30分钟内。

2．外渗的防治。

1）合理选择静脉。

2）选择合适的留置针型号。

3）使用高压注射器时，应选用与注射流率匹配的穿刺针头和导管。

4）推注对比剂过程中应密切关注受检者反应、注射部位的皮下是否有肿胀、影像图像是否有强化等，一旦发现异常应立即停止注射。

5）轻度外渗一般无需特殊处理，嘱受检者卧床休息时抬高肢体（高于心脏水平）有助于血液回流。中、重度外渗需积极处理，处理措施包括：抬高患肢，促进血液回流；早期使用50％硫酸镁湿冷敷，24小时后改硫酸镁湿热敷，或用黏多糖软膏等外敷，或用0.05％的地塞米松局部湿敷；使用生理盐水以及盐酸利多卡因注射液进行环形封闭；新鲜马铃薯薄片外敷。对比剂外渗严重者，在外用药物基础上可口服地塞米松，必要时，咨询临床医生用药。

3．知情同意书。

使用碘对比剂之前，建议与受检者或其监护人签署碘对比剂使用患者知情同意书。碘对比剂使用患者知情同意书推荐内容见表6-1。

表6-1 碘对比剂使用患者知情同意书推荐内容

患者基本信息	姓名、性别、年龄、检查号、检查医嘱、就诊科室。
病史及过敏史	1．既往无使用碘剂发生不良反应的病史。 2．无甲状腺功能亢进、严重肾功能不全、哮喘病史。
不良反应	使用碘对比剂可能出现不同程度的不良反应。 1．轻度不良反应：咳嗽、喷嚏、一过性胸闷、结膜炎、鼻炎、恶心、全身发热、荨麻疹、瘙痒、血管神经性水肿等。 2．重度不良反应：喉头水肿、反射性心动过速、惊厥、震颤、抽搐、意识丧失、休克等，甚至死亡或其他不可预测的不良反应。 3．迟发性不良反应：注射碘对比剂1小时至1周内也可能出现各种迟发性不良反应，如恶心、呕吐、头痛、骨骼肌肉疼痛、发热等。 4．注射部位可能出现碘对比剂外渗，造成皮下组织肿胀、疼痛、麻木感，甚至溃烂、坏死等。 5．使用高压注射器时，存在注射针头脱落、局部血管破裂的潜在危险。
知情同意签署	1．我已详细阅读以上告知内容，对医护人员的解释清楚和理解，经慎重考虑，同意做此项检查。 2．签署人（内容）包括患者或其监护人、监护人与患者关系、谈话医护人员。 3．签署时间。
再次沟通知情同意	不符合上述内容和条件，又需要使用碘对比剂者，建议签署碘对比剂使用患者知情同意书时，在上述内容基础上增加针对该患者具体情况的相关条款。

第二节　MRI 对比剂

一、MRI 对比剂成像原理

MRI 具有较高的软组织分辨率，但当正常组织与邻近或病变组织的各弛豫时间相似时，MRI 图像不能产生良好的对比。此时在人体中引入含磁性物质的 MRI 对比剂，通过干扰邻近质子的弛豫过程来改变组织的弛豫时间，形成更明显的影像层次对比，以反映组织器官的形态、结构或功能。

二、MRI 对比剂的分类及特点

（一）根据磁化性质分类

1. 抗磁性物质对比剂：组成该物质原子的外层电子是成对的，它们的磁化率为负值，人体内大多数物质及有机化合物属于这类物质。

2. 顺磁性物质对比剂：所含的外层电子是不成对的，故具有较大的磁矩，磁化率也较高。在静磁场中，它们会有磁性；而在磁场外，则磁性消失。在过渡元素的铜系金属中，钒、铬、锰、铁等均为顺磁性物质。

3. 铁磁性物质对比剂：这类物质在一次磁化后，即使在没有外加磁场作用的情况下，也仍带有一定磁性。一般而言，铁磁性物质的磁矩大于顺磁性物质的磁矩。

4. 超顺磁性物质对比剂：超顺磁性物质在磁场中极易磁化，其磁性介于铁磁性物质和顺磁性物质之间，但当外加磁场不存在时，其磁性消失，如超顺磁性氧化铁（Super-paramagnetic Iron Oxide，SPIO）。

（二）根据作用机制分类

MRI 对比剂本身不显示 MR 信号，只对邻近质子产生影响。MRI 对比剂与质子相互作用影响 T_1 和 T_2 弛豫时间，由此造成 MR 信号强度的改变；一般是使 T_1 和 T_2 弛豫时间都缩短，但程度不同，以其中一种为主。

1. 纵向弛豫对比剂（T_1 制剂）：通过水分子中的氢核和顺磁性金属离子直接作用来缩短 T_1 弛豫时间，从而增强信号。

2. 横向弛豫对比剂（T_2 制剂）：通过对外部局部磁性环境的不均匀性进行干扰，使邻近 H 质子在弛豫中很快产生失相位来缩短 T_2 弛豫时间，从而减弱信号。

常见磁性对比剂的分类及性能见表 6-2。

表 6-2　常见磁性对比剂的分类及性能

磁性对比剂	对 T_1 弛豫时间的作用	对 T_2 弛豫时间的作用
顺磁性螯合物	缩短（低浓度）	缩短（高浓度）
超顺磁性微粒	作用不明显	明显缩短
铁磁性微粒	作用不明显	极大缩短

（三）根据对比剂在生物体内的分布分类

1. 细胞外非特异性对比剂：目前临床广泛应用的钆制剂属此类，代表药物为钆喷酸葡胺。它在体内非特异性分布于细胞外间隙或间质间隙，可在血管内与细胞外间隙自由通过，因此扫描时需掌握好时机，才能获得最佳的组织强化对比。

2. 细胞内特异性对比剂：主要以体内某一组织或器官的一些细胞作为靶来分布，如单核－吞噬细胞系统对比剂、网状内皮系统对比剂、肝细胞对比剂等。此类对比剂进入人体后，可被有功能的靶组织细胞特异性摄取，从而使摄取对比剂组织（如正常组织）和不摄取对比剂组织（如转移病灶）之间产生对比。目前临床常用的网状内皮系统对比剂有超顺磁性氧化铁颗粒（SPIO）、肝细胞对比剂莫迪司（Gd－BOPD）以及目前已用于临床的钆塞酸二钠注射液（普美显）等。

三、MRI 对比剂不良反应及防治

（一）不良反应

正常人体内钆离子含量极微，少量自由钆离子进入人体内即可产生不良反应，钆离子和血清蛋白结合形成胶体，由网状内皮系统吞噬后分布于肝、脾、骨髓等器官，并引起这些组织器官的中毒反应。钆中毒症状严重时可表现为共济失调、神经抑制、心血管及呼吸抑制等。

当钆与 DTPA 螯合后，Gd－DTPA 水溶性提高，与血浆蛋白结合少，不经肝代谢，很快以原形从肾排泄，故使钆的毒性大大降低。Gd－DTPA 外周静脉给药的不良反应发生率为 2.4%，主要有头晕、头痛、恶心、呕吐、心前区不适、注射局部冷感等，反应一般较轻，且呈一过性。

（二）防治

1. MRI 对比剂不良反应的防治措施可参考 X 线对比剂。
2. 签署知情同意书。MRI 对比剂使用患者知情同意书推荐内容见表 6-3。

表 6-3　MRI 对比剂使用患者知情同意书推荐内容

患者基本信息	姓名、性别、年龄、检查号、检查医嘱、就诊科室。
病史及过敏史	1. 既往无使用 MRI（钆）对比剂不良反应史。 2. 无严重肾功能不全。
不良反应	使用 MRI 对比剂可能出现不同程度的不良反应。 1. 轻度不良反应：咳嗽、喷嚏、一过性胸闷、结膜炎、鼻炎、恶心、发热、荨麻疹、瘙痒、血管神经性水肿等。 2. 重度不良反应：喉头水肿、反射性心动过速、惊厥、震颤、抽搐、意识丧失、休克等，甚至死亡或其他不可预测的不良反应。 3. 迟发性不良反应：注射 MRI 对比剂 1 小时至 1 周内也可能出现各种迟发性不良反应，如恶心、呕吐、头痛、骨骼肌肉疼痛、发热等。 4. 注射部位可能出现 MRI 对比剂外渗，造成皮下组织肿胀、疼痛、麻木感，甚至溃烂、坏死等。 5. 使用高压注射器时，存在注射针头脱落、局部血管破裂的潜在危险。
知情同意签署	1. 我已详细阅读以上告知内容，对医护人员的解释清楚和理解，经慎重考虑，同意做此项检查。 2. 签署人（内容）包括患者或其监护人、监护人与患者关系、谈话医护人员。 3. 签署时间。
再次沟通知情同意	不符合上述内容和条件，又需要使用 MRI 对比剂者，建议签署 MRI 对比剂使用患者知情同意书时，在上述内容基础上增加针对该患者具体情况的相关条款。

第七章 常见疾病的诊断识别

第一节 肺部疾病

一、肺炎

（一）概述

肺炎是指终末呼吸道、肺间质及肺泡出现炎症，主要由病原微生物、免疫损伤、过敏、理化因素及药物等导致肺组织炎性渗出性病变，是呼吸道的常见病及多发病。细菌性肺炎是最常见的类型之一，患者常出现发热、咳嗽、咳痰、咯血、胸痛、喘息、呼吸困难等症状。

（二）发病机制

1. 主要病因。

当病原体数量多、毒性强，损伤呼吸道局部或全身免疫防御系统后可发生肺炎。最常见的包括细菌感染（如肺炎链球菌、金黄色葡萄球菌、肺炎克雷伯菌、大肠埃希菌等）、病毒感染（如流感病毒、呼吸道合胞病毒、腺病毒等）、真菌感染（如白色念珠菌、隐球菌、曲霉菌等）、寄生虫感染等，此外，理化因素、过敏、免疫损伤、药物也是重要原因。

2. 诱发因素。

1）吸烟：吸烟会破坏肺组织对细菌和病毒的天然保护屏障，使肺组织无法抵御损害，从而诱发肺炎。

2）环境因素：长期居住在拥挤、潮湿的室内或长时间接触烟雾粉尘，容易诱发肺炎。

3）个人因素：淋雨、酗酒、劳累等容易诱发肺炎。

4）免疫功能低下：当机体发生获得性免疫缺陷病或防御机制障碍时，可诱发肺炎。

（三）分类和病理机制

1. 分类。

根据解剖分类：①大叶性肺炎（又称为肺泡性肺炎）；②间质性肺炎；③小叶性肺炎。
根据患病环境分类：①医院获得性肺炎；②社区获得性肺炎。

根据病因分类：①细菌性肺炎；②病毒性肺炎；③真菌性肺炎；④非典型病原体所致肺炎；⑤其他病原体所致肺炎；⑥理化因素所致肺炎。

2. 病理机制。

主要病理变化为渗出、炎性细胞浸润增生及变性。急性炎症以渗出为主要病理变化，慢性炎症以增殖为主要病理变化。肺炎因某种原因不吸收或吸收延迟，大量纤维组织增生，肺泡内纤维素性渗出物机化，肺泡间隔增厚，支气管黏膜慢性炎症改变，可形成机化性肺炎。若炎症局限化形成瘤样肿块，称为炎性假瘤。

（四）临床表现

患者常出现寒战、发热、咳嗽、咳痰、胸痛、气促、喘息、呼吸困难、咯血等症状，可伴有头痛、乏力、恶心、呕吐、腹痛、腹泻、肌痛、关节痛等。

（五）影像学表现

1. X线检查。

1）大叶性肺炎（图7-1）：炎症主要位于肺泡，很少累及支气管和间质。充血期可无明显异常，病变区肺纹理增强，透光度减低或呈磨玻璃样改变。实变期（包括红色肝样变期及灰色肝样变期）呈大片状均匀的致密阴影，形态与肺叶轮廓相符合，由于实变肺组织与含气的支气管相衬托，其内有时可见透亮的支气管影，即空气支气管征。病变近叶间裂侧常可见平直的界线，而其他部位的边缘模糊不清。病变也可局限于肺叶的一部分或某一肺段。消散期实变影密度逐渐降低，病变呈散在、大小不一和分布不规则的斑片状影，进一步吸收后病变区出现条索影，其后仅见增粗的肺纹理，逐渐恢复正常。少数病例可因长期不吸收而演变为机化性肺炎。

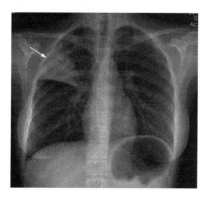

图7-1 大叶性肺炎 X线片

注：正位胸片示右肺中上野大片密度增高影，水平裂显示清楚。

2）小叶性肺炎（支气管肺炎）（图 7-2）：病灶以小叶支气管为中心，多位于双肺下野内、中带，沿支气管分布，呈斑片状、结节状密度增高影，边缘不清，可融合成片状，伴有心缘、横膈影模糊。病灶内液化坏死可形成空洞。可伴有胸膜腔积液（胸水）。

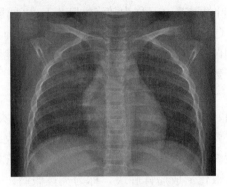

图 7-2　小叶性肺炎 X 线片

3）间质性肺炎（图 7-3）：炎症主要累及支气管和血管周围、小叶间隔、肺泡壁和肺泡间隔等肺间质结构，常位于两肺门区及中下肺野。肺纹理增粗、模糊并交织呈网状，伴有小点状阴影。肺门影轻度增大，结构模糊，密度增高。双肺透亮度增高，或存在局部肺气肿。

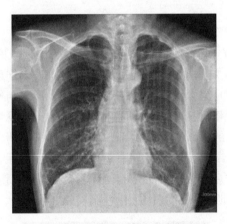

图 7-3　间质性肺炎 X 线片

注：双肺中下野肺纹理增多、紊乱，可见网状、索条状改变。

4）病毒性肺炎（图 7-4）：双肺磨玻璃影，小片状浸润、实变，病情严重时可见双肺弥漫性浸润，称为"白肺"，比较少见。

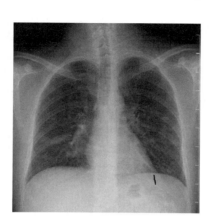

图 7-4　病毒性肺炎 X 线片

注：正位胸片示双肺散在淡薄斑片影，边界不清。

5）支原体肺炎（图 7-5）：病变主要以间质改变为主，早期肺纹理增多、增粗伴网状影。随着病情进展，可出现肺泡浸润，表现为斑片状致密影，多为节段性分布。较典型的表现为自肺门向肺野延伸的扇状致密影，边缘模糊。支原体肺炎 X 线片无特异性，多为单侧下叶浸润，表现为节段性肺炎，严重者呈双侧广泛性肺炎。

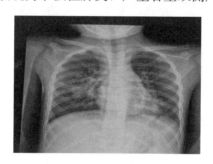

图 7-5　支原体肺炎 X 线片

注：正位胸片示右肺门显示不清，周围见斑片状致密影。

2. CT。

1）大叶性肺炎（图 7-6）：实变期主要表现为斑片或大片状密度增高影，形状与肺叶或肺段一致，边缘被胸膜局限，内可见支气管影。消散期，炎症逐渐吸收，病变密度逐渐降低，呈散在、大小不一、分布不均匀的斑片状影，片状区域吸收较快可出现"假空洞征"。

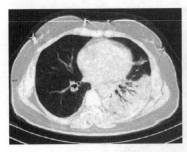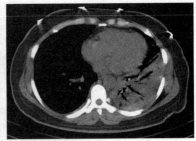

图 7-6　大叶性肺炎 CT

注：CT 示左肺下叶大片实变影，内可见支气管充气征。

2）小叶性肺炎（支气管肺炎）（图 7-7）：病灶呈散在或弥漫性分布，表现为大小不一且边缘模糊的片状影及结节状影，典型者呈腺泡样改变，支气管血管束增厚。小叶支气管阻塞时，可伴有小叶性肺气肿或肺不张。小叶性肺炎治疗后可完全吸收或残留少许纤维条索影。

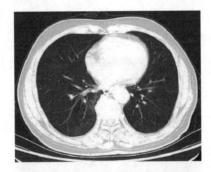

图 7-7　小叶性肺炎 CT

注：CT 示右肺下叶后基底段多发结节影，边缘模糊，沿支气管血管束分布。

3）间质性肺炎（图 7-8）：单侧或双肺下叶弥漫分布的网状影，内小叶间隔、叶间胸膜增厚；也可表现为结节状影或小片状影，边界模糊或清楚。急性早期或症状较轻者可表现为磨玻璃影。可伴有小叶性肺气肿或局限性肺不张、胸水、纵隔和肺门淋巴结增大。

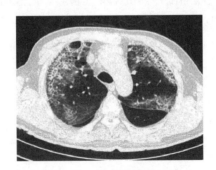

图 7-8　间质性肺炎 CT

注：CT 示双肺胸膜下区多发网状影及斑片影，边缘模糊，内小叶间隔增厚。

4）病毒性肺炎（图7-9）：早期肺纹理增多，随着病情进展可出现片状磨玻璃影，严重时可出现双肺弥漫性磨玻璃影（"白肺"）。

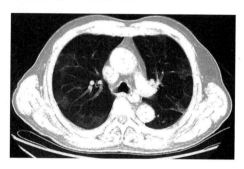

图7-9 病毒性肺炎 CT

注：CT示双肺胸膜下区多发磨玻璃影，边界不清。

5）支原体肺炎（图7-10）：炎症早期主要累及肺间质，表现为肺纹理增粗、模糊，支原体肺炎渗出性实变影密度较淡，CT可显示内部的肺纹理。

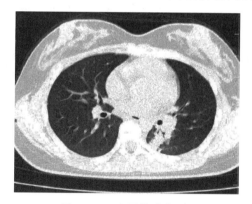

图7-10 支原体肺炎 CT

注：CT示左肺下叶背段片状实变影，边缘模糊。

（六）诊断与鉴别诊断

不同类型的肺炎影像学表现有一定的特异性，结合临床症状及实验室检查通常能进行相应诊断。上叶大叶性肺炎需与干酪性肺炎鉴别，中叶大叶性肺炎需与肺不张鉴别，下叶大叶性肺炎需与胸膜炎鉴别，大叶性肺炎消散期需与肺结核、支气管肺炎、节段性支原体肺炎鉴别。细菌、病毒、真菌感染均可引起支气管肺炎，仅靠影像学表现难以鉴别病原体。间质性肺炎可由多种病因导致，包括尘肺、结缔组织病、朗格汉斯细胞组织细胞增生症、结节病等，影像学表现类似，需进一步鉴别。间质性肺炎中的粟粒样结节需与粟粒性肺结核鉴别。病毒性肺炎与肺部其他炎性病变影像学表现有相似之处，需与细菌性肺炎、支原体肺炎、军团菌肺炎、卡氏肺孢子菌肺炎等鉴别。支原体肺炎需与细菌性肺炎、病毒性肺炎、过敏性肺炎、渗出浸润为主的继发性肺结核等鉴别。

二、肺结核

(一) 概述

肺结核是指结核分枝杆菌感染肺部的呼吸道传染性疾病，临床上表现为咳嗽、咳痰、发热、盗汗、疲乏无力、体重减轻、食欲减退等。呼吸道飞沫传播是肺结核的主要传播途径，正常人接触肺结核患者后，若吸入肺结核患者呼出的携带结核分枝杆菌的飞沫，可能会感染肺结核。肺结核具有较高的发病率与死亡率。

(二) 发病机制

1. 当机体的免疫力下降时，接触结核分枝杆菌后肺结核发生的风险增高。

2. 随着年龄增加，老年人身体各项功能逐渐退化，免疫力降低，对结核分枝杆菌的抵抗力下降，当结核分枝杆菌侵袭肺组织后容易诱发肺结核；婴幼儿身体功能尚未发育成熟，机体免疫力较差，对结核分枝杆菌的抵抗力较弱，结核分枝杆菌侵袭肺组织后易发生肺结核。

3. 卫生条件较差的居住环境容易滋生结核分枝杆菌，引发肺结核。

4. 医生、护士、医疗保健人员或社会相关工作人员接触肺结核患者的机会较多，是肺结核发病的高风险人群。

5. 营养状况较差、药物滥用、酒精滥用、使用激素等抑制免疫系统药物、吸烟、慢性肺疾病等，均可能诱发肺结核。

(三) 病理机制

结核分枝杆菌感染肺部可引发肺结核，痰中携带结核分枝杆菌的肺结核患者是肺结核的主要传染源。肺结核患者通过咳嗽、打喷嚏、大笑、大声讲话等方式，将含有结核分枝杆菌的飞沫送入空气中，飞沫主要通过呼吸道途径传播。

(四) 结核病的分类

1. 原发性肺结核。
2. 血行播散型肺结核。
3. 继发性肺结核。
4. 结核性胸膜炎。
5. 其他肺外结核，如肾结核、结核性脑膜炎、骨关节结核、肠结核等。

(五) 临床表现

咳嗽、咳痰3周或以上，可伴有咯血、胸痛、呼吸困难等症状。发热常表现为午后低热，可伴有盗汗、乏力、食欲下降、体重减轻、月经失调。部分患者可出现结节性红斑、泡性结膜炎和结核风湿症。有20%活动性肺结核患者也可以无症状或仅有轻微症状。

（六）影像学表现

1. X线检查。

1）原发性肺结核（图7-11）：肺内的原发病灶、引流淋巴管炎及肿大的淋巴结，与肺门相连的哑铃型阴影。原发病灶完全吸收时，表现为纵隔和（或）肺门淋巴结肿大，称为胸内淋巴结结核。其中炎症型表现为从肺门向外扩展的高密度影，结节型表现为肺门区突出的圆形或卵圆形、边界清楚的高密度影，以右侧肺门较多见。

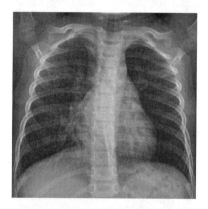

图7-11 原发性肺结核X线片

注：正位胸片示左上肺门影增大伴密度增高影。

2）血行播散型肺结核（图7-12）：分为急性粟粒性肺结核和亚急性或慢性血行播散型肺结核。急性粟粒性肺结核表现为分布均匀、密度均匀、大小均匀的三均匀弥漫性双肺粟粒状阴影。亚急性或慢性血行播散型肺结核表现为大小不均、密度不均、分布不均、新老不等的点状或片状病灶。

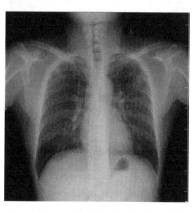

图7-12 血行播散型肺结核X线片

3）继发性肺结核（图7-13）：浸润性病灶，如云雾状，边缘模糊，密度相对较低；干酪样病灶，密度相对较高，且不均一；空洞，形成不同形状的透亮区；纤维钙化的硬结病灶，如条索、结节状、斑点状病灶，边缘清晰，密度相对较高。

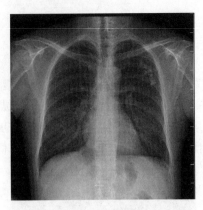

图 7-13　继发性肺结核 X 线片

注：正位胸片示左肺上野多发结节状高密度影，主要表现为纤维增殖灶，边界清楚。

4）结核性胸膜炎（图 7-14）：积液量较少时，可见清楚且锐利的肋膈角，随着积液增多，肋膈角逐渐变钝；积液量中等时，可见横贯前后的致密阴影，且中间凹陷、两侧较高；积液量较多时，可见增高致密影到肺尖下部，且纵隔向健侧移位，横膈下移。干性胸膜炎可见位于肺尖及胸腔外围的成片密度增高影。

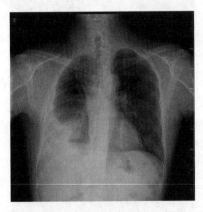

图 7-14　结核性胸膜炎 X 线片

注：正位胸片示右侧肋膈角消失伴片状高密度影，上缘为凹面向上的弧线，内侧低、向外升高变陡。

2. CT。

病灶多位于上叶尖后段和下叶背段，肺结核的种类不同，CT 表现也各不相同。基本病变分为渗出、增殖、干酪、空洞。在 CT 影像上，一般表现为"三多三少"的特征，即结核的多灶性、多形态性、多钙化和少肿块、少堆积、少增强。多灶性是指病灶周围可以出现卫星灶；多形态是指各个时期结核灶的形态各不相同，可以表现为增殖结节、坏死、薄壁空洞或者肉芽肿的钙化；多钙化一般是钙盐沉积引起的。

1）原发性肺结核（图 7-15）：可见肺门及纵隔淋巴结增大；肺部出现斑点状、小结节状、索条状影，边缘模糊；以增殖病变为主时呈结节状，密度均匀。

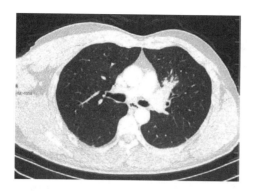

图 7-15 原发性肺结核 CT

注：CT 示左肺门影增大伴片状高密度影，远端模糊。

2）血行播散型肺结核（图 7-16）：早期急性粟粒性肺结核，CT 可清晰显示两肺广泛的 1～2mm 大小的粟粒样阴影，密度均匀、边界清楚、分布均匀。亚急性或慢性血行播散型肺结核表现为大小不一的结节影，上肺结节多，且大于下肺结节。

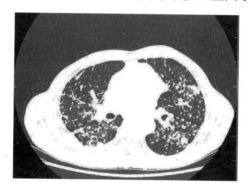

图 7-16 血行播散型肺结核 CT

3）继发性肺结核（图 7-17）：结核球呈圆形、椭圆形阴影，边缘清晰，轮廓光滑，偶有分叶，密度较高，内部常见斑点层状或环状钙化，结核球周围常见散在的纤维增殖性病灶，称为卫星灶。结核性空洞为圆形或椭圆形，病灶内见透亮区，空洞壁薄，内壁较规则，有时可呈厚壁不规则空洞。继发性慢性纤维空洞性肺结核表现为单侧或双肺上中部不规则透亮区，空洞壁厚，壁周有大量纤维粘连，空洞周围有大片渗出和干酪样病变。

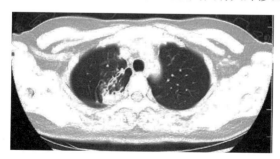

图 7-17 继发性肺结核 CT

注：CT 示浸润性肺结核，右肺上叶斑片状密度增高影，形态不规则，边缘见条索影。

4）结核性胸膜炎（图7-18）：急性期见一侧或两侧胸腔内游离的胸水，此时仅凭影像学表现诊断困难，需结合临床表现及胸水化验。慢性期见胸膜局限性或广泛性肥厚、包裹性积液、胸膜钙化，胸廓塌陷，纵隔向患侧移位，甚至胸壁上见寒性脓肿。

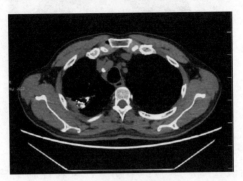

图7-18　结核性胸膜炎CT

（七）诊断与鉴别诊断

肺结核根据临床症状、影像学表现与实验室检查可诊断，影像上需与肺癌、肺炎、肺脓肿等鉴别。中央型肺癌表现为肺门附近的阴影，与肺门淋巴结结核相似，周围型肺癌可呈圆形、分叶状肿块，需与结核球鉴别，结核球周围存在卫星灶、钙化，而肺癌边缘常有毛刺。肺脓肿空洞多见于下叶，脓肿周围的炎性浸润较重，空洞内存在液平面，而肺结核空洞多发生在上叶，空洞壁较薄，洞内很少有液平面。不同类型肺炎有较特征性的表现，同时依据临床症状、实验室检查等可进行鉴别。

三、肺癌

（一）概述

肺癌是指发生于支气管上皮、腺上皮或肺泡上皮的恶性肿瘤。肺癌多见于中老年人群、吸烟者、长期接触职业致癌因子者，临床上表现为咳嗽、咳痰、咳血、呼吸困难、胸痛等症状。

（二）发病机制

目前临床尚未完全明确肺癌的发病机制，但认为吸烟、环境污染、职业接触、肺部慢性感染、遗传因素、不良饮食习惯与疾病发生息息相关。

（三）分类

根据组织细胞学，肺癌分为鳞癌、腺癌、鳞腺癌、小细胞癌、大细胞癌、类癌、细支气管肺泡癌。根据肿瘤发生位置分为：①中央型肺癌，即发生在支气管或叶支气管、肺门附近的肺癌；②周围型肺癌，即发生在肺段及肺段以下支气管、肺周边部位的肺癌。

（四）临床表现

早期肺癌多无症状，病情发展到一定阶段可出现相应症状，包括咯血、刺激性咳嗽、胸痛等。间断性痰中带血是肺癌的重要临床表现。

（五）影像学表现

1. X线检查。

1）中央型肺癌（图7-19）：支气管狭窄、截断，肺门区肿块，可出现一侧肺叶的阻塞性肺气肿、阻塞性肺不张，右上叶肺癌可出现横"S征"。

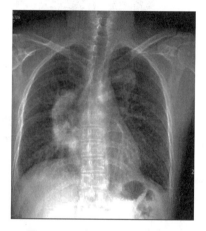

图7-19 中央型肺癌X线片

注：正位胸片示右肺门不规则肿块，右肺门结构不清。

2）周围型肺癌（图7-20）：肺野中外带结节或肿块，病灶形态不规则，密度不均匀或均匀，邻近胸膜牵拉凹陷。病灶内存在小空泡征或空洞表现，壁不光整可见结节，合并向纵隔、肺门转移的肺部肿块。

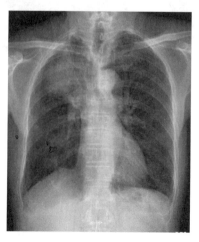

图7-20 周围型肺癌X线片

注：正位胸片示右肺上野肿块，边缘毛糙。

3）弥漫型肺癌：双肺弥漫多发的结节、斑片状影，结节大小从粟粒状至 1cm 不等，或多肺叶、肺段的实变影。

2. CT。

1）中央型肺癌（图 7-21）：支气管壁不规则增厚、管腔狭窄，若病变进展形成肿块可侵犯纵隔。阻塞性肺炎表现为小片状、肺叶或肺段的实变影，肺体积缩小。阻塞性肺不张，肿块与不张肺相连，呈"S 征"或反"S 征"，增强扫描不张肺内可见肿块影及支气管内黏液潴留。阻塞性支气管扩张表现为柱状或带状高密度"手套征"影。阻塞性肺气肿常不易发现。

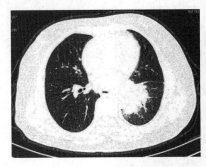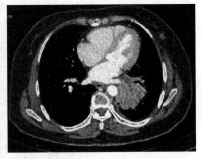

图 7-21　中央型肺癌 CT

注：CT 示左肺门肿块，边缘毛糙，增强扫描不均匀强化。

2）周围型肺癌。

（1）分叶征：肿瘤边缘呈分叶状，部分病灶边缘光滑无分叶（图 7-22）。

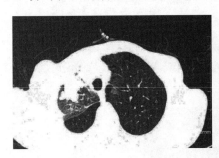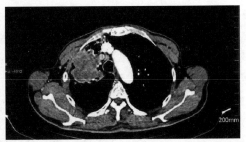

图 7-22　周围型肺癌分叶征 CT

注：CT 示右肺上叶软组织团块，边缘分叶，增强扫描不均匀强化。

（2）毛刺征与胸膜凹陷征：肿瘤边缘常毛糙、不光滑伴毛刺。肿瘤与胸膜之间呈三角形或线形的阴影称为胸膜凹陷征。

（3）空泡征：常见于较小的腺癌或细支气管肺泡癌，出现蜂窝状空泡征可考虑恶性肿瘤。

（4）血管集中征：部分肿瘤周围的动脉或静脉向肿瘤集中，可达肿瘤边缘或与肿瘤相连。

（5）磨玻璃征：病变密度较低，内可见血管影，常见于 2cm 以下的肺癌。

（6）空洞：空洞壁多不规则，边缘可见分叶征与毛刺征。

（7）钙化：多表现为斑片状或结节状钙化。

3）弥漫型肺癌：肺叶、肺段的实变影内见空气支气管征，支气管壁不规则狭窄、扭曲、僵硬，细小分支截断。病灶内可见大小不等的气体密度影，为肿瘤侵犯细支气管和肺泡所致。增强扫描可出现血管造影征，为实变影内的强化血管影。

（六）诊断与鉴别诊断

中央型肺癌影像学表现为支气管壁增厚伴结节、肿块影，肺门肿块是重要的诊断依据。中央型肺癌需与支气管内膜结核鉴别。阻塞性炎症需与肺炎、继发性肺结核鉴别。阻塞性肺不张需与慢性炎症或结核引起的肺不张鉴别。

周围型肺癌的特征性表现为肿瘤边缘分叶征、毛刺征、空泡征、胸膜凹陷征、血管集中征等，有时需与炎性结节、肺结核球、错构瘤鉴别。而磨玻璃密度的周围型肺癌需与局灶性肺炎、不典型腺瘤样增生鉴别。

弥漫型肺癌和肺炎均可表现为双肺多发的斑片状影、实变影，二者很难鉴别。抗感染治疗后病变不吸收、有淋巴结增大，有助于弥漫型肺癌的诊断。

第二节　心、肺血管疾病

一、冠状动脉疾病的临床及放射学诊断

心脏向全身组织输送血液，而自身的血液来源于主动脉根部发出的冠状动脉。冠状动脉分为左右两支，左冠状动脉主干远端分为前降支、回旋支，右冠状动脉主干沿途发出窦房结支、圆锥支、右心室前支、心房支、缘支、后降支（后室间支）。

（一）冠状动脉粥样硬化性心脏病（冠心病）

冠心病指冠状动脉粥样硬化导致管腔狭窄或闭塞，心肌缺血、缺氧、坏死的一类心脏疾病。

1. 病因。

动脉粥样硬化（Atherosclerosis，AS）的确切病因目前仍然不清，早期识别危险因素并对其进行干预，对预防动脉粥样硬化的发生发展起到积极作用。主要危险因素包括不合理的饮食结构、不良的生活方式以及某些疾病等，如高糖、高脂、高胆固醇类饮食摄入，长期吸烟、大量饮酒、长时间躺坐、缺乏运动，高血压、糖尿病、高脂血症等可增加动脉粥样硬化的风险。有早发冠心病家族史（男性＜55岁，女性＜65岁）者，近亲患动脉粥样硬化的概率明显增高。

2. 发病机制。

动脉粥样硬化的发病机制尚未完全明晰，主要包括脂质浸润学说、内皮损伤－反应学说、血小板聚集和血栓形成假说、平滑肌细胞克隆学说等。病程初期，动脉内部局部

血流动力学异常导致内膜细胞层出现破损、功能障碍，低密度脂蛋白胆固醇开始在内膜层沉积，产生炎症反应。病程进展期，平滑肌细胞向内膜层移动、增殖，同时平滑肌细胞及巨噬细胞、T淋巴细胞发挥效应后凋亡，其构成了动脉粥样硬化斑块坏死的核心。病程的复合期，斑块内部出现钙盐沉积，不稳定斑块可出现破裂引发局部血栓形成，动脉内持续闭塞性血栓导致目标灌注组织器官出现缺血或坏死性损伤，如急性冠状动脉综合征等。

3. 病理机制。

1）脂纹：为最早肉眼可观察的病变，表现为血管内膜层点状、斑片状、条纹样黄色病灶。

2）纤维斑块：脂纹进一步进展则形成纤维斑块。内膜层表面出现散在不规则的隆起斑块，颜色由浅黄、灰黄变为白色。斑块表面是大量平滑肌细胞和细胞外基质组成的纤维帽。

3）粥样斑块：动脉粥样硬化的典型表现，由纤维斑块深部的细胞坏死发展而来。斑块由深层质软的黄白/黄色粥样物质和浅层质硬的白色组织构成。纤维帽下可见钙盐沉积、胆固醇结晶、大量崩解坏死的产物积聚。

4）继发性改变：为斑块基础上产生的病理进展。常见动脉管腔狭窄、钙化、斑块内出血、斑块破裂、血栓形成、动脉瘤形成等。

4. 临床表现。

1）心绞痛：在体力劳动或情绪激动、精神高度紧张、饱食、寒冷时出现，表现为胸骨后或心前区压迫性、紧缩性疼痛，偶有濒死感，可向左肩、左上臂、左肩胛区放射，休息或舌下含服硝酸甘油3~5分钟可缓解。

2）心肌梗死及其并发症：急性心肌梗死表现为持续性剧烈胸痛，可向肩颈部放射，可伴心悸、气促、疲乏及呼吸不畅。

3）严重者出现呼吸困难、端坐呼吸、咳粉红色泡沫痰等左心功能不全症状。

5. 影像学表现。

1）X线检查：当冠状动脉出现钙化性斑块时，可在其走行区见到相应形态高密度影。冠状动脉病变引起心脏、肺部改变时可出现一定的表现，如陈旧性心肌梗死导致的心腔扩大，室壁瘤形成导致的局部心腔扩张，可在平片上观察到左心室增大等表现。当心肌梗死导致左心功能不全时，可以看到相应肺淤血、肺水肿征象。

2）CT平扫。

（1）心脏：陈旧性心肌梗死、室壁瘤出现时表现为心腔扩张，有时室壁瘤内可形成附壁血栓。陈旧性心肌梗死时心肌厚度也会发生改变，主要表现为厚度变薄、密度减低。

（2）冠状动脉：冠状动脉走行区可见钙化高密度影。

3）CT血管成像（CTA）：主要用于评价管径在1.5mm及以上的冠状动脉的狭窄及斑块情况。CT值大于或等于130HU者定为钙化斑块，CT值小于130HU者定为非钙化斑块，其中20~60HU者一般为脂质斑块，70~120HU者一般为纤维斑块，斑块内部既有非钙化成分（如脂质、纤维斑块）又有钙化成分，则为混合斑。

冠状动脉狭窄情况分为6类：无狭窄、轻微狭窄（1%~24%）、轻度狭窄（25%~

49%）、中度狭窄（50%～69%）、重度狭窄（70%～99%）、闭塞（100%）。对于闭塞性冠状动脉病变，要全面评估 CT 值、受累范围、钙化程度、冠状动脉远端情况，为临床制订治疗方案提供全面有效信息。

　　冠状动脉粥样硬化性管腔轻度狭窄见图 7-23。

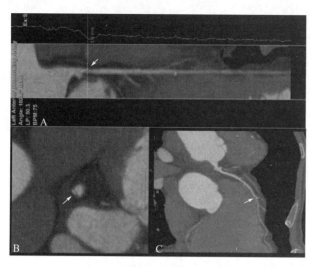

图 7-23　冠状动脉粥样硬化性管腔轻度狭窄

　　注：A，曲面重组（Curved Plannar Reformation，CPR）前降支开口狭窄（箭头所指），远段管壁钙化斑块；B，左冠状动脉主干管壁混合斑块，管腔轻度狭窄（箭头所指）；C，前降支远段管壁钙化斑块（箭头所指）。

　　冠状动脉粥样硬化性管腔中度狭窄见图 7-24。

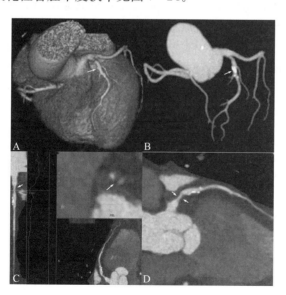

图 7-24　冠状动脉粥样硬化性管腔中度狭窄

　　注：A，VR 示前降支近端管壁不光滑（箭头）；B，MIP 示前降支近端钙化斑块；C、D，曲面重组见前降支近段散在混合斑块，管腔中—重度狭窄（箭头）。

冠状动脉粥样硬化性管腔重度狭窄见图 7-25。

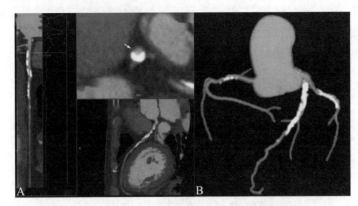

图 7-25　冠状动脉粥样硬化性管腔重度狭窄

　　注：A，曲面重组见左冠状动脉前降支近中段钙化斑块，管腔重度狭窄（箭头）；B，MIP 示左冠状动脉前降支近中段、左冠状动脉回旋支中段、右冠状动脉中段钙化斑块。

　　4）DSA：冠状动脉出现狭窄时表现为管腔局限性或者弥漫性充盈缺损，对比剂变窄，病变段可规则或不规则，偏心或向心性狭窄。当斑块出现溃疡时，表现为充盈缺损上的龛影。如果冠状动脉内血栓形成，部分可见对比剂绕行。当冠状动脉完全阻塞时，则表现为"杯口征"。部分患者病程长，可见侧支循环形成。

　　6. 诊断与鉴别诊断。

　　DSA 对于血管管腔的显示灵敏度、特异度非常高，作为诊断冠状动脉管腔狭窄的"金标准"，当出现管腔大于或等于 50% 狭窄时，则诊断为冠心病，同时结合介入治疗是临床针对此疾病的首选诊治手段，但此检查不能全面显示出冠状动脉管壁的情况，如斑块的性质、血管炎性疾病等。冠状动脉 CT 血管造影（CTA）能快速、有效地诊断此类疾病，有效地显示管壁、管腔的情况，其由于简便、无创、快速、有效等优势，成为诊断冠心病的首选检查方法。冠心病的鉴别诊断主要是各种累及冠状动脉的疾病，如血管炎性疾病、免疫性疾病等，较少见。

　　（二）川崎病

　　川崎病又称为皮肤黏膜淋巴结综合征，是由感染因素触发的急性全身免疫性血管炎，好发于 5 岁以下婴幼儿。

　　1. 发病机制。

　　目前尚未明确，推测多与感染因素相关。川崎病冠状动脉病变包括冠状动脉扩张、动脉瘤形成，甚至管腔出现狭窄和闭塞。

　　2. 病理机制。

　　川崎病冠状动脉病变存在 3 种相互关联的血管病变：急性自限性坏死性动脉炎、亚急性或慢性血管炎和管腔肌纤维细胞增生。

　　3. 临床表现。

　　1）发热：体温 39~40℃，反复发热，发热时间一般在 7~14 天，也可更长。抗生素往往无效，糖皮质激素有效果。

2）黏膜－皮肤改变：①眼部，双侧球结膜非渗出性充血，非化脓性。②唇口，嘴唇充血、皲裂，草莓舌，口腔咽喉弥漫性充血。③皮疹，发热后 5 天内出现全身弥漫分布斑丘疹和多形性、猩红热样皮疹，而脓疱疹、荨麻疹较为少见，主要分布于四肢、躯干，该类病变特征性表现为腹股沟区、肛门区病变更重，出现早期蜕皮。④四肢改变，急性期掌跖面潮红，手足硬性水肿，恢复期指甲脱落。

4. 影像学表现。

1）X 线检查：无明显特征性表现。当出现心包炎、瓣膜关闭不全、心功能不全、心力衰竭及心肌梗死、室壁瘤时，心影可见扩大。

2）多层螺旋 CT 血管成像（MSCTA）：主要用于诊断冠状动脉病变，因川崎病可累及冠状动脉，导致冠状动脉扩张、动脉瘤形成甚至破裂、内部血栓形成、狭窄等。常见累及部位为冠状动脉的近、中段。

（1）冠状动脉瘤形成时可见管壁呈梭形、囊状或柱状扩张，同时也可合并狭窄，从而使得冠状动脉病变段呈串珠样改变，其旁可有侧支循环形成。

（2）动脉瘤壁可出现钙化，瘤腔内出现附壁血栓，或者完全堵塞。

（3）当冠状动脉病变不断进展时，心肌出现改变，可出现心肌缺血样改变、心肌梗死，局部肌壁变薄，心功能不全、心力衰竭，从而导致心腔扩张、室壁瘤形成，内部可见附壁血栓。

（4）当川崎病累及其他动脉时，如主动脉根部、主动脉分支血管（如头臂干等），也可出现前述同类病变，如管腔扩张、狭窄等。

5. 诊断和鉴别诊断。

川崎病为一类临床综合征，其诊断主要依靠临床表现和实验室检查、影像学检查。通过 CTA 可得出冠状动脉病变极具价值的信息，如冠状动脉瘤样扩张、管腔不同程度狭窄或闭塞，基本可做出诊断。此病需要与动脉炎所导致的血管扩张相鉴别，动脉炎多见于中青年女性，主要累及冠状动脉开口，导致开口管腔狭窄，同时伴有主动脉及其分支壁增厚、弥漫狭窄等改变。

二、主动脉夹层的临床及放射学诊断

主动脉夹层（Aortic Dissection，AD）指各种病因引起主动脉内膜出现破口，血流由内膜破口流向主动脉壁中膜层，造成主动脉内膜层与中膜层分离的一种病理学征象。该病凶险，死亡率高。

（一）发病机制

主动脉夹层主要由高血压、动脉粥样硬化所致，长期高血压、血压控制不佳可使动脉壁长期处于应急状态，弹性纤维常发生囊性变性或坏死，导致夹层形成。常见原因有以下几点。

1. 动脉粥样硬化：常见于高脂血症、吸烟的老年人，主动脉壁发生退行性病变，结构絮乱，表面存在溃疡。

2. 血管创伤：钝性损伤常见于车祸和高处坠落，医源性损伤可导致主动脉内壁受损。

3. 遗传性因素：胸主动脉瘤或夹层动脉瘤家族史、遗传性胶原纤维疾病（如马方综合征、血管性 Ehler－Danlos 综合征等）。

（二）病理机制

主动脉是一种弹性动脉，由内膜、中膜、外膜组成。主动脉夹层指主动脉壁退变或中层弹性纤维和平滑肌退行性变，在主动脉腔内血流动力学变化（如高血压）影响下主动脉内膜和中膜撕裂形成夹层原发破口（第一破口），腔内的血液通过撕裂的内膜破口进入主动脉壁中层形成夹层血肿，沿血管长轴的方向扩展形成动脉真、假腔病理改变。

1965 年，DeBakey 等首次根据主动脉夹层的破口位置和夹层剥离累及范围将其分为 3 种类型。主动脉夹层的分型有助于临床治疗与评估预后。

Ⅰ型：破口起自升主动脉或主动脉弓，夹层病变范围广泛，累及升主动脉、主动脉弓及降主动脉，部分可累及髂动脉。

Ⅱ型：破口起自升主动脉，夹层剥离局限于升主动脉，少数可累及主动脉弓。

Ⅲ型：破口起自左锁骨下动脉以远，夹层剥离累及范围局限于隔上胸主动脉为Ⅲa型，夹层向远端剥离累及腹主动脉为Ⅲb型。

1970 年，Daily 等根据夹层剥离累及的范围提出了更简便的 Stanford 分型，即将主动脉夹层分为 A 型和 B 型。Stanford A 型：夹层剥离累及升主动脉，相当于 DeBakey Ⅰ型和Ⅱ型。Stanford B 型：夹层剥离累及左锁骨下动脉以远的胸降主动脉及其远端，相当于 DeBakey Ⅲ型。主动脉夹层分型示意图见图 7－26。

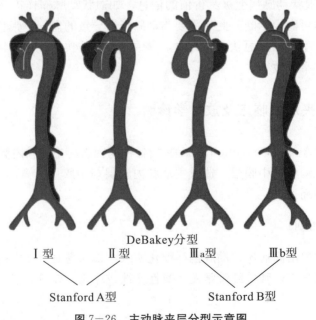

DeBakey分型

Ⅰ型　　　　Ⅱ型　　　　Ⅲa型　　　　Ⅲb型

Stanford A型　　　　　　Stanford B型

图 7－26　主动脉夹层分型示意图

（三）临床表现

本病最常见的症状是突发胸部剧痛，呈刀割或撕裂样，并向胸前及背部放射，可延至颈部、腹部或下肢，可伴有心率增快、呼吸困难、恶心、呕吐、腹胀、腹泻、黑便、晕厥。主动脉主要分支血管的受累将导致相应组织器官灌注不足和缺血，表现为相应的临床症状与并发症。若为高血压患者，起病后剧痛使血压更高，血压突发降低者提示外膜破裂，肢体血压与脉搏可不对称。

（四）影像学表现

1. X线检查：显示胸主动脉增宽，心影可正常或增大（合并主动脉瓣关闭不全时）。腹主动脉夹层X线片不能显示。

2. CT平扫：可显示病变的升主动脉或降主动脉局限性或广泛性扩张。对于主动脉内膜钙化CT平扫优于X线片，钙化内膜向腔内移位5mm提示主动脉夹层，如向外围移位则提示单纯主动脉瘤。假腔有血栓形成时，可见主动脉壁增厚。

3. CTA：确诊主动脉夹层的首选影像学检查方法，具有扫描速度快、诊断灵敏度高的特点。扫描采集范围从胸廓入口至耻骨联合水平，上至弓上三分支（右头臂动脉、左颈总动脉、左锁骨下动脉），下至双侧股动脉。

CTA上主动脉夹层的主要影像学表现如下。

1）内膜片：诊断主动脉夹层的直接征象。内膜片可呈平直或者弯曲的线条状透亮影，将主动脉管腔分为真腔和假腔，呈双腔主动脉征，可观察内膜撕裂范围和程度。

2）内膜破口位置：真腔与假腔相通的位置即为内膜破口处，局部内膜片连续性中断，可有一个或多个破口。

3）真腔和假腔的鉴别：明确真腔和假腔是选择主动脉夹层治疗方案的关键。真腔小，与未受累及的主动脉管腔相续；假腔大，包绕真腔，不与正常主动脉管腔相连续，内可见血栓形成，血栓在增强扫描上不强化，多呈新月形。鸟嘴征是指内膜片与假腔外壁呈锐角，似鸟嘴状。

4）分支血管受累情况：主要是主动脉瓣、冠状动脉、升主动脉、头臂动脉等的受累程度，其累及范围有助于决定外科术式。需重点观察腹主动脉分支如腹腔干、肠系膜上动脉、肾动脉等重要器官血管受累情况，若累及可引起血管狭窄或闭塞，导致相应组织器官缺血、坏死。

5）主动脉破裂：主动脉夹层最严重的并发症，预后差，病死率高。其主要征象为对比剂外溢至主动脉管腔外、心包积血、胸腔积血、腹膜后血肿等。

主动脉夹层CT表现（DeBakey Ⅰ型，Stanford A型）（1）见图7-27。

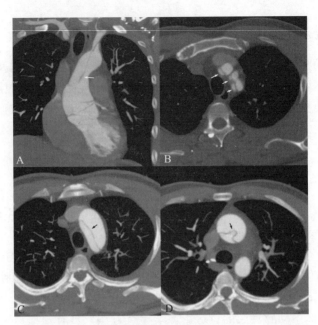

图 7-27 主动脉夹层 CT 表现（DeBakey Ⅰ型，Stanford A 型）（1）

注：A，冠状面 MIP 显示破口位于升主动脉根部，内膜片连续性中断（箭头）；B，横断面 MIP 显示夹层累及左锁骨下动脉、左颈总动脉、右头臂干，呈双腔（箭头），可见内膜片；C，横断面显示撕裂的内膜片及主动脉弓（箭头）；D，升主动脉横断面 MIP 显示鸟嘴征（箭头）。

主动脉夹层 CT 表现（DeBakey Ⅰ型，Stanford A 型）（2）见图 7-28。

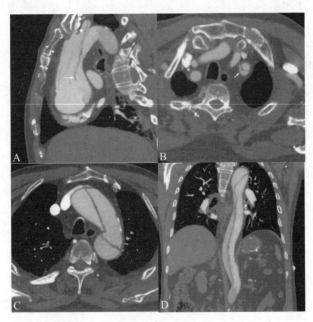

图 7-28 主动脉夹层 CT 表现（DeBakey Ⅰ型，Stanford A 型）（2）

注：A，斜矢状面显示破口位于升主动脉根部，升主动脉内膜片连续性中断（箭头）；B，横断面可见夹层累及左锁骨下动脉，内膜片将左锁骨下动脉分为真腔和假腔（箭头）；C，横断面 MIP 显示夹层累及主动脉弓；D，冠状面 MIP 显示夹层累及降主动脉、腹主动脉。

主动脉夹层 CT 表现（DeBakey Ⅱ型，Stanford A 型）见图 7-29。

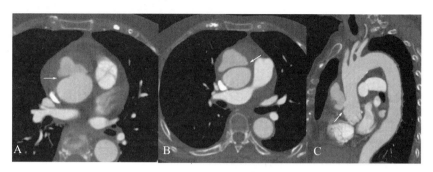

图 7-29　主动脉夹层 CT 表现（DeBakey Ⅱ型，Stanford A 型）

注：A，横断面可见破口位于升主动脉（箭头）；B，横断面升主动脉可见双腔主动脉（箭头所指）；C，矢状面 MIP 显示破口位于升主动脉，夹层局限于升主动脉，夹层未累及头臂动脉、左颈总、左锁骨下动脉（箭头）。

主动脉夹层 CT 表现（Debakey Ⅲb 型，Stanford B 型）见图 7-30。

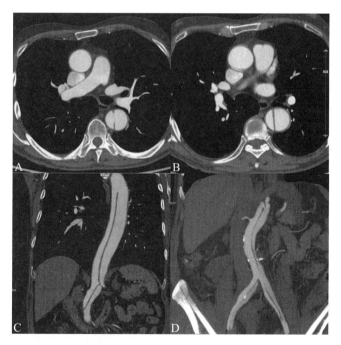

图 7-30　主动脉夹层 CT 表现（Debakey Ⅲb 型，Stanford B 型）

注：A，CTA 横断面显示破口起自降主动脉，内膜片连续性中断；B，可见降主动脉腔内撕裂的线条状透亮影的内膜片，将主动脉管腔分为真腔和假腔；C，冠状面 MIP 显示破口起自降主动脉，撕裂的内膜片呈弯曲的线条状低密度影将主动脉分割为双腔主动脉；D，冠状面 MIP 显示夹层累及双侧髂动脉。

4. MRA 表现：对上述解剖征象显示清晰，无需对比剂增强即可显示内膜破口及内膜片，增强 MRA 能清晰显示真腔和假腔及腔内血栓。但由于检查时间长，不适用于急诊检查。

（五）鉴别诊断

主动脉夹层急诊首选CTA，其影像学表现明确，诊断不难，需要与以下疾病鉴别。

1. 主动脉壁内血肿：CT增强扫描主动脉壁呈连续完整的异常"增厚"，呈新月或环状形，无强化。

2. 大动脉炎：管壁多为连续性、向心性增厚，病变导致管腔狭窄甚至闭塞，远端管腔扩张，管腔粗细不均。

三、主动脉瘤的临床及放射学诊断

主动脉瘤（Aortic Aneurysm，AA）：各种因素造成主动脉管腔囊样扩张，管径大于正常主动脉的1.5倍以上。按发生部位分为升主动脉瘤、降主动脉瘤及腹主动脉瘤。一般升主动脉瘤直径大于4cm为病理性扩张。主动脉瘤按病理解剖及瘤壁组织结构分为真性主动脉瘤（True Aortic Aneurysm）与假性主动脉瘤（False Aortic Aneurysm）。

（一）真性主动脉瘤

1. 发病机制。

1）动脉中层囊性坏死或退行性变：主动脉瘤最常见的病因之一。

2）感染：原发性感染较少见，多为继发性感染。感染性心内膜炎的病原菌在有病变的动脉粥样硬化斑块或受外伤的主动脉内膜繁殖并造成动脉壁感染。

3）遗传性疾病：马方综合征、Ehler－Danlos综合征、家族性动脉瘤病等。

4）主动脉夹层：主动脉夹层导致主动脉和假腔弥漫性或局限性扩张，形成主动脉夹层动脉瘤。

5）细菌、真菌或病毒感染：患败血症时，细菌可通过动脉营养血管进入主动脉壁形成动脉瘤，真菌性主动脉瘤多为继发性，偶可见原发性真菌性主动脉瘤。

6）先天性动脉中层缺陷及梅毒感染。

2. 病理机制。

动脉中层囊性坏死或退行性变，瘤体继续扩大，可破入心包、纵隔和胸、腹腔，引起急性心包积液、大出血甚至猝死。主动脉根部瘤因主动脉窦和瓣环扩大可引起主动脉瓣关闭不全，导致左心室扩大和左心功能不全。老年患者由于动脉硬化多合并高血压、冠心病和脑、肾血管病变。动脉瘤局部血流产生涡流，可产生血栓，如血栓脱落可导致远端动脉栓塞。显微镜下特征：动脉壁弹性蛋白和胶原蛋白降解增加，平滑肌细胞减少。

3. 临床表现。

好发于男性老年人，早期多无症状、体征，常在影像学检查时偶然发现。升主动脉瘤可使主动脉瓣环变形、瓣叶分离而致主动脉瓣关闭不全，造成脉压过大而产生冠状动脉供血不足；压迫上腔静脉时导致上腔静脉阻塞综合征，出现面部、颈部和肩部静脉怒张；压迫气管和支气管时引起咳嗽和呼吸急促。

主动脉弓动脉瘤：压迫气管、支气管，导致咳嗽、呼吸困难、肺不张。

降主动脉瘤：压迫食管引起吞咽困难，压迫喉返神经出现声音嘶哑（部分患者可以此为首发症状就医）。瘤腔血流缓慢与涡流可引起瘤腔内血栓形成，附壁血栓脱落可导致脑、内脏、四肢动脉栓塞。

4. 影像学表现。

1）X线检查：纵隔影增宽，主动脉梭形或囊状扩张。

2）CT：CT平扫可显示动脉瘤壁钙化。CTA上评价的内容和影像学征象主要如下。

（1）动脉瘤的形态和特征，主动脉增宽，超过邻近管腔正常径线的50%，即可诊断为动脉瘤。真性主动脉瘤多呈囊状、梭形或梭囊状，与主动脉腔相连续，无明确瘤颈和内膜片。

（2）主动脉管壁广泛粥样硬化和溃疡形成，动脉瘤体管壁增厚，密度增高。

（3）动脉瘤腔内多有偏心性附壁血栓，血栓形态不规则。

胸主动脉瘤影像学表现见图7-31。

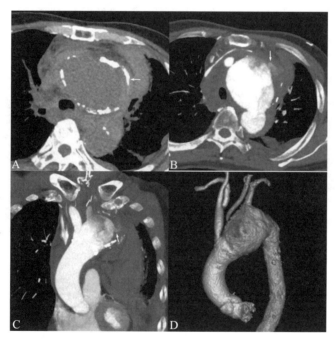

图7-31　胸主动脉瘤影像学表现

注：A，主动脉管腔增宽，管壁广泛粥样硬化（箭头所指）；B、C，动脉瘤左侧局部可见穿透性溃疡形成（箭头所指）；D，VR可见主动脉弓增宽。

3）MRI表现：主动脉局限性扩张，呈梭形或囊状突出，与正常主动脉壁相连续。瘤腔内因血液流动效应在SE序列上无信号，当有附壁血栓形成时表现为略高信号。

5. 诊断与鉴别诊断。

CT及MRI可明确诊断主动脉瘤，X线片上需与纵隔肿瘤及主动脉迂曲、扩张等鉴别。

（二）假性主动脉瘤

1. 发病机制。

多由外伤引起。

2. 病理机制。

外伤导致动脉壁的内膜、中膜、外膜3层结构断裂，形成血肿，周围包绕纤维结缔组织。

3. 临床表现。

无明显异常，常在影像学检查时偶然发现。

4. 影像学表现。

1）X线检查：胸主动脉假性动脉瘤表现为局部主动脉膨隆，腹主动脉假性动脉瘤无法显示。

2）CTA上的主要征象（图7-32）：①瘤体大小不一，形态不规则，与动脉连通的瘤腔可见对比剂充盈，呈偏心性囊状，主动脉一侧常形成窄的瘤颈，为外穿的破口形成，瘤腔内为大量附壁血栓，瘤体通常较大，而对比剂充盈部分较小。②位置不固定，主动脉弓及降部更易形成假性动脉瘤。③可伴有邻近部位的分支血管受累、压迫周围器官、胸水或心包积液。

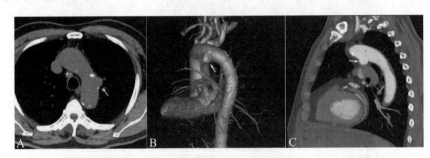

图7-32　假性主动脉瘤CTA

注：A，平扫见主动脉峡部囊状突起（箭头所指）；B，VR呈囊状突起（箭头所指）；C，与主动脉腔相连续的假性动脉瘤（箭头所指）。

3）MRI：位于主动脉旁，形态不规则，瘤腔较大；假性动脉瘤破口与主动脉腔相通。

（1）SE序列可以进行主动脉瘤解剖形态评价，矢状面和冠状面可以显示动脉瘤的位置、范围，瘤壁增厚、瘤壁内血栓和瘤周围出血情况。

（2）脂肪抑制SE序列可以鉴别周围脂肪与瘤壁血肿或粥样硬化增厚。

（3）cine-MRI动态显示能明确破口的位置、大小，在破口处血流喷射进入瘤腔，局部呈低信号。

5. 诊断与鉴别诊断。

需与真性主动脉瘤鉴别，真性主动脉瘤瘤体为主动脉腔的延续，呈瘤样扩张，瘤壁与主动脉壁相连续，无破口。假性主动脉瘤无完整动脉血管壁3层结构，仅是血肿与周围组织粘连的纤维组织，与主动脉壁不相延续。

四、肺动脉栓塞和肺梗死的临床及放射学诊断

肺动脉栓塞又称肺栓塞，是各种栓子起源或经过静脉系统、右心到达肺动脉，导致肺动脉阻塞，从而引起局部血运及氧合障碍，累及循环系统、呼吸系统的综合征，是临床上较为严重的一类疾病。常见有血栓栓塞、羊水栓塞、脂肪栓塞、空气栓塞、肿瘤栓塞、异物栓塞等。肺栓塞并发肺出血或坏死称为肺梗死，占 10%～15%。

（一）发病机制

肺动脉栓塞累及主干、左右分支时，肺动脉压力可陡然升高，从而引发急性右心衰竭，在血运及氧合障碍的情况下又可使左心泵血量下降，血液中氧气含量不足，冠状动脉灌注差而引发心肌缺血，重者死亡。

肺梗死的先决条件是严重肺淤血。肺淤血时，肺静脉压、肺毛细血管压显著增高，阻碍肺栓塞后肺动脉和支气管动脉侧支循环的有效运行，引起肺出血性梗死。

（二）病理机制

肺出血性梗死常发生于肺的下叶，常见于肋膈缘区，多发，累及范围大小不等，病灶底部紧邻肺膜，呈锥形，尖端指向肺门，肺膜表面见纤维性渗出。梗死灶质实，内部肺组织坏死出血呈现暗红色，浅面略隆起。病程长时，后期由于红细胞本身坏死崩解，颜色变浅，周围新生肉芽组织向内部生长逐渐机化，梗死灶变成灰白色。由于瘢痕组织形成、收缩，使得局部病灶下陷。光镜下梗死区域呈现凝固性坏死，在肺间质、小支气管腔、肺泡腔内充填红细胞。梗死早期（48 小时内）红细胞轮廓可辨，以后逐渐崩解，梗死区域周边正常肺组织出现充血、水肿，甚至出血。在临床上，肺脏层胸膜下的梗死灶由于纤维素性渗出导致胸膜炎而出现胸痛；肺组织内部梗死出血，支气管黏膜受到刺激出现咳嗽、咯血表现；组织坏死时血液中白细胞计数增高，可出现发热症状。

（三）临床表现

肺动脉栓塞常见于外伤、外科术后、长期卧床、长途驾驶、产妇生产、血液系统异常等。肺动脉栓塞根据发病时间可分为急性、亚急性及慢性。根据栓塞的严重程度可分为高危、中高危、中低危、低危。根据栓塞的部位可分为中心型和周围型。肺动脉栓塞以血栓来源最为常见，肺动脉血栓栓塞常合并四肢深静脉血栓形成。

患者在栓塞面积较小时可无明显临床表现，仅有实验室指标的改变，如 D－二聚体增高；栓塞面积较大或累及主干时可出现呼吸困难、气促、胸闷、胸痛、咯血、咳嗽、心悸，甚至晕厥，后者可为首发或唯一症状。偶尔会出现"三联征"，即呼吸困难、胸痛、咯血。

（四）影像学表现

1. X线检查。
1) Westermark 征：肺缺血征象，表现为肺纹理消失或稀疏、变细，肺野透光度

增加。

2）Fleischner 征：肺动脉大面积栓塞，肺动脉高压引起中央肺动脉扩张。

3）Hampton's Hump 征：肺栓塞引起肺梗死，形成三角形楔形实变影，底部位于胸膜侧，尖端朝向肺门侧。

4）肺野局部浸润影，叶间裂移动，横膈上移，胸水，右心增大等。

2. CT：直接征象需细致观察，肺动脉内密度可不均匀，血栓密度高于血流密度；通常还会出现肺血减少征，肺动脉分支粗细不一；"马赛克征"是由于局部血流灌注下降，出现密度差异，异常组织与周围相对正常肺组织形成"黑白"相间的征象；部分病例可出现肺梗死。其他征象有肺动脉扩张、支气管动脉扩张、胸水、右心增大。

3. CT 肺动脉造影（CTPA）：肺动脉内出现栓子相应形态的充盈缺损，呈半圆形或边缘不规则半弧形，致肺动脉管腔狭窄或肺动脉闭塞，肺动脉闭塞表现为肺动脉管腔内未见对比剂充盈，上述为肺动脉栓塞的直接征象。其他征象有肺动脉扩张、支气管动脉扩张、右心增大或伴有心腔内血栓。

CT 肺动脉栓塞见图 7－33。

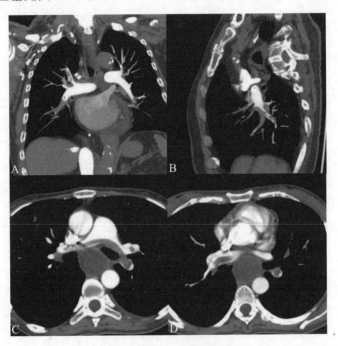

图 7－33　CT 肺动脉栓塞

注：A、B，双肺上叶、下叶肺动脉分支广泛充盈缺损；C，左右肺动脉干充盈缺损；D，双肺下叶肺动脉管腔内见充盈缺损。

4. MRI：SE 序列上血栓表现为中－高信号，周围正常血流表现为流空现象。而梯度回波电影图像上血栓表现为低信号，周围正常血流表现为高信号。

5. MRI 肺动脉造影：分为直接 MRA 和对比增强 MRA。其表现为肺动脉腔内的充盈缺损或完全阻塞，可见血栓漂浮或形成轨道征，肺实质内可见血流灌注减低或者缺损，肺动脉高压、增宽，右心增大。而 CE－MRA 对于血管腔的显示优于普通 MRI，在大血管病变中的检查相当于 DSA，可以很好地显示亚段以上的肺动脉栓塞。

（五）诊断与鉴别诊断

肺动脉栓塞患者通常合并下肢深静脉血栓形成，结合心电图、D－二聚体水平、血气分析、超声心动图以及突发的各类症状、体征做出疑似诊断，送至放射科进行进一步检查，CTPA 可确诊。影像学上肺动脉栓塞需要与各类因素所致的肺动脉高压、右心功能不全、肺梗死相鉴别。

第三节　消化系统疾病

一、食管、胃、肠道肿瘤

（一）食管癌

食管癌是我国常见的恶性肿瘤之一，也是消化道最常见的疾病之一。食管癌的发病率北方高于南方，男性多于女性，发病率自 40 岁开始快速上升，80～84 岁为发病高峰。

1. 发病机制。

食管癌的发病与遗传有关，过量饮酒、吸烟、营养缺乏、食管上皮病变等也是食管癌发病的高危因素。不规律进食、喜烫食、高盐饮食、喜酸菜、快速进餐等均会增加食管癌的发病风险。

2. 病理分型。

食管癌常见的组织病理学类型为鳞状细胞癌和腺癌，以鳞状上皮癌多见。大体形态分为以下四型。

1) 髓质型：肿瘤向腔内外生长，食管壁增厚，肿瘤在腔内呈坡状隆起，表面有深浅不一的溃疡形成。

2) 蕈伞型：肿瘤边缘隆起，似蘑菇状或菜花状向腔内生长，表面多伴有浅的溃疡。

3) 溃疡型：肿瘤表面形成明显溃疡，通常底部凹凸不平，伴有边缘隆起，较少见。

4) 缩窄型：肿瘤在食管壁内浸润性生长，管腔明显变窄，近段食管腔显著扩张。

3. 临床表现。

早期食管癌一般症状不明显，有或仅有间歇性吞咽哽咽感或异物感，常未引起重视。进展期食管癌可伴有吞咽时胸骨后疼痛及灼烧感。晚期可出现吞咽梗阻、声音嘶哑、锁骨上淋巴结肿大、贫血、消瘦、呼吸困难等症状。

4. 影像学表现。

1) X 线检查：食管气钡剂造影是诊断食管癌最简单、最直观、最经济且可靠的影像学方法。

（1）早期食管癌 X 线表现：

a）肿瘤范围较局限，黏膜皱襞增粗紊乱、迂曲中断。

b）有微小的隆起或凹陷型病灶，直径较小，可有溃疡形成。

c）病变部位管壁僵硬欠规则，扩张程度差，外围可见小的充盈缺损，形态多变。

（2）进展期食管癌 X 线表现：

a）髓质型，表现为较长的不规则充盈缺损区，且伴有大小不等的龛影；食管管腔变窄，狭窄近段食管扩张，钡剂通过较慢，严重时可形成完全性梗阻。

b）蕈伞型，表现为管腔内蘑菇状或菜花状充盈缺损，一般范围较广，边缘锐利，可有小溃疡形成；近段食管有轻、中度扩张。

c）溃疡型，表现为较大且不规则的长形龛影，龛影的长径与食管纵轴一致，龛影周围可见低密度透亮带；食管管腔有轻、中度狭窄，管壁轮廓毛糙僵硬。

d）缩窄型，表现为管腔环形狭窄，范围较局限，边界光整，与邻近正常组织分界清楚；钡剂通过时明显受阻，上方食管扩张。

中晚期食管癌病变发展不一，均可发展为混合型，即患处可有浸润型病变，也可有增生和溃疡型病变，范围较广。

食管癌 X 线片见图 7-34。

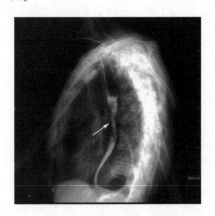

图 7-34　食管癌 X 线片

注：上消化道造影示食管黏膜中断、不规则充盈缺损影，管腔变窄，对比剂通过受阻。

2）CT。

（1）平扫：

a）食管管壁增厚，可表现为食管壁环形或不规则增厚。

b）食管腔内可见圆形或卵圆形肿块影，肿块常侵犯气管或支气管，其表面有时可见龛影。

c）肿块外侵时，可使食管周围脂肪间隙模糊、消失。

d）当肿块侵犯至气管、支气管时可造成食管-气管瘘，也可造成肺不张和吸入性肺炎。

e）食管癌可转移至纵隔、肺门及颈部淋巴结，肺部转移较少见。

（2）增强扫描：增强扫描肿瘤可见轻度强化，病灶较小时呈均匀强化，病灶较大时多呈不均匀强化，病灶内可见低密度坏死灶。

食管癌 CT 见图 7-35。

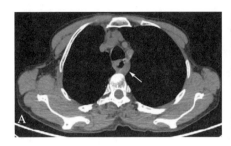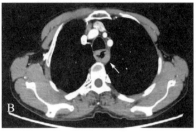

图 7-35　食管癌 CT

注：A，CT 平扫示管壁明显增厚，管腔狭窄；B，增强后管壁呈轻度强化。

（3）MRI：在周围脂肪组织信号衬托下，可显示出增厚的食管壁、肿瘤向外浸润的深度和淋巴结转移的情况。平扫时肿瘤在 T_1WI 上呈等信号，T_2WI 上呈高信号；增强扫描时明显强化。

5. 诊断与鉴别诊断。

钡餐造影显示管壁僵硬、管腔狭窄、腔内龛影和充盈缺损，有黏膜皱襞破坏时，即可诊断此病。早期食管癌的诊断有一定难度，需仔细观察并结合气钡双重造影检查综合判定。

食管癌与食管静脉曲张的鉴别：后者一般有肝硬化、门静脉高压病史，特征表现为蚯蚓状与串珠状充盈缺损，管壁柔软，管腔无明显梗阻征象。

食管癌与贲门失弛缓症的鉴别：后者病史一般较长，食管下端较狭窄，呈漏斗状、鸟嘴状、萝卜根状，管壁柔软光滑。

食管癌与消化性食管炎的鉴别：后者形成的溃疡较小，无黏膜皱襞缺损，虽有管腔狭窄，但尚能扩张。

（二）胃癌

胃癌是我国常见的消化道肿瘤之一，严重威胁我国居民的生命健康。其发病率男性高于女性，好发年龄在 40～60 岁。胃癌可发生于胃的任何部位，以胃窦、胃小弯、贲门常见。

1. 发病机制。

胃癌病因至今不明，但存在多种诱发因素，如吸烟、重度饮酒、高盐饮食、幽门螺杆菌感染，以及既往患有慢性胃病如慢性萎缩性胃炎、胃息肉、胃溃疡等，一级亲属患有胃癌也会增加其发病风险。

2. 病理分型。

胃癌分为早期胃癌和进展期胃癌。早期胃癌是指癌组织仅侵及黏膜层或黏膜下层，不论其大小或有无淋巴结转移。早期胃癌多见于胃窦和胃体，以胃小弯最多见，依肉眼形态可将其分为四型。

1）隆起型（Ⅰ型）：病变呈息肉状向胃腔隆起，隆起高度大于 5mm。

2）浅表型（Ⅱ型）：病灶较平坦，不形成明显的凹陷或隆起，根据病灶凹凸程度又分为三个亚型。

Ⅱa型：浅表隆起型，隆起高度小于或等于5mm。

Ⅱb型：浅表平坦型，与周围胃黏膜几乎同高，无凹陷或隆起。

Ⅱc型：浅表凹陷型，凹陷深度小于或等于5mm。

3）凹陷型（Ⅲ型）：病灶凹陷深度大于5mm，形成溃疡，但病灶组织仅局限于黏膜层或黏膜下层。

4）混合型：上述形态混合存在。

癌组织侵及肌层称为进展期胃癌，亦称为中晚期胃癌，常有近处的癌细胞浸润或远处转移。采用Borrmann分型可分为Ⅰ～Ⅳ型。

Ⅰ型：癌组织向腔内突起，形成不规则结节或肿块，基底部较宽，似蕈伞状、巨块状，肿块表面可有糜烂和溃疡。

Ⅱ型：癌组织向壁内生长，肿瘤中心形成大溃疡，溃疡底部凹凸不平，质硬，边缘隆起，呈不规则环堤状，与正常胃壁分界清楚。

Ⅲ型：与Ⅱ型相似，也有较大的溃疡，其形状不规则，环堤较低或欠完整，肿瘤呈浸润性生长，与正常胃壁分界不清。

Ⅳ型：肿瘤在壁内弥漫性浸润性生长，致胃壁增厚，但不形成向腔内突起的肿块，也不形成大溃疡，根据受累范围可分为局限性和弥漫性。病灶若累及大部分胃或整个胃壁弥漫性增厚、僵硬，胃腔变窄，称为"皮革胃"。

进展期胃癌好发于胃窦、幽门前区，其次为胃小弯、贲门、胃体、胃底。胃癌晚期时可发生淋巴结转移，以胃冠状静脉旁淋巴结和幽门下淋巴结转移最为常见。

3．临床表现。

早期胃癌症状较轻，多与胃炎和胃溃疡类似，易被忽略。随病变进展可出现上腹部不适、食欲下降、消瘦，疼痛多无规律性，进食后多不能缓解，可有恶心、呕吐、黑便等消化道出血症状，晚期可出现转移相应症状与体征。

4．影像学表现。

1）X线检查：不同部位与不同类型的肿瘤，X线检查表现各不相同。

（1）早期胃癌X线表现。

a）隆起型（Ⅰ型）：气钡双重造影可显示小圆形充盈缺损，表面毛糙不平，可显示类圆形隆起突向胃腔，其高度超过5mm，表面多呈不规则结节状。

b）浅表型（Ⅱ型）：气钡双重造影可见轻微凹陷或隆起，形态不规则，多数病灶边界清楚。

c）凹陷型（Ⅲ型）：气钡双重造影可显示龛影，形态不规则，边界明显，与周围的黏膜皱襞可呈截断杵状或融合。

（2）进展期胃癌X线表现。

a）BorrmannⅠ型：表现为胃腔内充盈缺损，高低不平，轮廓不规则，表面欠光滑，与邻近胃壁分界较清，局部黏膜皱襞破坏消失，受累部分胃壁蠕动消失。

b）BorrmannⅡ型和BorrmannⅢ型：均表现为胃内不规则龛影，多呈半月形，其外缘平直，内缘不规整，龛影周围有一宽窄不等的透亮带，称为环堤，环堤的内侧可见结节状或指压状充盈缺损，上述影像称为"半月综合征"。

c）Borrmann Ⅳ型：表现为弥漫性或局限性胃腔狭窄变形，胃壁僵硬，蠕动消失，与正常胃壁组织分界不清，黏膜皱襞呈结节状，或笔直、增宽，且加压无变化。

（3）特殊部位胃癌的 X 线表现。

a）贲门癌 X 线表现：表现为贲门区不规则肿块影，多呈结节状或半球形。贲门癌常累及食管下端，管腔狭窄，钡剂通过不畅，边缘不规则呈虫蚀状，黏膜破坏，透视下可见因肿块阻挡而形成的钡剂转向、分流、喷射征象。

b）胃窦癌 X 线表现：表现为胃窦局限性狭窄，狭窄段胃腔多呈漏斗状，严重者呈线形或长条形，狭窄边缘极不规则，胃壁僵硬，蠕动消失，狭窄近端与正常胃壁界限分明，可出现"袖口征"或"肩胛征"。

2）CT：不仅能观察胃腔内肿块的情况，还能清晰显示肿块与邻近结构的关系，有无淋巴结转移和远处转移。

（1）平扫：

a）可见胃壁不规则增厚，胃腔狭窄。

b）可见胃内软组织肿块影，肿块表面可有不规则凹陷。

（2）增强扫描：

a）可见肿块呈不同程度的强化。

b）若肿瘤已突破胃壁，可见胃周脂肪间隙消失，并可显示邻近器官、腹腔、腹膜后淋巴结转移等征象。

c）若有淋巴结转移，可见淋巴结增大，常大于 5mm，薄层扫描对小病灶评价更有优势。

胃贲门癌 CT 见图 7-36。

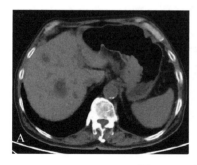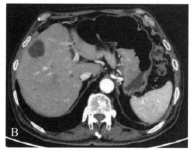

图 7-36 胃贲门癌 CT

注：A，CT 平扫示贲门及胃体小弯侧胃壁不均匀增厚，表面有小溃疡，累及浆膜面；B，增强扫描后增厚胃壁明显强化。

胃窦癌 CT 见图 7-37。

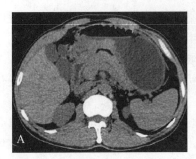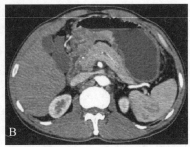

图7-37　胃窦癌CT

注：A，CT平扫示胃窦部胃壁明显不均匀增厚；B，增强扫描示不均匀强化，浆膜面不光整。

3）MRI（图7-38）：平扫肿瘤在T_1WI上显示为等或稍低信号，在T_2WI上显示为中等高信号，DWI上呈高信号；增强后肿瘤多呈不均匀强化。

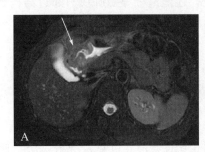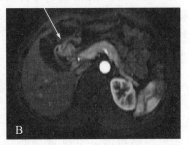

图7-38　胃癌MRI

注：A，MRI平扫示胃窦－幽门胃壁增厚，呈等T_1信号；B，增强扫描后可见强化。

5．诊断与鉴别诊断。

不同类型的胃癌根据钡剂造影的表现，即可做出诊断。溃疡型胃癌与胃良性溃疡的鉴别：后者龛影位置位于胃轮廓以外，龛影形状多呈圆形、卵圆形，边界光滑整齐，邻近胃壁组织柔软，有蠕动波。浸润性胃癌与肥厚型胃窦炎的鉴别：后者无黏膜皱襞破坏，胃壁有弹性，狭窄的境界不清，无"肩胛征"或"袖口征"。

（三）胃间质瘤

胃间质瘤是消化道最常见的原发性间叶源性肿瘤，可发生在食管至直肠的任何部位，其中60%～70%发生在胃，20%～30%发生在小肠。各年龄段均可发病，50岁以上中老年人群好发，男女发病率相近。

1．发病机制。

胃间质瘤是胃的原发性间叶源性肿瘤，起源于胃肠道未定向分化的间质细胞。组织学上富含梭形和上皮样细胞，遗传学上存在频发性$c-kit$基因突变，免疫表型上表达KIT蛋白（CD117）。

2．病理分型。

胃间质瘤多为单发，呈圆形或卵圆形，少数可多发，根据肿瘤发展方向，可分为三类。

1）腔内型：肿瘤主要位于黏膜下，以向腔内生长为主。

2）腔外型：肿瘤主要位于浆膜下，主要向腹膜腔、大网膜和邻近组织生长。

3）腔内腔外型：肿瘤同时向腔内和腔外生长，呈"哑铃状"。

3. 临床表现。

早期胃间质瘤常无症状，肿瘤较大时可出现腹部不适、包块，也可有胃肠道出血、体重减轻、贫血等症状。

4. 影像学表现。

1）X线检查：

（1）腔内型钡剂造影显示为腔内呈圆形、卵圆形或分叶状的充盈缺损，边缘光滑，切线位显示肿瘤呈半圆形向腔内突起，黏膜皱襞直达肿瘤边缘，可延伸至肿瘤表面，形成"桥形皱襞"。气钡双重造影显示黏膜面光滑；若肿瘤较大，表面可出现龛影。

（2）腔外型肿瘤较小时，可无明显变化；肿瘤较大时，可显示胃壁局限性凹陷或胃受压移位，局部黏膜分离、拉直或呈弧形，局部加压时不易分开。肿瘤靠近贲门时，较少侵犯食管。有时可见较深的溃疡向外延伸，有时可见胃内龛影和胃外肿块同时存在。

（3）若间质瘤肿块直径大于5cm，形态不规则呈分叶状，瘤体表面有溃疡，中心坏死或囊变，血管造影显示肿瘤血管明显不规则且迂曲粗细不均，应考虑胃间质瘤有恶变倾向。

2）CT。

（1）平扫：病灶可发生于胃的各个部位，胃体大弯侧最多见，其次是胃窦部。平扫时可显示胃腔内圆形或类圆形软组织密度肿块，少数可呈分叶状或不规则状，向腔内、腔外或同时突向腔内外生长。良性肿瘤直径多小于5cm，密度均匀，与周围组织界限清楚，偶可见小点状钙化；恶性肿瘤直径多大于5cm，密度多不均匀，形态不规则呈分叶状，瘤内可出现坏死、囊变和陈旧性出血，与周围组织分界欠清楚，少数可有邻近结构受侵及肝脏等器官转移表现。

（2）增强扫描：增强扫描后肿瘤可显示为中等或明显强化，有坏死、囊变者周边实体部分强化明显，有时可见索条状细小血管影。少数肿瘤表面可见强化明显、完整的黏膜面。

腔内型胃间质瘤CT见图7-39。

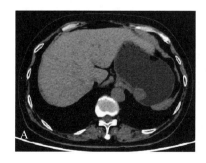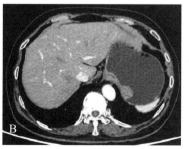

图7-39 腔内型胃间质瘤CT

注：A，CT平扫示胃底后壁软组织结节影，边界清楚，边缘光滑，突向胃腔内生长；B，增强扫描呈明显均匀强化。

腔外型胃间质瘤 CT 见图 7-40。

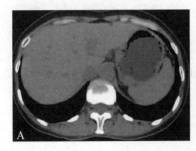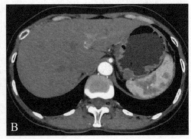

图 7-40　腔外型胃间质瘤 CT

注：A，CT 平扫示胃后壁软组织结节，向腔外生长，边界清楚；B，增强扫描呈中度强化。

3）MRI。

（1）平扫：肿瘤在 T_1WI 上呈等或稍低信号，T_2WI 上呈中等高信号，DWI 上可呈高信号。

（2）增强扫描：增强扫描后瘤体明显强化。

5. 诊断与鉴别诊断。

钡剂造影显示为胃黏膜下肿瘤影，应首先考虑胃间质瘤的可能。CT 和 MRI 是胃间质瘤检出和诊断的主要方法，若显示为胃黏膜下软组织肿块影，肿块较大，密度和信号不均，有外生倾向，临床上较少引起幽门梗阻症状，即可提示此病，但确诊需依据病理免疫组化检查 KIT 蛋白（CD117）阳性表达。

（四）结直肠癌

结直肠癌是常见的胃肠道恶性肿瘤，其发病率近年来有逐渐增加的趋势，造成了严重的社会负担。结直肠癌多发生于乙状结肠和直肠，且发病率男性高于女性。

1. 发病机制。

结直肠癌的病因尚不明确，发病机制与诸多因素有关。大量调查研究结果表明，结直肠癌家族史与其发病风险增高有关，炎症性肠病、糖尿病、肥胖、吸烟、大量饮酒、喜食红肉和加工肉类也是结直肠癌发病的高危因素。

2. 病理分型。

结肠癌和直肠癌大多为单发，多发者较少见，以直肠癌最多见。病理上大多数的结直肠癌为腺癌，依照其病理表现分为三种类型。

1）增生型：肿瘤呈息肉状或菜花状，向腔内生长，其基底较宽，表面可伴有浅溃疡，肠壁增厚。

2）浸润型：肿瘤沿肠壁浸润性生长，肠壁增厚，病灶呈环形生长，包绕肠壁使肠腔狭窄。

3）溃疡型：肿瘤由黏膜向肠腔生长并侵犯肠壁各层，中央部分组织坏死形成溃疡，形态不一，多不规则。

一般来说，常见的多为两种类型的混合，并以某一类型为主。

3. 临床表现。

早期结直肠癌的症状是排便习惯和粪便形状的改变，如排便次数增多、便秘、腹泻、便血、粪便带脓或黏液、腹痛、粪便变细等。晚期结直肠癌则出现腹部肿块和肠梗阻症状，并伴有消瘦、贫血等。

4. 影像学表现。

1）X 线检查：钡剂灌肠、气钡双重造影是常用的 X 线检查方法。不同类型的结直肠癌表现各异。

（1）增生型：主要表现为腔内不规则充盈缺损，呈息肉状或菜花状，边界清楚，基底较宽，病变多发生于肠壁的一侧，表面黏膜皱襞破坏中断，局部肠壁僵硬平直，结肠袋消失，肿瘤较大时钡剂通过困难，病变区可触及肿块。

（2）浸润型：主要表现为病变区肠腔呈向心性或偏心性狭窄，轮廓多不光滑，形态不规则，肠壁僵硬，黏膜皱襞破坏消失，病变界限清晰。此型常可导致肠梗阻，病变区也可触及肿块。

（3）溃疡型：主要表现为腔内较大龛影，形态不规则，边界不光滑，伴有尖角样改变，龛影周围可有不同程度的狭窄和充盈缺损，类似胃癌的"半月征"，黏膜皱襞破坏中断，肠壁僵硬，结肠袋消失。

2）CT：可发现早期较小的病灶，可显示肿瘤与周围组织的关系，判断是否有淋巴结或其他器官转移，也可对结直肠癌进行分期，利用后处理仿真技术可观察腔内肠梗阻的情况。

（1）平扫：

a）可见肠壁不规则增厚，肠壁黏膜凹凸不平，浆膜面受侵可表现为毛糙、不光滑。

b）肠内可见软组织肿块影，多呈分叶状或不规则形，表面可伴有溃疡凹陷，肿瘤较大时可见低密度坏死区。

（2）增强扫描：肿瘤不均匀强化，邻近肠腔狭窄。

直肠癌 CT 见图 7-41。

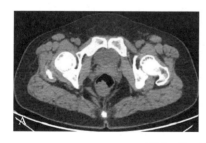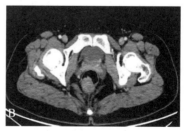

图 7-41　直肠癌 CT

注：A，CT 平扫示直肠下段后壁偏心性增厚，突向直肠腔内；B，增强扫描后明显强化。

3）MRI：对结直肠癌显示非常理想，可观察到肿瘤对黏膜和黏膜下层的侵犯情况，T_2WI 结合脂肪抑制 Gd-DTPA 动态增强扫描技术能很好地显示肿瘤大小，DWI 还有助于明确肿瘤范围和评估其分化程度。

（1）平扫：可显示肠壁增厚，肠腔内可见肿块影，T_1WI 上肿瘤信号低于肠壁，

T_2WI 呈不均匀高信号，DWI 表现为高信号。

（2）增强扫描：肿瘤多呈不均匀强化。

5. 诊断与鉴别诊断。

根据 X 线检查显示不规则龛影、不规则充盈缺损或肠腔不规则狭窄，伴有肠壁僵硬增厚、黏膜皱襞破坏中断等，即可做出诊断。

结直肠癌与结肠息肉的鉴别：后者形成的充盈缺损光滑整齐，未见黏膜破坏中断现象，肠蠕动正常。

结直肠癌与增殖型肠结核的鉴别：后者多发生于回肠末段，与盲肠同时受累，盲肠有挛缩向上征象，病变区与正常移行段较长，其充盈缺损较完整，边界不清。

二、肝脏疾病

（一）肝硬化

肝硬化是以肝脏弥漫性纤维化、假小叶形成、肝内外血管增殖为病理特征的慢性肝病，在我国以病毒性肝炎所致最为常见。CT 和 MRI 均能对其做出相应诊断，是临床不可或缺的检查方法。

1. 发病机制。

引起肝硬化的因素较多，常见的有乙肝病毒和丙肝病毒感染、乙醇中毒、非酒精性脂肪性肝病，其他因素有药物中毒、寄生虫感染、胆汁淤积、慢性心功能不全等。

2. 分类。

肝硬化常发生在慢性肝病患者中，是一种损伤后的修复反应，在这一过程中，肝细胞经历变性、坏死、纤维组织增生和肝细胞结节性再生，最终肝脏逐渐变形、变硬、体积变小而发展成肝硬化。病理上按病变形态可分为：①再生结节直径小于 1cm 为小结节型，相当于门静脉性肝硬化；②再生结节直径 1~3cm 为大结节型，相当于坏死后肝硬化；③大小结节共存时，为混合性肝硬化，多为坏死后肝硬化。

3. 临床表现。

肝硬化代偿期常无明显临床症状，失代偿期通常以门静脉高压和肝功能损伤为特征，患者可出现腹胀、消化不良、贫血、消瘦、黄疸、脾大、腹水等表现，严重时可导致癌变，甚至多器官功能衰竭而死亡。

4. 影像学表现。

1）X 线检查：胃肠道钡餐造影可见胃底、食管静脉曲张。血管造影可显示肝动脉分支变细、变小、扭曲，脾静脉、门静脉扩张。

2）CT：CT 扫描可反映肝硬化的病理形态学改变。

（1）平扫。

a）肝脏大小的改变：早期可表现为肝脏增大，此时 CT 无特异性；中晚期可表现为肝叶增大和萎缩，也可出现全肝萎缩，常表现为尾状叶、左外叶增大，右叶、左内叶萎缩，使肝脏各叶大小比例失调。

b）肝脏形态轮廓的改变：结节再生和纤维化收缩使肝脏表面凹凸不平，部分肝段正常形态消失。

c）肝脏密度的改变：脂肪变性、纤维化可使肝脏密度弥漫或不均匀降低，较大、多发的再生结节可表现为散在的稍高密度结节。

d）肝裂增宽：纤维组织增生，可出现肝叶萎缩，使肝门、肝裂增宽，胆囊外移。

e）继发性改变：可出现脾大、腹水、门静脉扩张。

（2）增强扫描：动态早期多表现为肝段、肝叶或局限性不均匀强化，再生结节强化方式和肝实质相同。门静脉扩张及侧支循环开放更加明显。若门静脉有血栓形成，则门静脉周围可出现大量增粗迂曲的侧支静脉，称为门脉"海绵样变"。

肝硬化 CT 见图 7-42。

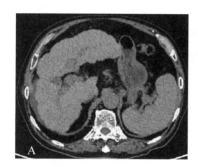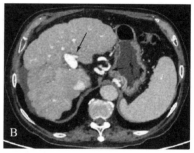

图 7-42　肝硬化 CT

注：A，CT 平扫示肝脏体积缩小，包膜呈波浪状，肝叶比例失调；B，增强扫描见门静脉主干增宽，侧支循环开放，肝周少量积液。

3）MRI：在肝脏大小的显示与形态轮廓的改变、脾大、腹水和门静脉扩张等方面与 CT 表现相同，对于再生结节和早期肝癌的鉴别优于 CT 扫描。平扫再生结节 T_1WI 上呈等或高信号，T_2WI 上呈低信号，若信号改变，则要警惕癌变的可能，增强扫描早期结节无明显强化，延迟期结节周围可出现网格样强化。

5. 诊断与鉴别诊断。

根据肝脏形态、大小轮廓、密度和信号差异，以及脾大、门静脉高压等影像学表现即可诊断。肝硬化可并发肝癌，诊断时应注意判断。

再生结节与原发性肝癌的鉴别：后者 CT 增强扫描动脉期明显强化，门脉期强化程度降低，出现"快进快出"表现，MRI 上 T_2WI 为稍高信号。

（二）脂肪肝

正常人肝脏的脂肪含量低于 5%，当脂肪含量超过 5% 时，可导致脂肪肝。近年来，由于居民的生活水平提高，饮食结构发生变化，脂肪肝的发病率逐步上升，且发病年龄越来越小。

1. 发病机制。

脂肪肝是由多种病因和疾病引起的肝脏脂肪变性，其发病机制尚未明确。除去遗传因素和自身脂肪代谢异常外，常见的病因还有肥胖、糖尿病、肝硬化、酗酒、肝炎、激素治疗等，诱发甘油三酯和脂肪酸等脂类物质在肝内聚集，导致肝细胞脂肪变性。

2．分类。

根据脂肪的浸润程度和分布范围，脂肪肝可分为弥漫性脂肪肝和局灶性脂肪肝；根据肝脏内脂肪含量的比重可分为轻度脂肪肝、中度脂肪肝和重度脂肪肝。大体病理可见肝脏增大、颜色变黄，肝脏脂肪含量增高，有油腻感。

3．临床表现。

脂肪肝并非临床上一个独立的疾病，而是由各种因素引起肝脏脂肪蓄积过多的一种病理状态，可伴或不伴临床表现。轻度脂肪肝多为体检时偶然发现，常无明显症状，中、重度脂肪肝会出现食欲不振、乏力、恶心、呕吐、体重减轻和上腹隐痛等慢性肝炎表现。在原发病基础上多出现肝脏增大、高脂血症等。

4．影像学表现。

1）X线检查：常不能发现异常，具有局限性。

2）CT：可反映脂肪肝的病理形态学表现，对脂肪肝的诊断具有优越性。

（1）平扫：

a）可显示肝脏密度降低，正常人的肝脏密度高于脾，当肝/脾CT值之比小于0.85时，则可诊断脂肪肝。

b）弥漫性脂肪肝显示为全肝密度降低，局灶性脂肪肝显示为肝叶、肝段或亚段局部密度降低。

c）当肝脏密度降低时，肝内血管在其衬托下呈相对高密度而清楚显示，其走行、大小、排列、分支正常，没有受压或侵犯征象。

d）弥漫性脂肪肝内可有正常肝组织存在，称为肝岛，呈圆形、条状的相对高密度影。

（2）增强扫描：可显示肝脏均匀强化，强化程度低于脾，强化的血管在脂肪浸润的肝实质中显示得特别清晰。肝岛与脂肪浸润区同步均匀强化。

脂肪肝CT见图7-43。

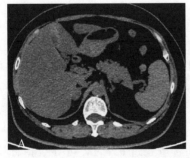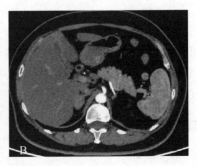

图7-43　脂肪肝CT

注：A，CT平扫示肝实质密度降低；B，增强扫描后肝实质强化程度低于脾，强化的血管显示更清晰。

3）MRI：常规MRI，仅少数脂肪肝在T_1WI和T_2WI查见稍高信号，若要很好地显示脂肪肝并明确诊断，应使用化学位移成像的同相位（In-phase）和反相位（Outphase）成像。在反相位图像上，肝脏脂肪浸润的信号比同相位的信号明显下降。MRS等技术也可进行肝脏脂肪含量的定向诊断。

脂肪肝 MRI 见图 7—44。

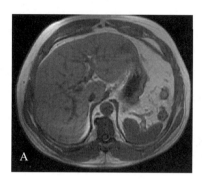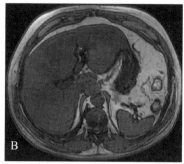

图 7—44　脂肪肝 MRI

注：A，MRI 平扫同相位图像；B，反相位显示肝脏信号明显下降。

5. 诊断与鉴别诊断。

CT 上肝脏密度低于脾，肝内血管显示高密度而相对清楚，其走行、大小、排列、分支正常，无受压和侵犯征象，可诊断脂肪肝。MRI 化学位移成像反相位肝脏信号明显下降，可诊断脂肪肝。局灶性脂肪肝表现为片状低密度区，增强扫描时病灶内血管分布正常，无占位效应，需与肝脏肿瘤等占位病变相鉴别。

（三）肝脓肿

肝脓肿是肝组织局限性化脓性炎症，是肝脏常见的感染性疾病，根据致病微生物可分为细菌性肝脓肿、阿米巴性肝脓肿、结核性肝脓肿、真菌性肝脓肿，其中以细菌性肝脓肿最为多见，占肝脓肿发病的 80%。

1. 发病机制。

细菌性肝脓肿大多起病急、病情重。糖尿病是细菌性肝脓肿的重要危险因素，肝脏、胆囊、胰腺等器官疾病及腹腔手术史也是细菌性肝脓肿的潜在危险因素，除此之外，肝硬化、乙醇中毒、药物滥用等也可诱发肝脓肿。

2. 病理机制。

病理上肝脓肿常为单发，可也为多发，肝右叶较多见。全身或肝脏周围器官感染的细菌和脓毒栓子，可通过胆道、血液循环等途径到达肝脏，导致肝组织充血、水肿，然后液化坏死，继而形成脓腔。以小脓肿开始，最后融合形成大脓肿，周围肉芽组织增生形成脓肿壁，脓肿壁周围可形成水肿。

3. 临床表现。

多数有发热病史，伴有寒战、肝区疼痛、肝大、白细胞计数增高等急性感染症状，其他常见症状还有乏力、恶心、呕吐、体重减轻等。

4. 影像学表现。

1）X 线检查：较大的脓肿腹部平片上可见肝区含气和气－液平面，改变照射体位，液体可随之移动。同时可见右膈膨隆、右侧胸膜增厚、右肺下叶盘状肺不张和少量胸水，还可并发膈下脓肿、肺脓肿等。

2）CT。

（1）平扫：

a）可显示肝内圆形或类圆形低密度影，中央为脓腔，密度均匀或不均匀，其CT值略高于水而低于肝组织，部分可见气泡或气-液平面。

b）脓肿壁显示为脓腔周围环形低密度带，其密度高于脓腔而低于正常肝实质。

c）急性期脓肿壁周围可显示边缘模糊的环状低密度水肿带。

（2）增强扫描：

a）动脉期可显示脓肿壁呈环形强化，脓腔周围和水肿带不强化。环形强化的脓肿壁与外周低密度水肿带形成"双环征"，若同时显示不强化的脓肿壁内层炎性坏死组织，可形成"三环征"。

b）门脉期和延时期可显示脓肿壁持续强化，周围水肿带也逐渐强化，多房脓肿的分隔可有强化。"环征"和脓肿内的小气泡为肝脓肿的典型表现。

肝脓肿CT见图7-45。

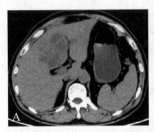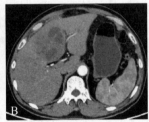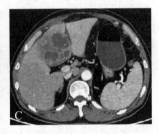

图7-45　肝脓肿CT

注：A，CT平扫示肝左内叶体积稍大，可见团块状稍低密度影，边界不清；B、C，增强扫描病灶内囊状低密度影及多发厚壁分隔显示更加清晰，边缘及分隔明显不均匀强化，低密度影未见强化。

3）MRI。

（1）平扫：可显示圆形或类圆形病灶，脓腔在 T_1WI 上呈均匀或不均匀低信号，在 T_2WI 上呈明显高信号。脓肿壁在 T_1WI 上信号强度高于脓腔而低于肝实质，在 T_2WI 上为中等信号。肝脓肿在DWI上的信号特点与脓腔内成分有关，脓腔内含细菌、黏蛋白、炎性细胞等成分时，水分子扩散受限，DWI呈高信号。

（2）增强扫描：增强时脓肿呈环形强化，与CT增强类似，多房脓肿的间隔也可强化。

肝脓肿MRI见图7-46。

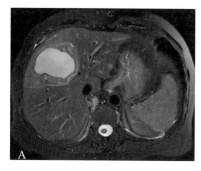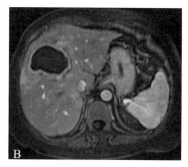

图 7—46　肝脓肿 MRI

注：A，MRI 平扫 T_2WI 示肝左内叶见长 T_2 信号肿块，边界清楚，边缘呈低信号；B，增强扫描脓肿呈明显强化，其内液体未见明显强化。

5. 诊断与鉴别诊断。

根据临床表现有肝大、肝区疼痛、全身感染的症状，CT 和 MRI 显示厚壁的囊性病灶，特别是有典型的"环征"和脓肿内小气泡即可做出诊断。

细菌性肝脓肿与囊性转移瘤的鉴别：二者均可多发，后者常有原发肿瘤病史，瘤壁厚薄多不均，周围常无水肿带。

细菌性肝脓肿与肝囊肿的鉴别：后者囊肿壁薄，增强扫描无强化，周围无水肿带。

（四）肝血管瘤

肝血管瘤通常为海绵状血管瘤，是肝脏最常见的良性肿瘤。近年来随着体检的普及和影像学检查的进步，其检出率逐渐增多，多见于 30～60 岁人群。

1. 发病机制。

肝血管瘤通常被认为是胚胎发育过程中血管过度发育或分化导致的血管畸形，其中以海绵状血管瘤最多见。但目前对其发病机制缺乏高级别的临床研究论证。

2. 病理机制。

肝血管瘤多为单发，大小不一，超过 5cm 者称为巨大海绵状血管瘤。肿瘤内有扩张的异常血窦，其内衬单层的血管内皮细胞，血窦间纤维组织不完全间隔，似海绵状结构。肿瘤内偶有血栓和钙化形成。

3. 临床表现。

肝血管瘤临床症状不明显，多为体检时偶然发现，以单发病灶最常见，巨大血管瘤可出现上腹部胀痛不适，如压迫胃肠道可引起恶心、呕吐、消化不良等症状，肿瘤破裂时可引起出血。

4. 影像学表现。

1）X 线检查：肝动脉造影可清楚显示病灶。

（1）动脉期可见肿瘤边缘呈棉花团状、斑点状显影，形容为树上"挂果征"，并可见肝血管受压移位。

（2）静脉期可见肿瘤显影逐渐向中央扩散，并出现肿瘤染色，轮廓边缘清楚。

（3）肿瘤染色持续到肝实质后期不退，呈"早出晚归"征象。

2）CT。

（1）平扫：可显示肝实质内圆形或类圆形低密度肿块影，边缘清楚，密度均匀，偶可见钙化灶。较大肿块内可显示更低密度区。

（2）增强扫描：CT 多期增强扫描是诊断肝血管瘤的关键。

a）动脉期可显示肿瘤出现斑片状、结节状强化影，密度接近主动脉，边缘多不连续。

b）门静脉期可显示强化在逐渐融合并向肿瘤中心扩散，密度降低但仍高于正常肝组织。

c）延迟期可显示肿瘤均匀强化，密度持续降低，但仍略高或等于正常肝实质。整个对比剂增强过程可呈"快进慢出"或"早出晚归"征象。延迟时间一般为 3~5 分钟，甚至更长。

肝血管瘤 CT 见图 7-47。

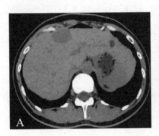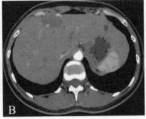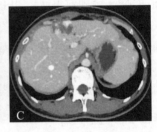

图 7-47　肝血管瘤 CT

注：A，CT 示肝左内叶稍低密度影，边界清楚；B、C，增强扫描后呈结节状向心性强化。

3）MRI。

（1）平扫：肝血管瘤内的血窦内充满慢速流动的液体，在 MRI 上的表现颇具特征。肿瘤在 T_1WI 上表现为圆形或类圆形均匀低信号肿块影，在 T_2WI 上表现为均匀的高信号，随回波时间延长，信号强度增高，在低信号的肝实质衬托下，肿瘤表现为边缘锐利的高信号灶，临床上称为"灯泡征"。

（2）增强扫描：Gd-DTPA 对比增强后，强化从肿瘤边缘开始，逐渐向瘤体中心扩展，最后充盈整个肿瘤，形成高信号肿块影。

肝血管瘤 MRI 见图 7-48。

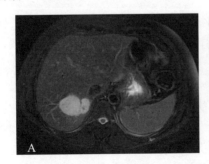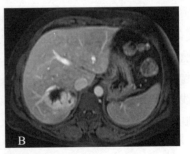

图 7-48　肝血管瘤 MRI

注：A，MRI 平扫示肝右后叶上段见长 T_2 信号肿块影；B，增强扫描呈渐进性、向心性强化。

5. 诊断与鉴别诊断。

根据 CT 平扫显示密度均匀、边界清晰的低密度团块影，增强扫描呈"快进慢出"征象，90％海绵状血管瘤可诊断。若 MRI 同时发现"灯泡征"，则可提高诊断准确率。

海绵状血管瘤与肝癌和转移瘤的鉴别：后两者 CT 增强扫描早期也呈明显强化，但持续时间较短，多数在门静脉期明显消退，密度接近平扫。肝癌呈典型"快进快出"征象。

（五）肝囊肿

肝囊肿是肝内单发或多发的囊性病变，是肝脏常见的良性疾病。通常所说的肝囊肿为先天性肝囊肿，不包括炎症性肝囊肿、创伤性肝囊肿、肿瘤性肝囊肿、寄生虫性肝囊肿。临床上肝囊肿分为单纯性肝囊肿和多囊肝，前者包括单发性肝囊肿、多发性肝囊肿，后者为染色体显性遗传性疾病，常合并多囊肾。

1. 发病机制。

先天性肝囊肿发病机制尚未明确，目前主流观点认为是在胚胎时期胆管畸形发育所致。

2. 病理分型。

病理上肝囊肿可以单发或多发，大小不一，囊壁较薄，囊内充满澄清液体。肝右叶发病多于左叶，常生长缓慢。

3. 临床表现。

肝囊肿一般无症状或症状轻微，多为体检时偶然发现。囊肿较大时可引起肝大，上腹部胀痛。囊肿破裂时可导致出血、感染等并发症。部分难治性患者可反复发作，使重要器官和血管受压迫或反复出现囊内感染和出血，严重影响生活质量。

4. 影像学表现。

1）X 线检查：诊断价值有限。较大囊肿如行肝动脉造影，动脉期可显示血管受压移位，实质期可显示边缘光滑的无血管区。

2）CT。

（1）平扫：可显示肝实质内圆形低密度团块影，单发或多发，边缘锐利，境界清晰，囊内密度均匀，CT 值为 0～20HU。

（2）增强扫描：增强扫描后可见囊内液体无强化，囊壁菲薄难以显示，在强化的周围组织衬托下，囊肿边界更加清楚。对于直径小于 1cm 的囊肿，CT 扫描可能产生部分容积效应而误认为实质性占位病变，此时可进行 3～5cm 以下的薄层扫描，并同时行增强扫描，以更好地显示囊肿。若发现囊肿呈弥漫性分布，应注意有无多囊肾同时存在。此外，囊内出血时，囊肿密度增高，但增强仍无强化。合并感染时则囊壁可强化。

肝囊肿 CT 见图 7－49。

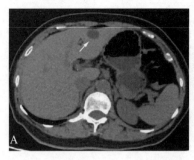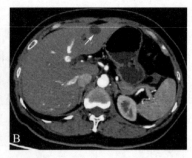

图 7-49　肝囊肿 CT

注：A，CT 平扫示肝左外叶低密度影，边界清晰；B，增强扫描后未见强化。

3）MRI：平扫时囊肿呈圆形病灶，边界锐利清晰，病灶在 T_1WI 上呈低信号，在 T_2WI 上呈高信号。若囊内出血，T_1WI、T_2WI 上均呈高信号。增强扫描后囊肿无强化，边界更清楚。

5. 诊断与鉴别诊断。

根据 CT 平扫呈边界锐利、边界清晰的圆形低密度区，MRI 呈长 T_1 长 T_2 信号，增强扫描无强化即可做出诊断。

肝囊肿与肝脓肿的鉴别：后者多有急性感染的临床症状，囊壁较厚，薄厚不一。

肝囊肿与肝转移瘤的鉴别：后者多有原发病史，瘤壁较厚，薄厚不一。

（六）肝细胞癌

肝细胞癌又称为原发性肝癌或肝癌，是常见的恶性肿瘤，多见于男性，好发于 30～60 岁。肝癌异质性强、死亡率高，严重威胁我国人民的生命和健康。

1. 发病机制。

肝癌的发病率与肝硬化及病毒性肝炎密切相关。30%～50%的肝硬化可并发肝癌，50%～90%肝癌合并肝硬化。

2. 病理分型。

肝癌主要由肝动脉供血，大多血供丰富。肿瘤一般呈膨胀性生长，压迫周围肝实质，导致纤维组织增生包绕肿瘤，形成假包膜。肝癌易侵犯肝静脉和门静脉引起血管内癌栓和肝内外血行转移，当侵犯胆道时可引起阻塞性黄疸，淋巴结转移可见腹主动脉及肝门、腔静脉旁等多处淋巴结增大。肝癌晚期可出现肺、肾、肾上腺、骨骼等的远处转移。

肝癌在病理上大致分为三类：①巨块型，肿瘤直径大于或等于 5cm，最多见，占 31%～78%；②结节型，肿瘤直径小于 5cm，占 19%～49%；③弥漫型，肿瘤呈弥漫性小结节分布全肝，较少见，占 1.5%～10%。其中，小于或等于 3cm 的单发结节或两个结节直径之和不超过 3cm 的肝癌称为小肝癌。

3. 临床表现。

患者大多有肝炎病史，一般早期无症状，中晚期可有肝区疼痛、乏力、消瘦、发热、腹泻、恶心、消化不良、腹部包块等症状，实验室检查中肿瘤标志物甲胎蛋白

（AFP）多为阳性。晚期可出现黄疸。

4. 影像学表现。

1）X 线检查：肝动脉造影时可有以下改变。

（1）肿瘤供血的肝动脉扩张，肿瘤内显示异常肿瘤血管，并可见周围肝血管受压移位或被肿瘤包绕。

（2）静脉期肿瘤染色，勾画出肿瘤大小轮廓。

（3）有时可见"肿瘤湖征"、动静脉瘘。

2）CT。

（1）平扫：

a）巨块型和结节型肝癌表现为单发或多发圆形、类圆形或不规则肿块，呈膨胀性生长，边缘有假包膜者则肿瘤边缘清晰，这是肝癌 CT 诊断的重要征象。

b）弥漫型肝癌表现为分布广泛、边界不清的低密度影。

c）小肝癌表现为肝实质内单个直径小于 3cm 或两个直径之和小于 3cm 的类圆形结节，边缘清楚或不清楚。

d）肿瘤侵犯胆道系统时，可引起胆管扩张，肝门、腹主动脉旁可见淋巴结转移，同时出现肺、骨骼、肾上腺等部位转移，是肝癌的重要征象。

（2）增强扫描：

a）动脉期可显示肿瘤早期强化，呈斑片状、结节状。

b）门脉期可显示门静脉和肝实质明显强化，而肿瘤没有门静脉供血则强化程度快速下降。

c）平衡期可显示肝实质持续保持较高程度强化，而肿瘤强化程度持续下降呈相对低密度表现。整个强化过程呈"快进快出"征象。

d）肿瘤侵犯血管或形成癌栓时，可见肝静脉、门静脉、下腔静脉扩张，增强扫描后可显示血管内充盈缺损和管壁强化，以及肝脏周围杂乱的侧支循环开放。

肝癌 CT 见图 7-50。

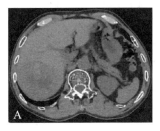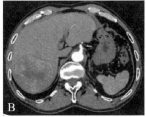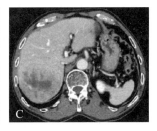

图 7-50　肝癌 CT

注：A，CT 平扫示肝右后叶上段见混合低密度肿块影，边界不清；B，动脉期呈不均匀强化，内见多发异常血管显影；C，平衡期强化程度降低，内见无强化坏死区。

3）MRI。

（1）平扫：肿块表现与 CT 相似。肿瘤在 T_1WI 上呈稍低信号，边界不清，在 T_2WI 上呈略高于肝实质的高信号，T_2WI 脂肪抑制序列肿瘤呈边界清晰的稍高信号，如肿瘤内有出血、脂肪变性、坏死、囊变等，可呈不均匀混杂信号。肿瘤在 DWI 上多呈高信号。

(2) 增强扫描：增强扫描后肿瘤表现也与 CT 相似，若门静脉、肝静脉扩张，腔内显示软组织信号，提示癌栓形成。同时也可显示腹部淋巴结肿大等征象。

MRI 在肝癌检查中的应用价值是对小肝癌的检出以及与肝硬化再生结节、不典型增生结节的鉴别，肝硬化再生结节发展到不典型增生结节仍然为良性病变，在 MRI 检查中，不典型增生结节在 T_2WI 上多呈低信号内有高信号，出现"结中结"，若增强扫描时有强化，则有癌变的可能。小肝癌在 T_1WI 上多呈低信号，T_2WI 上呈稍高信号，增强扫描后动脉期结节明显强化，门静脉期信号迅速下降，结节周围可见包膜。

5. 诊断与鉴别诊断。

患者具有肝硬化病史，CT 检查发现肝实质内单发或多发低密度肿块影，增强扫描后动脉期明显强化，门静脉和延迟期强化程度快速下降，呈"快进快出"征象。MRI 检查中 T_1WI 呈低信号，T_2WI 呈稍高信号，肿瘤边缘有假包膜，结合临床即可诊断。

肝癌与肝血管瘤的鉴别：后者动脉期病灶明显强化，边缘呈结节状、斑片状，门脉期强化向中央扩散，强化程度逐渐降低，延迟期呈等密度或略高密度，呈"快进慢出"征象。

肝癌与肝转移瘤的鉴别：后者肿块常为多发，增强扫描后肿瘤边缘性强化，但廓清速度慢于肝癌，且肿瘤中央可见不强化的坏死区。

(七) 肝转移瘤

肝转移瘤是肝脏最常见的恶性肿瘤之一，25%～50% 的实体肿瘤可转移至肝脏。肺、结肠、胃、胰腺和乳腺是最常见的原发肿瘤部位。

1. 发病机制。

人体许多部位的恶性肿瘤都可以通过肝动脉、门静脉和淋巴道途径转移至肝脏，也可直接侵犯肝脏。常见的转移途径有四条：①经肝动脉转移，常见于肺癌；②经肝门部淋巴结转移；③经门静脉转移，多为消化道恶性肿瘤的肝转移途径；④邻近器官肿瘤的直接侵犯。

2. 病理机制。

病理上常为肝脏内多发结节，大小不等，易囊变、坏死、出血和钙化。转移瘤血供情况与原发肿瘤有关。肾癌、绒毛膜上皮癌、恶性间质瘤、胰岛细胞癌、甲状腺癌的转移瘤多血供丰富，食管癌、胃癌、胰腺癌、肺癌等的转移瘤则血供少。胃癌、肾癌、乳腺癌、结肠黏液癌、卵巢囊腺癌、黑色素瘤的转移瘤多有钙化倾向，结肠癌、黑色素瘤、恶性间质瘤和类癌的转移瘤常有囊变。

3. 临床表现。

肝转移瘤早期常无明显症状与体征，多在原发肿瘤的症状基础上，出现肝大、肝区疼痛、消瘦、黄疸、腹水等症状。AFP 多为阴性。

4. 影像学表现。

1) X 线检查：肝转移瘤行肝动脉造影时表现类似肝癌。

血供丰富的肝转移瘤显示为供血血管增粗、病理血管、动静脉瘘、肿瘤染色等；血供少的肝转移瘤显示为血管受压弯曲，典型征象可见"手握球征"，肿瘤血管不明显，静脉期可显示肝实质内有大小不一的充盈缺损区。

2）CT。

（1）平扫：平扫可显示肝实质内低密度肿块，呈多发、大小不等的圆形或类圆形，少数也可单发，其密度均匀，边界模糊或清楚。病灶发生坏死、囊变时可显示为更低密度影，出血或钙化则可显示肿瘤内高密度灶。

（2）增强扫描：增强扫描后动脉期显示为病灶边缘不规则强化，门脉期可显示为整个肿瘤均匀或不均匀强化，平衡期强化程度降低。少数肿瘤中央可显示为无强化的低密度区，边缘呈高密度强化，而外周显示为低密度水肿带，形成典型的"牛眼征"。有时肿瘤很小也可发生囊变，表现为边缘强化、壁厚薄不均的囊性病灶。

肝转移瘤 CT 见图 7-51。

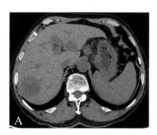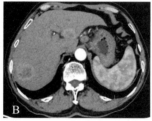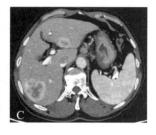

图 7-51　肝转移瘤 CT

注：A，平扫肝内散在稍低密度团块影，边界不清；B、C，增强扫描边缘环形强化。

3）MRI

（1）平扫：显示为肝脏内单发或多发、边缘清楚的病灶。T_1WI 上多显示为均匀稍低信号灶，若肿瘤内发生坏死则显示为更低信号，T_2WI 上多显示为稍高信号，若肿瘤内发生坏死则显示为更高信号，称为"靶征"，有时肿瘤周围出现高信号环，称为"晕征"，多与肿瘤周围水肿或血供丰富有关。

（2）增强扫描：增强扫描后病灶多呈环状强化。

5. 诊断与鉴别诊断。

根据原发肿瘤病史，肝内多发结节灶，典型的"牛眼征"或"靶征"，AFP 阴性，可考虑肝转移瘤。若原发病灶不明，而肝内见多发结节，特别是囊性转移，则需与肝脓肿、肝结核、肝棘球蚴病等肝内多发疾病相鉴别。

三、胆道疾病

（一）胆结石

发生在胆囊内者称为胆囊结石，发生在胆管内者称为胆管结石，二者统称为胆结石。胆结石常伴有不同程度的胆管系统和肝细胞损伤，引起严重的并发症，是我国良性胆道疾病死亡的重要因素。此病好发于中青年。

1. 发病机制。

胆结石的发病机制尚不清楚，胆道感染和胆汁淤滞是两个重要因素。

2. 分类。

胆结石是由胆汁中胆固醇、胆色素、黏液物质和钙盐析出、凝结而形成，根据结石化学成分，可分为三类。

1）胆固醇性结石：结石内胆固醇含量大于 70%，一般结石较大，呈圆形或类圆形，常单发，表面光滑，剖面呈放射状，质软，大小可达数厘米。

2）色素性结石：结石主要成分为胆红素钙，胆固醇含量小于 25%，呈颗粒或泥沙样，可多发，剖面呈分层状。

3）混合性结石：结石包含以上两种成分，呈多面体形，剖面呈分层状，似树干年轮状或放射状，大小、数目不一。

3. 临床表现。

临床上主要表现为反复或突然发作的右上腹绞痛，疼痛为持续性，3～4 小时后可缓解，并可放射至后背、右肩胛下部，可出现呕吐。若合并胆囊炎，则疼痛不能缓解。查体右上腹压痛，可扪及肿大的胆囊。

4. 影像学表现。

1）X 线检查：平片上可显示右上腹大小不一、中间低密度和边缘高密度的菱形、环形、多角形影，多发时可聚集似石榴籽堆形影。X 线检查能发现胆囊阳性结石，占全部胆囊结石的 10%～20%。80%～90% 的胆囊结石为阴性结石，平片上常不能显示。

2）CT。

（1）平扫：

a）根据结石化学成分，CT 上胆结石可分为高密度结石、等密度结石、低密度结石三种类型。高密度结石（CT 值大于 25HU）平扫易显示，表现为圆形、多边形或泥沙形高密度影，可单发或多发；等密度结石（CT 值 0～25HU）和低密度结石（CT 值小于 0HU）在造影时可显示低密度的充盈缺损，位置可随体位的变化而改变。

b）胆管结石可显示为点状、结节状或不规则状高密度影，与胆管走行一致，可伴有周围胆管扩张。

c）肝总管或胆总管结石多显示为圆形高密度影，其周围可见扩张的、呈低密度影的胆总管，形成"环靶征"，也叫"半月征"，同时结石上方也可见胆管扩张。

（2）增强扫描：增强扫描后结石不强化，若同时伴胆囊炎或胆管炎，囊壁或管壁可发生强化。

3）MRI。

（1）平扫：结石在 T_1WI 上多呈低信号，T_2WI 上胆汁呈高信号，结石仍为低信号。MRCP 检查既能观察到低信号结石的大小、形态、数目等，又能显示梗阻后胆管的扩张程度。扩张胆总管下端呈杯口状充盈缺损，为胆总管结石的典型表现。

（2）增强扫描：增强扫描的表现同 CT。

胆结石 CT 见图 7-52。

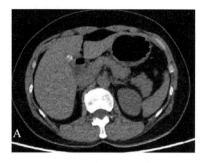 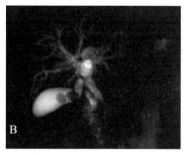

图7-52　胆结石 CT 和 MRCP

注：A，CT 示胆囊腔内结节状高密度影；B，MRCP 检查示胆囊腔内结节状充盈缺损改变。

5. 诊断与鉴别诊断。

X 线平片显示胆结石有限。超声无创简便，可靠性较高，是胆囊结石的首选检查方法。但 CT 显示胆管结石优于超声。对于诊断有困难的胆管结石，可行 MRCP 检查。CT 显示胆囊或胆囊内圆形、多角形高密度影，增强扫描时无强化，MRI 上 T_1WI 和 T_2WI 均为低信号，即可诊断。胆管结石可引起胆道梗阻，需与胆管炎症、胆管肿瘤相鉴别。

（二）胆囊癌

胆囊癌是发生于胆囊（包括胆囊底、体、颈部及胆囊管）的肿瘤，是胆道系统最常见的恶性肿瘤。胆囊癌易发生于 50~70 岁的中老年人。

1. 发病机制。

胆囊癌的发病与慢性胆囊炎和胆囊结石长期刺激胆囊黏膜有关。研究发现，胆囊息肉、胰胆管汇合异常、胆道系统感染、肥胖、糖尿病、遗传也是胆囊癌发病的危险因素。

2. 病理机制。

胆囊癌多发生在胆囊底和胆囊体，多为腺癌，少数为鳞癌。80％的肿瘤呈乳头状生长，肿块呈菜花状突入胆囊腔，肿瘤增大时，可形成较大肿块占据整个胆囊。晚期肿瘤可侵犯肝脏、十二指肠、结肠等周围器官，也可通过肝动脉、门静脉和胆道发生远处转移或淋巴结转移。

3. 临床表现。

早期可无特殊临床表现，进展期可出现右上腹持续性疼痛、恶心、呕吐、食欲下降、消瘦等胆石征和胆囊炎的症状，后期可出现发热、黄疸、腹水等症状，查体可见右上腹肿块。

4. 影像学表现。

1）X 线检查：进展期胆囊癌可累及胆囊浆膜层，动脉造影时可显示胆囊动脉增粗、移位，以及血管受侵，呈不规则狭窄，甚至出现闭塞。当肿瘤侵犯周围器官如肝脏、胰腺、胃、十二指肠等时，可显示相应部位的血管受侵犯改变。

2）CT。

（1）平扫：CT 表现可分为三种类型。

a）增厚型：显示为胆囊壁增厚，呈不规则或结节状。

b）腔内型：显示为突向胆囊腔的肿块，呈单发或多发乳头状病灶，局部胆囊壁增厚。

c）肿块型：显示为胆囊腔几乎被肿块所占据，肝实质可受侵。

（2）增强扫描：增强扫描时可见肿瘤和胆囊壁明显强化，同时可见胆管不规则狭窄、受压和上部扩张，晚期可见肝门处、十二指肠韧带及胰头处淋巴结肿大。有时可伴胆囊结石。

胆囊癌 CT 见图 7-53。

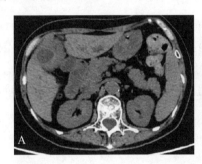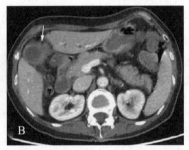

图 7-53 胆囊癌 CT

注：A，CT 平扫示胆囊形态失常，胆囊壁不均匀增厚；B，增强扫描可见胆囊壁明显强化。

3）MRI。

（1）平扫：肿瘤在 T_1WI 上呈不均匀低信号，在 T_2WI 上呈不均匀高信号，可见胆囊壁增厚。当肿瘤侵犯肝脏时，T_2WI 上肿块周围的肝实质可出现不规则高信号带，同时可见胆管扩张和淋巴结转移征象。

（2）增强扫描：增强扫描后可出现不均匀强化。

5. 诊断与鉴别诊断。

CT 平扫显示胆囊壁不规则增厚，囊腔内查见大小不等的宽基底肿块影，增强扫描后呈不均匀强化；MRI 显示 T_1WI 呈不均匀低信号、T_2WI 呈不均匀高信号，即可诊断。

厚壁型胆囊癌与胆囊炎的鉴别：后者囊壁不规则增厚，厚度多超过 1cm，增强扫描时明显强化。但出现胆管扩张、肝实质侵犯和肝内转移则支持胆囊癌诊断。

四、胰腺癌

胰腺癌是胰腺最常见的肿瘤，其发病率近年来逐渐上升。胰腺癌多发生于 40 岁以上人群。

1. 发病机制。

胰腺癌的发病机制多与吸烟、高脂饮食和体重指数超标有关。另外，糖尿病、过量饮酒和慢性胰腺炎也与胰腺癌的发病有一定关系。

2. 病理机制。

胰腺癌可发生于胰腺的任何部位，以胰头多见，占70%～80%。病理上，90%的胰腺癌为导管细胞腺癌，为少血供肿瘤。胰腺癌常侵犯十二指肠、胰管、胆管、胃窦后壁和腹腔动脉、肠系膜上动脉等邻近组织器官，也可经淋巴结转移至胰周及腹膜后淋巴结。

3. 临床表现。

胰腺癌由于位置较隐蔽，症状出现迟，不易早期发现，发现时常常已达晚期。常见的临床表现为腹痛、腹胀、黄疸、消瘦、厌食、腹泻等，实验室检查糖类抗原199（CA199）升高。胰头癌常因早期侵犯胆总管下端引起梗阻性黄疸而较早被发现，胰体、尾部癌常症状不明显。

4. 影像学表现。

1）X线检查：平片检查不能显示胰腺，并无价值。气钡双重造影可显示胰头肿块压迫及侵犯十二指肠，表现为十二指肠内反"3"字形压迹，并有肠黏膜破坏，进展期可导致局限性肠管僵硬、狭窄、黏膜破坏，钡剂通过受阻。

2）CT。

（1）平扫：

a）可显示胰腺增大，出现等或稍低密度肿块影使胰腺外形失去正常形态，此特征是胰腺癌最主要和直接的表现。

b）可侵犯胰管、胆总管，引起胰管、胆总管扩张，两者同时受累并扩张时形成"双管征"。

c）肿瘤侵犯十二指肠、结肠、胃窦后壁、大网膜等邻近组织器官时，可显示局部胃肠壁僵硬、增厚、脂肪间隙消失。肿瘤亦可侵犯胰腺周围血管，淋巴结转移时可显示腹膜后淋巴结增大。

（2）增强扫描：

a）增强扫描后可显示正常胰腺组织明显强化，癌灶因强化不明显使肿瘤显示更清楚。

b）当肿瘤侵犯胰腺周围血管时可显示胰腺与血管之间的脂肪间隙消失，肿块包绕血管，血管形态多变细、狭窄、不规则，血管内可有癌栓形成或完全阻塞，并形成侧支循环。

c）当肿瘤较小不能引起胰腺轮廓改变时，应使用CT薄层双期扫描以提高早期胰腺癌检出率。

胰腺癌CT见图7-54。

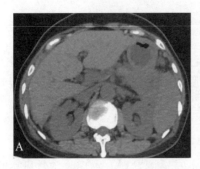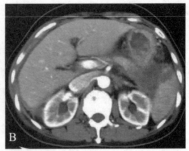

图 7-54　胰腺癌 CT

注：A，CT 平扫示胰尾部见不规则稍低密度肿块影，边界不清；B，增强扫描不均匀轻度强化，且脾门受累。

3）MRI。

（1）平扫：病灶在 T_1WI 上呈等或略低信号，如有坏死或液化则为更低信号，少数出血可呈点状、斑片状、不规则高信号区。病灶在 T_2WI 上呈混杂或稍高信号，应用脂肪抑制序列可增加肿块与正常胰腺之间的对比。肿块在 DWI 上呈高信号。MRCP 检查可清楚显示胆管和胰管梗阻性扩张的情况，其阻塞末端呈喙突状。

（2）增强扫描：增强扫描后梯度回波动脉期肿瘤显示效果最理想，呈低信号，门脉期和实质期仍为低信号。

胰腺癌 MRI 见图 7-55。

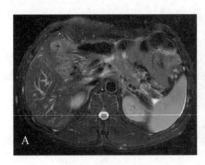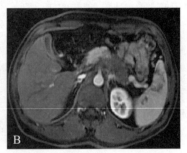

图 7-55　胰腺癌 MRI

注：A，MRI 平扫示胰腺体、尾部见不规则稍长 T_2 信号肿块，边界不清；B，增强扫描轻度不均匀强化，且脾静脉受累。

5. 诊断与鉴别诊断。

实验室检查 CA199 升高，CT 平扫显示边界不清的等或稍低密度肿块影，MRI 显示 T_1WI 上呈等或稍低信号、T_2WI 上呈混杂或稍高信号，增强扫描后轻度强化，周围血管受侵，胰管、胆管梗阻性扩张，即可诊断此病。

胰腺癌与慢性胰腺炎的鉴别：后者胰头增大，但外形光滑无分叶，肿块以纤维化为主，其内可见钙化，T_1WI、T_2WI 均呈低信号，可形成假性囊肿，周围血管无明显侵犯。

胰腺癌与胰腺囊腺瘤和囊腺癌的鉴别：后两者为囊性或囊实性肿块，其边缘规则，周围邻近组织和血管有推移受压改变，增强扫描后囊壁和壁结节有不规则强化。

五、脾梗死

脾梗死是指脾内动脉或其分支阻塞，导致局部组织缺血、坏死。因其缺乏特征性症状，且部分可以自愈，易被忽视，临床上比较少见。

1. 发病机制。

导致脾梗死的主要原因包括动脉粥样硬化致使血栓形成、慢性白血病导致脾动脉内皮细胞下白细胞浸润、镰状细胞贫血导致微循环内血流停滞、心脏壁内血栓脱落等。

2. 病理机制。

脾梗死多发于脾的前缘，梗死灶常大小不一，可多个梗死灶同时存在，或数个梗死灶融合成大片状，梗死灶形态多为锥状，其尖端指向脾门，底部位于背膜面。介入放射治疗脾功能亢进患者时，可使用明胶海绵行部分脾动脉栓塞，使部分脾组织梗死，从而减轻脾功能亢进的症状。

3. 临床表现。

临床上大多数脾梗死患者常无症状，但有时可出现左上腹部疼痛、脾区压痛、脾大、左侧膈肌抬高、胸水等症状，少数可闻及摩擦音。

4. 影像学表现。

1）X线检查：行脾动脉造影时可查见脾内动脉分支闭塞。

2）CT。

（1）平扫：早期脾梗死可显示为脾脏内低密度影，常呈三角形，其尖端指向脾门，基底位于脾的外缘，边缘不清或稍模糊，少数脾梗死灶可呈不规则低密度影。当梗死灶内伴有出血时，可显示为不规则高密度影。当脾梗死伴有包膜下积液时，可显示为脾周低密度影，常呈新月形。若梗死灶为陈旧性，因纤维收缩，可使脾缩小，轮廓呈分叶状。急性期后，大的梗死灶中央可伴有囊变。

（2）增强扫描：增强扫描后梗死灶常无强化，而轮廓较平扫时显示更清楚。

脾梗死 CT 见图 7-56。

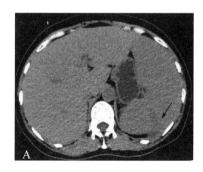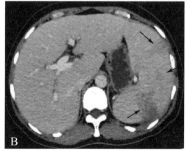

图 7-56　脾梗死 CT

注：A，CT 平扫示脾包膜下区斑片状稍低密度影，边界不清；B，增强扫描后呈片状、楔形低密度影。

3）MRI：对脾梗死的检出较灵敏。

（1）平扫：急性和亚急性期因梗死病灶内组织水分增加，T_1WI 和 T_2WI 弛豫时间延长，故病灶在 T_1WI 上呈低信号，在 T_2WI 上呈高信号。慢性期梗死区有钙化和瘢痕组织形成，故病灶在 T_1WI 和 T_2WI 上均为低信号，其形态特点与 CT 大致相同。

（2）增强扫描：增强扫描后梗死灶常无强化。

5. 诊断与鉴别诊断。

CT 上显示脾内有三角形低密度影，MRI T_1WI 上呈低信号，T_2WI 上呈高信号，增强扫描后无强化，即可诊断此病。脾梗死的临床表现易与其他病因的急腹症相混淆，诊断时需注意辨别。

脾梗死与脾脓肿的鉴别：后者常有败血症症状，病灶多为圆形或椭圆形低密度影，其内可查见气-液平面或小气泡影，此为特异性表现，增强后病灶呈环形强化，与正常脾实质之间可见低密度水肿带。

脾梗死与脾破裂出血的鉴别：后者常有外伤史，脾内可见裂隙，脾轮廓常不规则，同时合并包膜下血肿和积液。

第四节　泌尿生殖系统疾病

一、肾脏疾病的临床及放射学诊断

（一）肾结石

肾结石（Renal Calculi）是晶体物质（如钙、草酸、尿酸、胱氨酸等）在肾的异常聚积所致，在尿路结石中最为常见。两侧肾的发病率无明显差异。

1. 发病机制。

肾结石的发病机制尚不明确，有多种学说。

2. 病理机制。

较小的肾结石位于肾盏穹窿部，结石较大者可充满整个肾盂，称为铸形结石或鹿角状结石。不同的结石成分不同，大多数肾结石由草酸钙和磷酸钙混合而成。

3. 临床表现。

镜下血尿或肉眼血尿是常见的临床表现，血尿发生时常伴有腰痛或肾绞痛。肾盂结石的疼痛可不明显。合并尿路感染时，尿检可有白细胞。代谢性疾病伴发尿路结石时，临床可出现原发性疾病的相应表现。

4. 影像学表现。

怀疑肾结石的患者，首选 X 线摄片检查，90% 以上结石可被检出，为阳性结石。CT 检查是诊断泌尿系结石最准确的方法，其价值在于更精准的定位和显示在平片上不能显示的微小结石及阴性结石。

5. 影像学表现。

1）普通 X 线尿路平片检查（Kidney Ureter Bladder，KUB）（图 7-57）：可见肾影区致密结节影，圆形、卵圆形、鹿角状或桑葚状。

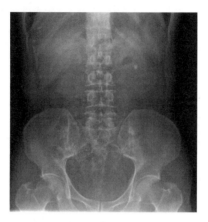

图 7-57　肾结石 KUB

注：KUB 示左肾区结节状高密度影，长径约 1.1cm。

2）CT。

（1）平扫：CT 平扫可很好地显示结石的形态，对肾盏小结石更为灵敏。肾盂输尿管结合部或体部的结石，可继发结石近侧的肾盂或肾盏积水扩张。

（2）增强扫描：积水严重时影响肾功能，显示患侧肾皮质强化程度低于对侧。

肾结石 CT 见图 7-58。

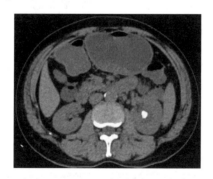

图 7-58　肾结石 CT

注：CT 示左肾结节状高密度影，长径约 1.2cm。

（二）肾结核

肾结核（Renal Tuberculosis）绝大多数继发于肺结核，最常见于 20～40 岁青壮年，且经血行传播进入肾。

1. 发病机制。

肾结核的病原菌主要来自肺结核，也可来自骨关节结核、肠结核等其他器官结核，结核分枝杆菌通过血行播散、尿路感染、淋巴感染、直接蔓延等方式传播至肾。

2. 病理机制。

单侧多见，双侧肾结核仅占约 10%。肾结核主要位于肾髓质锥体深部和乳头部。早期可见肾乳头浅层及黏膜表面的结核结节或结核性肉芽肿发生干酪性坏死，坏死物由肾乳头排出形成细小空洞。进展期可见干酪性空洞继续进展扩大，相互融合，形成较大空洞，累及肾盂、肾盏，形成多个空洞或肾盂积脓。晚期肾结核在愈合过程中出现纤维性改变，造成肾盂、肾盏变形狭窄，可继发肾盏积水。严重时病变肾钙化广泛，肾功能丧失，称为"肾自截"（Autonephrectomy）。

3. 临床表现。

1）膀胱刺激征：早期可无症状，尿频、尿急是典型症状。

2）血尿：多为终末血尿。原因是排尿终末期膀胱收缩出血。

3）脓尿、腰痛和肿块。

4）全身症状（常不明显）：晚期肾结核可有低热、盗汗、消瘦等。

4. 影像学表现。

1）早期肾结核：尿路造影可见病变肾小盏的杯口形态消失，常呈"虫蚀状"改变。CT 不易显示病变。

2）进展期肾结核：

（1）尿路造影表现：肾盏不规则破坏或消失，肾实质内可见对比剂聚集。排泄性尿路造影（IVP）检查不显影，逆行尿路造影显示肾盂、肾盏区域对比剂聚集，呈不规则囊腔。

（2）CT 表现：肾实质内的低密度囊样空腔，增强扫描后病灶无强化，延时扫描可见对比剂进入，常形成下层为高密度、上层为低密度的液平面。扩张的肾盏呈水样密度，环绕肾盂排列，肾盂扩张相对较轻。空洞壁钙化。

3）晚期肾结核：

（1）X 线表现：一侧肾区的斑点状、云絮状致密影，外形与肾相似。

（2）尿路造影表现：肾盏狭窄变形或不显影，肾盂牵拉变形，但边缘光滑。

（3）CT 表现：尿路造影可见病变肾小盏的杯口形态消失，常呈"虫蚀状"改变。CT 不易显示病变。

肾结核 CT 见图 7-59、图 7-60。

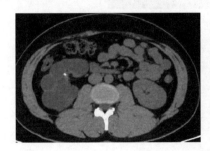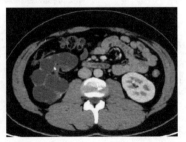

图 7-59 肾结核 CT（1）

注：CT 示右肾形态失常，右肾实质明显变薄，其内可见多发囊状低密度影及斑点状高密度影，边界较清楚。增强后肾皮质轻度强化。

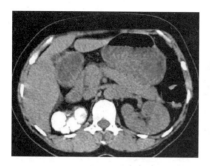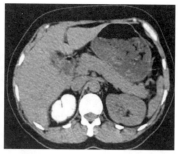

图 7—60 肾结核 CT（2）

注：CT 示右肾萎缩，形态失常，呈高密度团块影。

（三）肾癌

肾细胞癌简称肾癌（Renal Cell Carcinoma，RCC），是一组起源于肾小管上皮的恶性肿瘤，占肾恶性肿瘤的 90％以上。肾癌是泌尿系统最常见的肿瘤之一。

1. 发病机制。

肾癌的发病机制尚不明确，目前认为与吸烟、环境接触、职业暴露、染色体畸形等有关。

2. 病理机制。

肾癌起源于肾小管上皮细胞，其组织类型呈多样性，可分为透明细胞癌、乳头状细胞癌、嫌色细胞癌、集合管癌及未分化癌等。有时同一肿瘤内可含多种肿瘤细胞，但小肾癌一般组织形态较单一，排列一致。最常见的病理分型是透明细胞癌，占 75％以上，大多为单发，呈圆形或椭圆形，大多血供丰富，较大者可出血、坏死，可侵犯肾静脉及下腔静脉，并见局部淋巴结及远处转移。

3. 临床表现。

好发于 40 岁以上中老年男性，男女比例为 3∶1。早期多无明显症状，肿瘤不断生长侵犯周围组织器官可出现相应症状。典型症状为间歇性肉眼血尿、腰痛、腹部肿块，称为肾癌三联征。间歇性肉眼血尿是肾癌最早出现的症状，表明肿瘤已侵及肾盂、肾盏。腰痛多为钝痛或隐痛，是重要的晚期症状，肾癌出血堵塞输尿管可产生肾绞痛，肿瘤侵犯周围器官和腰大肌时疼痛较重且为持续性。肿瘤较大时可在腹部或腰部发现肿块，质坚硬。

4. 影像学表现。

1）CT。

（1）平扫：通常表现为肾实质内单发肿块，呈圆形或类圆形，边界较模糊，较大者形态多不规则并突向肾外致肾外形异常。肿块通常呈稍低密度或等密度影，较大肿瘤多有程度不等的坏死、出血、囊变，因此在 CT 图像上表现为密度不均。少数肿块内可有点状或不规则形钙化灶。

（2）增强扫描：CT 动态增强扫描，动脉期肿块由于血供丰富而有明显不均匀强化，密度明显增高，其强化程度与邻近肾皮质相似；在肾静脉期及延迟期，通常由于大量动静脉分流，肿瘤的密度迅速下降而呈相对不均匀低密度，呈"快进快出"征象。文献报道，CT 增强扫描对肾癌的诊断准确率达 95％左右，分期准确率可达 80％左右。

肾癌 CT 见图 7-61、图 7-62。

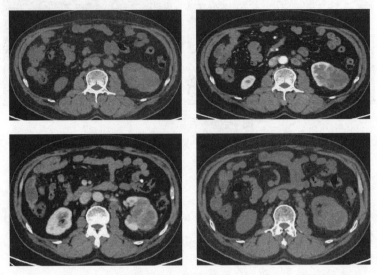

图 7-61 肾癌 CT (1)

注：CT 示左肾中下份实质见一软组织肿块影，边界较模糊，增强扫描后不均匀强化，向内累及左肾中下盏及肾盂，向外突入肾周间隙。

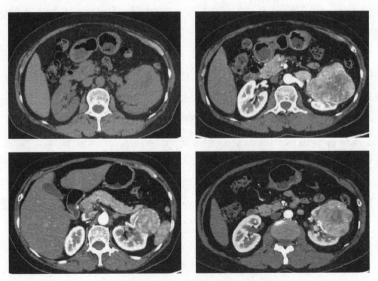

图 7-62 肾癌 CT (2)

注：CT 示左肾前份见一不规则软组织肿块，增强扫描明显持续不均匀强化，病灶内多发迂曲小血管影，病灶突向肾门、肾周脂肪间隙生长，左肾盂受压，左肾前上、前下动脉及分支包绕病灶边缘走行，局部走行于病灶内。

肾癌可累及肾窦，并向肾外侵犯，表现为肾周脂肪密度增高、肾周筋膜增厚。肿瘤侵犯肾静脉及下腔静脉时表现为肾静脉的不规则增粗，在静脉中可见低密度区，增强扫描时可见腔内充盈缺损区。

2）MRI。

（1）平扫：肾癌的 MRI 形态表现类似于 CT，但 MRI 能更准确地显示肿瘤的实际大小、解剖位置及其内部成分。由于肾癌在组织病理学和血供上存在一定差异以及肿瘤内有无出血、坏死、囊变、钙化等，故肿瘤的 MRI 信号强度存在不同的特征。肾癌在 T_1WI 上信号强度通常稍低于或等于肾实质，在 T_2WI 上以混杂信号及高信号为主，有时肿块边缘可见低信号环，为肿瘤的假包膜。

（2）增强扫描：MRI 增强扫描有助于肾癌的定性诊断以及小肾癌的检出，强化程度与强化形式与 CT 增强扫描类似。肾癌含丰富的肿瘤血管，血管增粗、迂曲，因此较大的肾癌在动脉期多呈不均匀强化或边缘强化。但小肾癌早期可呈均匀强化，甚至有时与正常的肾皮质难以鉴别。延迟期肿块强化逐渐减弱，与持续强化的肾实质相比呈低信号，此时容易显示肿块的边缘。MRI 能清晰显示肾静脉及下腔静脉内瘤栓及其范围。

肾癌 MRI 见图 7-63。

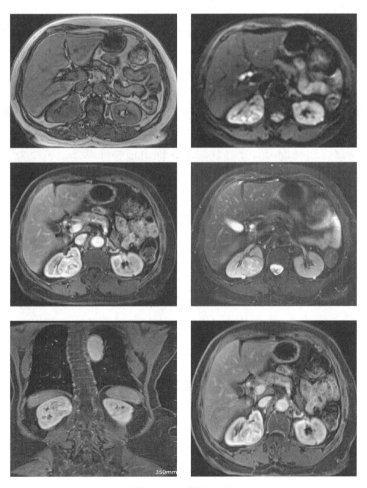

图 7-63　肾癌 MRI

注：右肾后段等 T_1 信号混合长 T_2 信号肿块影，边界可见；DWI 呈高信号影，增强扫描呈不均匀明显强化，延迟期强化程度降低。

3）肾癌的 MRI 分期。

在影像学上广泛使用肾癌 Robson 分期法，它以外科手术为基础对肾癌进行分期，有利于临床治疗方案的制订。

（1）Ⅰ期：肿块呈圆形，位于肾内或肾包膜下，边缘光整，位于包膜下者可致肾轮廓局限性隆起。

（2）Ⅱ期：肿块形态不规则，突破肾包膜，并浸润肾周脂肪，但不累及肾周筋膜，肾周脂肪的浸润在 MRI T_1WI 上显示较好。

（3）Ⅲ期：除了肾癌的表现之外，有肾静脉和（或）腔静脉癌栓形成（Ⅲa），有局部淋巴结转移（Ⅲb），既有静脉内癌栓形成又有淋巴结转移（Ⅲc），MRI 上可清楚显示静脉内癌栓与淋巴结转移。

（4）Ⅳ期：肿块突破肾周筋膜并侵犯邻近器官（Ⅳa），如发现远处转移（Ⅳb），MRI 显示Ⅲ、Ⅳ期肾癌比 CT 准确。

4）肾动脉血管造影。

（1）病变侧肾动脉扩张，肾内动脉分支受压移位，包绕在肿瘤的周围，形成"抱球状"。

（2）肿瘤新生血管形成，表现为迂曲、不规则、粗细不均、分布紊乱的成团小血管。

（3）肿瘤染色：表现为对比剂在肿瘤血管内聚集，肿瘤呈高密度染色，通常持续数秒钟。

（4）静脉早显：当肿瘤内有动静脉瘘时，即出现静脉早显，表现为在肾动脉期可见肾内静脉和肾静脉主干显影。

二、输尿管疾病的临床及放射学诊断

（一）输尿管结石

输尿管结石（Ureteral Lithiasis）常为数毫米大小，长圆形，长轴与输尿管的纵轴平行，多停留在输尿管三个生理狭窄处。结石嵌顿于输尿管内，可引起受累输尿管壁的擦伤、肿胀及近侧输尿管、肾盂的积水。

1. 发病机制。

原发于输尿管的结石少见。大部分输尿管结石是由肾结石排出过程中停留在输尿管内不能顺利下行所致。

2. 病理机制。

输尿管结石一般来源于肾结石，肾结石在排出的过程中很容易嵌顿于输尿管的三个生理狭窄处。

3. 临床表现。

镜下血尿或肉眼血尿是常见的临床表现，急性输尿管结石可出现肾绞痛。合并尿路感染时尿检可见白细胞。

4. 影像学检查方法的选择。

输尿管结石首选 B 超检查，KUB 也是常规检查方法，90%以上的结石能在腹部正、侧位尿路平片中发现。B 超和 X 线检查不能确定时可选择腹部 CT，特殊情况还可根据需要选择静脉尿路造影（IVP）、逆行性肾盂造影等。

5. 影像学表现。

1）KUB：绝大多数输尿管结石因含有大量钙盐，密度较高，在常规 X 线片上易于显示，也称阳性结石，表现为长圆形或米粒状致密影，位于腰大肌影内或盆腔输尿管走行区。少数含尿酸的阴性结石密度较低，在 X 线片上难以显示。

输尿管结石 KUB 见图 7－64。

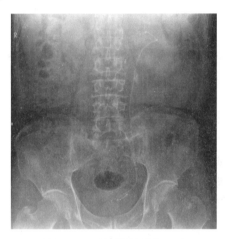

图 7－64　输尿管结石 KUB

注：左侧双"J"管旁（约 L_2/L_3 椎间隙层面）见高密度结节影，大小约 $1.5cm \times 1.0cm$。

2）CT：输尿管腔内可见高密度的结石，结石周围输尿管壁可肿胀、增厚，伴炎症时可见输尿管周围脂肪间隙模糊，周围腹膜增厚，结石近端输尿管因梗阻而积水、扩张，可见肾盂、肾盏积水扩张，梗阻严重时可见肾脏体积增大，平扫实质密度减低，增强扫描肾脏强化程度降低。

输尿管结石 CT 见图 7－65。

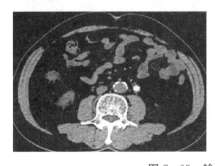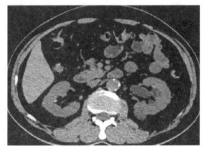

图 7－65　输尿管结石 CT

注：左侧输尿管腹段见高密度结节影，长径约 $1.6cm$，伴左侧输尿管近段及左肾盂、肾盏积水扩张。

3）尿路造影：表现为输尿管内的结节状充盈缺损。

（二）输尿管结核

输尿管结核（Tuberculosis of Ureter）并非孤立性病变，常与肾结核合并存在，是由肾结核的结核分枝杆菌下行至输尿管所引起的结核病变，二者的临床表现相似，选用的影像学检查也相似。

1. 发病机制。

输尿管结核继发于肾结核，结核分枝杆菌首先侵袭输尿管黏膜，向深部发展达黏膜下层及肌层，最终发生纤维化，致输尿管狭窄、变硬、增粗和僵直，甚至完全梗阻。

2. 病理机制。

输尿管黏膜的结核结节、溃疡、肉芽肿、纤维化，造成输尿管管壁增厚，管腔僵直、狭窄、挛缩，狭窄近侧输尿管积水。由于病变分布不均匀，这种狭窄分布并无规律。病变蔓延至膀胱，造成膀胱内壁不规则，累及肌层引起膀胱挛缩。

3. 临床表现。

1）膀胱刺激征：逐渐加重的尿频、尿急、尿痛为常见的临床症状，部分患者可并存血尿、尿液浑浊、腰部不适或腰痛等。

2）血尿：多为终末血尿。原因是排尿终末期膀胱收缩出血。

3）脓尿、腰痛和肿块。

4）全身症状（常不明显）：晚期可有低热、盗汗、消瘦等。

4. 影像学检查方法的选择。

膀胱镜检查、IVP、CT、MRI 均可显示病变的全貌。

5. 影像学表现。

1）IVP：输尿管多发不规则狭窄与扩张，呈串珠样改变，输尿管僵硬、缩短，肾盂扩张积水。

2）CT：输尿管管壁增厚，管腔多发狭窄与扩张，呈串珠样改变。

输尿管结核 CT 见图 7-66。

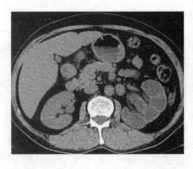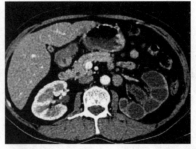

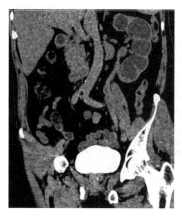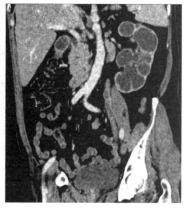

图 7—66　输尿管结核 CT

注：左侧输尿管扩张积水，管壁不均匀增厚，增强扫描管壁明显强化，呈串珠样改变，左侧肾盂、肾盏扩张积水，左肾实质明显变薄。

三、膀胱疾病的临床及放射学诊断

（一）膀胱结石

位于膀胱内的泌尿系结石即为膀胱结石，膀胱结石在尿路结石中占比不到 5%，多见于男性。

1. 发病机制。

膀胱结石分为原发性膀胱结石和继发性膀胱结石。原发性膀胱结石形成于膀胱内，多见于男童，与营养不良及低蛋白饮食有关，成人少见。继发性膀胱结石由肾结石或输尿管结石排入膀胱而成。

2. 分类。

1）草酸钙结石：最常见，呈桑葚型，X 线检查可显影。

2）磷酸盐结石：发病率略低，呈鹿角型，X 线检查可显影。

3）尿酸结石：以高尿酸血症为主，伴有痛风，结石多光滑，X 线检查不显影。

4）胱氨酸结石：呈蜡样结石，X 线检查不显影。

3. 临床表现。

典型症状为排尿突然中断，可伴有排尿困难、膀胱刺激征、血尿。改变体位后，症状可缓解并继续排尿。疼痛常放射至远端尿道及阴茎头部。

4. 影像学表现。

1）X 线检查：表现为耻骨联合上方类圆形高密度阴影，或呈中间高密度、边缘带状分层的稍低密度阴影，可单发或多发，边缘锐利。结石位置不固定，可随体位改变移动，若结石位于膀胱憩室内则不能移动。

2）CT：可见膀胱腔内单发或多发类圆形致密影，边界清晰，CTU 可见膀胱腔内低密度充盈缺损。

膀胱结石 CT 见图 7-67。

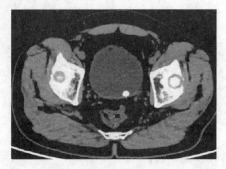

图 7-67 膀胱结石 CT

注：CT 示膀胱腔内见大小约 1.0cm×1.0cm×0.8cm 的结节状高密度影。

3）MRI：结石在 T_1WI、T_2WI 上均呈极低信号，显示清晰。

（二）膀胱癌

膀胱癌是常见的泌尿系统肿瘤。膀胱癌好发于 50～70 岁，且男性多于女性，男女之比为 4：1。

1. 发病机制。

膀胱癌的确切病因尚不明确，相关研究发现长期接触苯胺类化学物质易诱发膀胱癌。膀胱白斑、腺性膀胱炎、尿结石色氨代谢异常也可能是膀胱癌的诱因。吸烟也是膀胱癌重要的致癌因素。

2. 病理机制。

膀胱癌多来源于上皮，多为移行细胞癌，常呈乳头状生长，蒂宽而短，也可呈浸润性生长，基底宽大；少数为腺癌和鳞状上皮细胞癌，常呈浸润性生长。膀胱癌多为单发，最易发生于膀胱三角区，其次为两侧壁。晚期肿瘤可侵犯膀胱全层，并侵及膀胱周围组织，常发生局部淋巴结转移，并可见远处转移。

3. 临床表现。

膀胱癌最常见的症状为无痛性全程肉眼血尿，出血量及血尿持续时间与肿瘤恶性程度以及肿瘤大小、范围和数目有关，常伴有尿痛、尿急、尿频等膀胱刺激症状。如血块阻塞膀胱口，则可出现排尿困难。晚期可排出"腐肉"样坏死脱落组织。浸润癌晚期或脐尿管癌可在下腹部触及肿块。

4. 影像学表现。

超声检查为膀胱癌首选影像学检查方法，但判断分期欠佳。CT、MRI 常用于膀胱癌术前分期，后者鉴别 T3a、T3b 更灵敏。

1）X 线膀胱造影：膀胱内大小不一、不规则菜花状或乳头状充盈缺损，基底较宽，局部僵硬。若为广泛浸润可使膀胱壁广泛僵硬、凹凸不平。若肿瘤侵犯输尿管口，可导致输尿管和肾积水。

2）CT。

（1）平扫：可见膀胱壁上凸向腔内的软组织密度结节或肿块，常位于膀胱三角区及侧壁，肿块大小不等，基底部多较宽。肿瘤位于输尿管口周围可导致输尿管梗阻。肿瘤局限于黏膜和黏膜下层时，仅表现为膀胱壁局限性增厚。肿瘤晚期可充满整个膀胱，导致膀胱轮廓变形。发生膀胱壁外侵犯时，可见膀胱周围脂肪层分界模糊，在周围脂肪中出现索条状软组织影或软组织肿块影。累及膀胱周围组织时，可见膀胱精囊角消失，精囊受侵增大；侵犯前列腺时前列腺变形。盆腔淋巴结直径大于10mm时，提示有淋巴结转移。

（2）增强扫描：肿瘤较明显强化，伴坏死时强化不均匀。

膀胱癌CTU见图7—68。

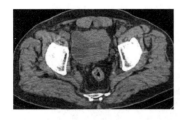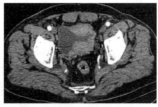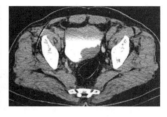

图7—68　膀胱癌CTU

注：CTU示膀胱壁广泛不均匀增厚，以左侧份明显，增强扫描明显强化，膀胱腔变窄，延迟期膀胱腔内见团状充盈缺损。

膀胱癌CT见图7—69。

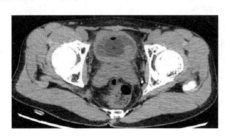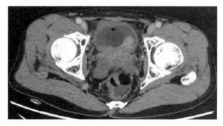

图7—69　膀胱癌CT

注：CT示膀胱壁不均匀增厚，左后壁局部见结节状突起，增强扫描明显不均匀强化，与膀胱壁宽基底相连，向后与前列腺相邻。

3）MRI：膀胱癌的形态学表现与CT一致。

（1）平扫示膀胱壁局限性增厚或有向腔内突出的肿块，在T_1WI上肿瘤信号与正常膀胱壁信号相似，T_2WI上肿瘤信号表现为稍高信号。增强扫描肿瘤强化明显。

（2）累及膀胱周围组织时，在T_1WI上膀胱周围脂肪内出现低信号，在T_2WI上可见膀胱壁连续性中断，增强扫描有利于显示肿瘤对邻近器官的浸润情况。

（3）膀胱癌TNM的分期与相应的MRI表现见表7—1。

表7—1　膀胱癌TNM分期与相应的MRI表现

分期	病变范围	MRI表现
Tis	原位癌	膀胱肿块，与膀胱黏膜相连
T0	乳头状无浸润	膀胱肿块，与膀胱黏膜相连

分期	病变范围	MRI 表现
T1	肿瘤仅限黏膜	膀胱肿块，膀胱肌层保持完整
T2	肿瘤突破黏膜侵入浅肌层	增强扫描早期肿瘤明显强化，而低信号的肌层内缘不规则
T3	肿瘤侵入深肌层或膀胱周围脂肪	低信号脂肪壁中断或周围脂肪内有低信号影，与肿瘤相连
T4	肿瘤突破膀胱壁，侵犯邻近器官	膀胱周围出现异常信号，淋巴结肿大

膀胱癌 MRI 见图 7−70。

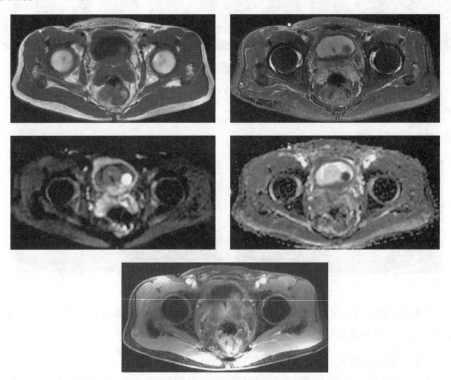

图 7−70 膀胱癌 MRI

注：MRI 示膀胱左侧后壁可见长 T_1 长 T_2 信号软组织肿块形成并向腔内突起，弥散受限，ADC 呈低信号，增强扫描明显不均匀强化，局部与前列腺分界欠清。

四、肾上腺疾病的临床及放射学诊断

（一）肾上腺囊肿和假囊肿

肾上腺囊肿（Adrenal Cyst）指由多种因素引起的肾上腺囊性包块，少见，常单侧发生。

1. 发病机制。

1）肾上腺囊肿的发病机制与肾上腺淋巴管阻塞扩张、肾上腺内血管扩张、先天性肾上腺发育不良、肾上腺组织出血或瘤内出血、寄生虫感染等有关。

2）肾上腺假囊肿（Adrenal Pseudocyst）多继发于外伤、传染病、良性或恶性的肾上腺肿瘤，出血量多或反复出血造成高铁血红蛋白沉积、钙化，形成肾上腺假性囊肿，组织学上有纤维组织形成的囊壁而无内皮或上皮细胞覆盖。

2. 病理机制。

肾上腺囊肿常为单房，内有红棕色液体，囊壁可有钙化。

3. 临床表现。

多无明显临床症状，于体检时偶然发现，囊肿较大时可压迫、推移周围器官而引起症状。

4. 影像学表现。

1）CT：圆形或椭圆形囊性灶，边缘光滑，均匀水样密度。有时囊壁可见环状或斑状钙化。增强扫描无强化，若伴感染可见囊壁强化。

肾上腺囊肿 CT 见图 7-71。

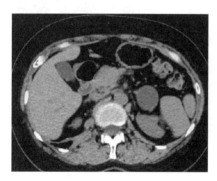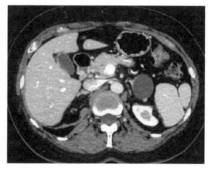

图 7-71　肾上腺囊肿 CT

注：CT 示左侧肾上腺囊状低密度影，边界清楚，增强扫描未见强化。

2）MRI：在 T_1WI 上呈低信号，在 T_2WI 上呈高信号，信号均匀，周边钙化显示为低信号。出血性假囊肿可见血液降解产物的信号。

（二）肾上腺皮质增生

先天性肾上腺皮质增生症（Congenital Adrenal Hyperplasia，CAH）是一组由肾上腺皮质类固醇合成通路各阶段各类催化酶的缺陷引起的疾病。

1. 发病机制。

常染色体隐性遗传性疾病，以皮质类固醇合成障碍为主。

2. 病理机制。

双侧肾上腺皮质弥漫增生，重量增加，皮质增厚，在弥漫性增生的基础上有大小不等的结节形成。

3. 临床表现。

多表现为库欣综合征（Cushing Syndrome），即满月脸、向心性肥胖（水牛背）、高血压、皮肤紫纹、多毛、肌肉萎缩、骨质疏松等；性异常，如性早熟，女性男性化或男性女性化，女性可有月经失调等；原发性醛固酮增多症，如消瘦、周期性肌无力或麻痹、高血压及多尿；低血钾、高尿钾、碱中毒，肾素水平低，血和尿醛固酮水平增高。

4. 影像学表现。

1）肾上腺弥漫性增生：肾上腺增生一般以其厚度为评判标准，通常呈双侧性，CT、MRI 表现为双侧肾上腺对称性均匀增粗或增厚，边缘光滑、饱满，外形多无明显改变，密度均匀，多呈等密度（信号均匀），增强扫描明显均匀强化，与正常肾上腺密度一致。

2）肾上腺结节状增生：CT、MRI 表现为腺体有局限性结节状凸起，边缘不光整，多为双侧多个小结节。部分肾上腺结节状增生可呈大结节甚至巨大结节，使肾上腺的形态发生改变。结节内因含有丰富的脂类激素，CT 可呈稍低密度。

肾上腺皮质增生 CT 见图 7-72。

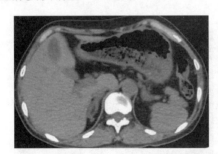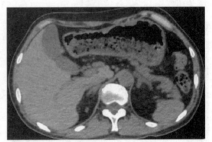

图 7-72 肾上腺皮质增生 CT

注：CT 示双侧肾上腺增粗，周围脂肪间隙清晰。

5. 诊断与鉴别诊断。

部分肾上腺皮质增生者，其肾上腺形态及密度并无明显变化，只是镜下可见到组织增生，临床有相应内分泌亢进表现，因此判断肾上腺皮质增生需结合实验室检查。肾上腺结节状增生与腺瘤的鉴别：影像学表现鉴别困难，但前者血浆促肾上腺皮质激素水平升高，后者多受抑制或降低。

（三）肾上腺皮质腺瘤

肾上腺皮质腺瘤（Adrenal Adenoma）是发生于肾上腺皮质的良性肿瘤，可分为功能性和非功能性。

1. 发病机制。

1）遗传突变：某些个体可能携带与肾上腺皮质腺瘤相关的遗传基因。

2）染色体异常：可能存在染色体异常，如染色体失衡、染色体重排或染色体缺失等。

3）内分泌失调等。

2．病理机制。

多为单发，腺瘤呈圆形或卵圆形，边界清楚，有完整包膜，镜下见透明细胞和颗粒细胞，细胞内富含类脂质。不同类型的腺瘤其大小略有区别，Cushing 腺瘤直径多为 2～3cm，常有同侧肾上腺残部或对侧肾上腺萎缩。Conn 腺瘤直径多在 2cm 以下，非功能性腺瘤常为 3～5cm，甚至更大。

3．临床表现。

原发性醛固酮增多症：高血压、低血钾、疲乏、肌无力、痉挛、软瘫、夜尿、烦渴、头痛、视物模糊等。库欣综合征：向心性肥胖、满月脸、皮肤紫纹、痤疮、毛发增多、高血压、糖尿病、多尿、月经紊乱等。

功能低下性皮质腺瘤表现为体重减轻、低血压、皮肤色素沉着等。非功能性皮质腺瘤临床上往往无症状，多偶然发现。

4．影像学表现。

1）CT。

（1）平扫：多为单侧发生，少数为双侧，呈圆形或类圆形，边缘光滑，由于瘤体内富含脂质，在平扫图像上其密度常明显低于正常腺体，内部密度较均匀，偶见少许钙化，有完整包膜。

（2）增强扫描：大部分腺瘤呈轻度至中度均匀强化，且对比剂廓清迅速。

肾上腺皮质腺瘤 CT 见图 7－73。

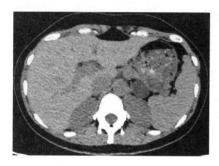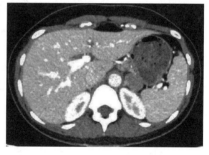

图 7－73　肾上腺皮质腺瘤 CT

注：CT 示左侧肾上腺外侧支低密度结节，边界清楚，形态规则，增强扫描均匀强化。

2）MRI：肾上腺皮质腺瘤在 T_1WI 上肿块信号较均匀，其信号近似肝实质，在 T_2WI 上其信号略高于肝实质。肿瘤包膜在 T_1WI 及 T_2WI 上均为环形低信号。如果肿瘤内脂质含量较多，在 T_1WI 上其信号高于肝实质，在 T_2WI 上与肝实质近似。Gd－DTPA 增强扫描后动脉期肿块即有中度强化，在静脉期其信号强度迅速下降。

（四）肾上腺皮质腺癌

发生于肾上腺皮质的恶性肿瘤称为肾上腺皮质腺癌（Adrenocortical Carcinoma，ACC），其可发生于任何年龄，以 40～50 岁多见，女性略多。

1．发病机制。

肾上腺皮质腺癌多为功能性，早期症状可能不明显，可能由遗传、肥胖、应激等因素引起。

2. 病理机制。

肿块体积较大，直径常大于 5cm，形状不规则，分叶，包膜不完整，易出血、坏死、囊变。癌细胞侵犯包膜及血管为其特征。淋巴结及远处转移出现早。肿块周围及对侧肾上腺萎缩。

3. 临床表现。

肾上腺皮质腺癌分为功能性和非功能性。大部分肾上腺皮质腺癌为功能性，多数表现为皮质醇增多症，少数表现为醛固酮增多症。上腹部可触及肿块，部分伴腰腹痛。

4. 影像学检查方法的选择。

对于怀疑肾上腺皮质腺癌的患者，影像学检查方法的选择与肾上腺皮质增生相同。

5. 影像学表现。

1）CT。

（1）平扫：单侧发生，为较大分叶状肿块，密度不均，可见出血、坏死，有时可见钙化，可有完整包膜。若病灶周围脂肪间隙模糊，提示肿瘤突破包膜，周围组织可能受累。

（2）增强扫描：肿块强化较明显，以周边强化为主，中心坏死部分的低密度区无强化，常有肾静脉、下腔静脉瘤栓以及肝肾侵犯、腹膜后淋巴结转移。

2）MRI：在 T_1WI 及 T_2WI 上主要呈不均匀高信号，为出血及坏死表现。肿瘤信号取决于肿块的大小，是否有出血、坏死、囊变等，肿瘤越大，信号越不均匀。

（五）嗜铬细胞瘤

嗜铬细胞瘤（Pheochromocytoma）主要起源于肾上腺髓质，但也可发生于副神经节，好发于 30~50 岁，大约 10％发生于儿童，男女发病率没有明显差异。由于肿瘤组织产生过多的儿茶酚胺，临床上常出现高血压及高代谢症候群。

1. 发病机制。

嗜铬细胞瘤的发病机制并不明确，约有 50％的患者可能存在致病基因突变。

2. 病理机制。

嗜铬细胞瘤 80％发生于肾上腺，多单侧发生，10％双侧发病，肿瘤常较大，平均直径约 5cm，呈圆形或卵圆形，包膜完整，易出血、囊变或钙化。嗜铬细胞瘤组织中儿茶酚胺含量明显高于正常肾上腺髓质。约 20％位于肾上腺以外，称为异位嗜铬细胞瘤或副神经节瘤。嗜铬细胞瘤大部分为良性，约 10％为恶性，病理特征为包膜浸润、血管内癌栓形成及远处转移。

3. 临床表现。

主要临床表现为高血压症候群：血压不稳定，可为持续性或阵发性高血压、持续性高血压伴阵发性加剧、高低血压交替出现等，也可为直立性低血压、休克。高血压发作时伴随头痛、心悸、多汗，可有血糖高、血脂肪酸高、基础代谢率高等。

4. 影像学表现

对于怀疑肾上腺嗜铬细胞瘤的患者，CT 为首选影像学检查方法。对于临床怀疑有嗜铬细胞瘤而影像学检查未发现肾上腺肿瘤的患者，应进行肾门周围、腹主动脉周围等其他部位的 CT 检查，以排除异位嗜铬细胞瘤。

1）CT。

（1）平扫：肾上腺嗜铬细胞瘤体积较大，呈圆形或类圆形肿块，边缘光整，有完整包膜，呈软组织密度且密度不均匀，较大肿瘤内常见出血、坏死、囊变等，偶有钙化。恶性嗜铬细胞瘤体积较大，常大于 5cm，生长迅速，对周围组织浸润而分界不清，可见远处转移至肝脏。

（2）增强扫描：肿瘤实质迅速、明显强化，持续时间较长，密度不均匀，中央坏死、囊变区无明显强化。

嗜铬细胞瘤 CT 见图 7-74。

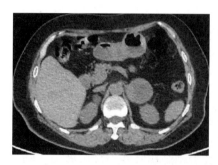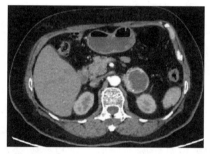

图 7-74　嗜铬细胞瘤 CT

注：CT 示左侧肾上腺外侧支见团块状软组织影，并与左侧肾上腺内侧支分界不清。病灶内密度不均，周围以软组织实性成分为主，中央见低密度区，增强扫描病灶周围实性成分明显不均匀强化，中央低密度影未见强化。

2）MRI：肿瘤在 T_1WI 上与肝脏信号类似或呈略低信号，中心坏死区呈更低信号；在 T_2WI 上由于肿瘤富含水分和血窦而呈不均匀显著高信号，这是嗜铬细胞瘤的重要特征之一。部分肿瘤可显示出低信号包膜。在 Gd-DTPA 增强扫描后，在动脉期肿瘤实质即可出现持续强化表现，排空缓慢，中心液化区无强化。

五、前列腺疾病的临床及放射学诊断

（一）前列腺癌

前列腺癌（Prostatic Cancer，PC）是老年男性常见的恶性肿瘤之一，好发于 50 岁以上。我国前列腺癌发病率明显低于欧美国家，但随着人口老龄化和生活水平及生活方式的变化，其发病率近年来有明显增高趋势。

1. 发病机制。

前列腺癌的发病机制尚不完全清楚，可能的影响因素包括遗传因素、环境、饮食、年龄、高血清水平的睾酮等。同时，前列腺癌有家族性发病的趋势。

2. 病理机制。

前列腺癌源于前列腺腺泡或导管上皮，约75％发生于外周带，25％发生于移行带及中央带。常为多发病灶，占85％以上。95％以上为腺癌，偶见鳞状或移行细胞癌、肉瘤等。前列腺癌可直接蔓延至膀胱、精囊及尿道。经淋巴转移至髂外淋巴结、髂内淋巴结、骶岬前淋巴结等。易发生骨转移，以腰椎、骨盆多见。

3. 临床表现。

1）尿路症状：早期患者常无临床症状，或仅有下尿路梗阻症状，肿瘤增大压迫、阻塞尿路时会出现尿频、尿急、尿痛、排尿困难等症状，临床上易与前列腺增生混淆。

2）腰腿痛、贫血、骨性疼痛：晚期病灶进展或转移可出现上述症状，以骨转移最常见。

3）血尿、血精等。

4）血清前列腺特异性抗原（PSA）升高。正常血清PSA为2.5～4.0ng/mL，PSA越高，前列腺癌的发生风险越大。

4. 影像学表现。

1）CT：前列腺癌多发生于外周带，以后外侧带常见，可见前列腺体积增大、边缘欠清、毛糙隆起，密度减低，平扫癌灶呈等密度，晚期病例较典型，可呈明显结节或肿块，界限模糊。增强扫描表现为外周带异常强化区，强化早于周围正常前列腺组织。肿瘤累及膀胱可见膀胱壁增厚，可呈结节状或软组织肿块状凸向膀胱腔内。肿瘤累及精囊可见精囊形态及密度异常，精囊角不对称。可伴盆腔淋巴结肿大。

2）MRI：正常前列腺外周带表现为两侧对称的新月形，在T_2WI上为均匀一致的高信号。前列腺癌多发生于外周带，T_2WI上表现为高信号的外周带内出现单发或多发的低信号结节或弥漫性低信号区。DWI上为高信号，ADC图为低信号。少数前列腺癌发生于中央带，与前列腺增生鉴别困难。前列腺癌常常为多中心起源，故外周带和中央带可同时发生。

由于前列腺癌血供不丰富，故强化较弱，但强化高于周边正常组织。增强扫描早期，在正常前列腺组织尚未强化时前列腺癌灶呈明显强化，边界较清；中期仍明显强化，由于周围正常组织强化明显，肿瘤与周围组织分界不清；晚期病灶信号下降，部分呈低信号。动态增强曲线（TIC）以流出型为主，即信号强度早期增高而后出现下降。

当病灶侵犯前列腺包膜外时，可表现为肿瘤与包膜关系密切，包膜增厚、不规则、局限性突出，或周围脂肪间隙内可见肿块，前列腺直肠角消失，神经血管束局限性不对称性增粗。此外，前列腺癌易侵犯精囊，可见前列腺精囊角消失、精囊腺T_2WI上局限性低信号；前列腺癌可侵犯膀胱，晚期还可侵犯下段直肠前壁。淋巴结转移多数发生在盆腔，沿髂血管分布，短径大于1cm的淋巴结提示淋巴结转移。前列腺癌发生骨转移时，T_1WI上正常高信号的骨髓内出现不规则、边缘清晰的低信号灶，在压脂T_2WI上呈异常高信号。

前列腺癌MRI见图7-75。

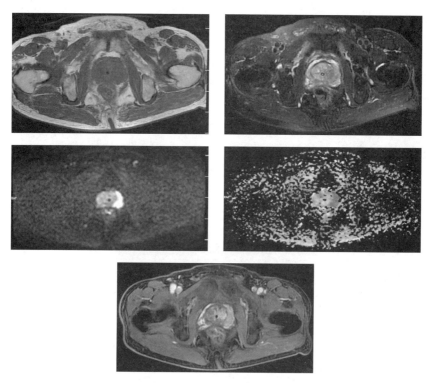

图 7-75　前列腺癌 MRI

注：MRI 示病灶位于左侧外周带及移行带，大小约 1.8cm×3.3cm，T_1WI 上呈等信号，T_2WI 上呈稍低信号，DWI 上弥散受限改变，ADC 信号明显减低，DCE 早期病灶明显强化。病灶边缘毛糙，伴邻近血管束增粗。

　　3）MRS：前列腺癌区域胆碱（Cho）和肌醇水平升高，枸橼酸（Cit）水平下降。胆碱化合物与细胞膜的合成与降解有关，其浓度与细胞增殖和分化有关，因此胆碱水平升高是前列腺癌的一个代谢特征。正常前列腺上皮细胞具有合成与分泌大量枸橼酸的能力，前列腺癌细胞功能异常及组织结构异常均导致枸橼酸水平降低。枸橼酸峰值明显下降和（或）(Cho +Cre) /Cit 的比值显著增高，对前列腺癌的定性诊断有一定的参考意义。

　　5. 前列腺癌的 TNM 分期见表 7-2。

表 7-2　前列腺癌的 TNM 分期

分期	表现
T1	T1a 和 T1b 指偶然间发现的癌，如经尿道电切标本中前列腺增生组织中发现的癌，当 PSA 增高，而直肠指检阴性时为 T1c
T2	局限于前列腺包膜内
T3	肿瘤突破包膜：T3a，前列腺外的肿瘤浸润，血管神经束受累；T3b，精囊受累
T4	肿瘤侵犯精囊以外其他邻近结构：膀胱颈、直肠、肛提肌、盆壁
N1	区域淋巴结转移
M1	M1a，非区域淋巴结转移；M1b，骨转移；M1c，其他部位转移，伴或不伴骨转移

6. 前列腺增生和前列腺癌的鉴别诊断见表7-3。

表7-3　前列腺增生和前列腺癌的鉴别诊断

	前列腺增生	前列腺癌
好发部位	移行带	外周带
形态	规整，不同程度对称性增大	规整，左右不对称性增大
包膜	完整	模糊、中断
超声	内腺出现大小不等结节呈等回声，外腺受压变薄	内腺受压变形，外周带出现结节，呈低或混杂回声
CDFI	结节内有增多血流，周边血流稀少	结节内部、周围有丰富彩色血流
MRI（T_2WI）	外周带变薄、消失；移行带内增生结节信号多样，呈不规则低或高信号	外周带内出现低信号结节
增强MRI	增生结节呈不均匀明显强化	癌肿呈轻度强化
MRS	/	癌肿的Cit峰值明显下降以及（Cho+Cre）/Cit比值显著增高
周围侵犯	无	可有
盆腹腔淋巴结肿大	无	可有
骨转移	无	可有
直肠指诊	前列腺肿大、光滑	前列腺扪及硬结节
PSA	正常	>0.1ng/mL

六、子宫疾病的临床及放射学诊断

（一）子宫肌瘤

子宫肌瘤（Uterine Leiomyoma）是子宫常见的良性肿瘤，多发生于30~50岁育龄妇女，发病率为20%~30%。

1. 发病机制。

子宫肌瘤确切的发病机制尚不明了，其发生可能与卵巢功能失调、雌激素水平过高有关。神经中枢活动对肌瘤的发病也可能起重要作用。绝经后肌瘤可萎缩。

2. 病理机制。

子宫肌瘤原发于子宫肌层，主要由子宫平滑肌细胞增生形成，分为三种：肌壁间肌瘤（Intramural Myoma）、浆膜下肌瘤（Subserousmyoma）、黏膜下肌瘤（Submucous Myoma），以肌壁间肌瘤最常见。各种类型的肌瘤可发生在同一子宫中，可以发生在子宫的任何部位，以子宫体最多见。

子宫肌瘤一般为实质性圆形结节，表面光滑。肿瘤组织坚实致密，细胞呈束状交错编织或呈漩涡状排列，周围的子宫肌纤维可受压形成假包膜。肿瘤的血液供应主要来自邻近的子宫肌组织，血供不足时可以发生各种继发性变性，继发性变性多自肿瘤中心开始。常见的继发性变性有玻璃样变、液化囊变、脂肪变性、红色变性、黏液变性、坏死感染和肉瘤变。

3. 临床表现。

子宫肌瘤的临床症状与肌瘤的部位、生长速度及肌瘤有无继发性变性等关系密切。常见的症状为月经量过多、经期延长、痛经和腹部包块，也可出现阴道出血、贫血等症状。

4. 影像学检查方法的选择。

超声检查被公认为首选方法，联合应用经腹、经阴道的检查能够发现、诊断多数肌瘤。CT 对肌瘤的大小、数目和部位缺乏特异度，判断肌瘤变性不灵敏。带蒂或突出在浆膜下肿瘤与盆腔内间叶起源的肿瘤或卵巢肿瘤鉴别需行 CT 横断面扫描及三维重建。MRI 能发现直径仅 0.3cm 的小肌瘤，可准确诊断肌瘤大小、数目、部位以及各种继发性变性，适用于较复杂的病例及鉴别诊断。

5. 影像学表现。

1）CT。

（1）平扫：可见子宫增大、变形，子宫肌瘤与肌层呈均匀或不均匀的等密度，有时可见肿瘤内的钙化。

（2）增强扫描：子宫肌瘤呈明显均匀强化，伴有继发性变性时，多数肌瘤低于子宫肌层密度。

子宫肌瘤 CT 见图 7-76。

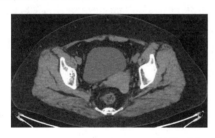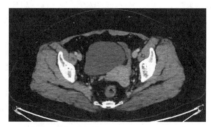

图 7-76　子宫肌瘤 CT

注：CT 示子宫底部等密度结节，突出于轮廓外，增强扫描强化不明显。

2）MRI：子宫增大、轮廓凹凸不平。在 T_1WI 上肌瘤与邻近子宫肌信号相仿，T_2WI 上呈低信号。变性的肌瘤信号不均，根据不同的病理改变而信号各异，玻璃样变及黏液变性在 T2WI 上呈高、低混合信号，红色样变和脂肪变性在 MRI 影像上可见不同时期出血信号和脂肪信号。增强扫描肌瘤呈中度不均匀强化，强化程度低于正常肌层。

子宫肌瘤 MRI 见图 7-77。

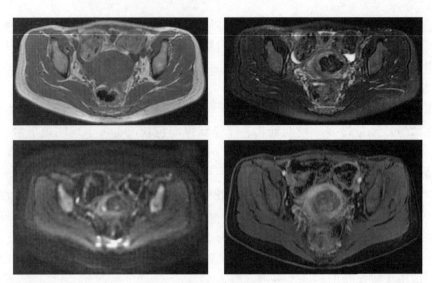

图 7-77　子宫肌瘤 MRI

注：MRI 示子宫体积增大，子宫体内多发等 T_1 稍短 T_2 信号结节，最大者直径约 3.4cm，边界清楚，增强扫描不均匀强化。

（二）子宫内膜癌

子宫内膜癌（Endometrial Carcinoma）是发生于子宫内膜的一组上皮性恶性肿瘤，又称为子宫体癌（Carcinoma of Uterine Body），是女性生殖系统常见的三大恶性肿瘤之一，发病率约为 4.8%，好发于 50 岁以上更年期或绝经期妇女。其前驱期病变为子宫内膜增长过长和子宫内膜不典型增生。

1. 发病机制。

确切发病机制尚未阐明，普遍认为与内分泌紊乱、长期雌激素刺激有关，可能的危险因素有内源性雌激素刺激增加，如无排卵性功血、初潮早、绝经期延后、多囊卵巢综合征等，外源性雌激素增加，如应用雌激素替代治疗、患有雌激素分泌增加的肿瘤性病变如卵巢癌等，体质因素，如肥胖、高血压、糖尿病等，遗传因素。

2. 病理机制。

子宫内膜异常增生。子宫内膜癌分为弥漫型和局限型，以弥漫型较多，可累及全部或大部分子宫内膜，局限型癌灶范围局限。肿瘤呈息肉或菜花状凸向宫腔内，质脆。病变早期，肿瘤仅局限于内膜，可不同程度浸润肌层，可蔓延至宫颈。组织学上以腺癌最多，占 65%～75%；其次为鳞癌。

3. 临床表现。

1）阴道出血：50%～70% 绝经后阴道出血，晚期可有坏死、脱落的烂肉样组织，继发感染时排出物有恶臭味。绝经期前后的阴道不规则流血易被认为是更年期月经不调而忽视，需引起重视。

2）异常分泌物：白带增多或有血性及脓性分泌物。

3）下腹部疼痛：子宫不规则收缩时可有阵发性下腹痛。

4. 子宫内膜癌的临床分期。

国际妇产科联盟（FIGO）于 2009 年制订的子宫内膜癌分期方案能准确反映子宫内膜癌发生、发展的规律及准确判断患者的预后。子宫内膜癌 2009 FIGO 分期见表 7-4。

表 7-4　子宫内膜癌 2009 FIGO 分期

分期	表现
Ⅰ期	肿瘤局限于子宫体
Ⅰa期	肿瘤浸润深度<1/2肌层
Ⅰb期	肿瘤浸润深度≥1/2肌层
Ⅱ期	肿瘤累及宫颈间质，但无宫体外蔓延
Ⅲ期	肿瘤局部和（或）区域扩散
Ⅲa期	肿瘤累及子宫浆膜层和（或）附件
Ⅲb期	阴道和（或）宫旁受累
Ⅲc期	盆腔淋巴结和（或）腹主动脉旁淋巴结转移
Ⅲc1期	盆腔淋巴结阳性
Ⅲc2期	腹主动脉旁淋巴结阳性和（或）盆腔淋巴结阳性
Ⅳ期	肿瘤侵及膀胱和（或）直肠黏膜，和（或）远处转移
Ⅳa期	肿瘤侵及膀胱或直肠黏膜
Ⅳb期	远处转移，包括腹腔内和（或）腹股沟淋巴结转移

5. 影像学表现。

1）CT：子宫内膜癌Ⅰ期局限在宫腔内，子宫体积可正常，也可表现为子宫对称性或局限性、分叶状增大，中央有低密度坏死区，宫腔常扩大伴积液，CT 平扫时肿块与子宫肌组织呈等密度，容易漏诊，即使发现子宫增大，因缺乏特异性也需要行增强 CT 检查，增强扫描后肿瘤与子宫肌、宫腔形成一定的密度差利于病变显示。肿瘤强化低于正常子宫肌层，肿瘤浸润肌层表现为肌层间的低密度灶，两者界限不清。

Ⅱ～Ⅳ期子宫内膜癌 CT 诊断较容易，CT 分期的准确率达 90% 左右。Ⅱ期子宫内膜癌侵及宫颈，表现为宫体增大伴宫颈增大，增强扫描宫颈呈不均匀低密度，但宫颈的边缘尚光整。Ⅲ期表现为宫旁和阴道旁正常低密度脂肪影消失，边缘毛糙、不规则，代之以不规则软组织肿块。Ⅳ期肿瘤侵犯膀胱或直肠，表现为直肠前壁或膀胱后壁与子宫之间脂肪间隙消失，边界失去光整轮廓，毛糙或呈小锯齿状增厚，可伴结节状软组织影。盆腔淋巴结增大，超过 1.5cm。增强扫描有助于判断肿块的确切边界和鉴别淋巴结与血管断面。晚期肿瘤可伴腹膜及腹腔器官远处转移。

2）MRI：子宫内膜增厚，宫腔增宽扩大，在 T_1WI 上肿瘤与子宫肌层信号相似，在 T_2WI 上肿瘤信号介于正常内膜与子宫肌层信号之间，呈中等信号。Ⅰ期内膜癌 MRI 表现为肿瘤局限于子宫内膜，在 T_2WI 上高信号的子宫内膜中可见局限性稍低信号，子宫结合带完整或被破坏。Ⅱ期肿瘤累及宫体及宫颈，MRI 表现为子宫内膜增厚，结合带破坏，信号异常，并向下累及宫颈导致宫颈形态及信号异常。Ⅲ、Ⅳ期 MRI 表现为子宫不均匀性增大、边缘不规则，增大的子宫呈不均匀性混杂信号，侵犯膀胱及直肠时 T_2WI 上正常膀胱或直肠壁信号中断，或子宫与两者之间脂肪间隙消失，甚至可相互融合成不规则团块。Gd-DTPA 增强扫描子宫内膜强化不均匀，并低于明显强化的肌层而呈相对低信号。

（三）宫颈癌

宫颈癌（Uterus Cervical Carcinoma，UCC）是常见的女性生殖系统肿瘤，在妇女常见恶性肿瘤中居第二位，其发病率仅次于乳腺癌，好发于 45~55 岁女性，发病率随年龄增长而上升。

1. 发病机制。

宫颈癌的发病机制尚不明确，常认为人乳头瘤病毒（HPV）感染是主要病因，早婚、早性生活、早育以及多产、宫颈慢性炎症等为主要危险因素。

2. 病理机制。

好发于阴道鳞状上皮与宫颈柱状上皮的交界处。宫颈癌分为原位癌、早期浸润癌和浸润癌。宫颈上皮不典型增生为癌前病变。大体病理可分为菜花状或乳头型、浸润型、溃疡型及结节型。组织病理学类型以鳞癌为主，约占 70%；其次是腺癌，约占 20%；少见腺鳞癌。宫颈癌的转移以直接浸润和淋巴道转移为主。

3. 临床表现。

早期宫颈癌可无明显症状与体征，最早症状为接触性出血，以后出现阴道分泌物增多，肿瘤发生坏死、感染时分泌物可伴恶臭。随着肿瘤增大，出血逐渐增多，妇科检查可见宫颈糜烂及菜花样肿块。晚期肿瘤可侵犯盆腔、膀胱、直肠等而出现相应症状，侵犯盆壁可引起疼痛，肿瘤侵犯输尿管末端可引起输尿管梗阻及肾积水，侵犯膀胱或直肠，可出现膀胱刺激征或便血、里急后重等症状。为选择合理的治疗方案及判断疗效，临床上将宫颈癌分为 4 期（表 7-5）。

表 7-5　宫颈癌分期

分期	表现
Ⅰ期	肿瘤完全局限于宫颈
Ⅱ期	肿瘤范围超过宫颈，但未达盆底和阴道下 1/3
Ⅲ期	肿瘤延伸至盆底及阴道下 1/3
Ⅳ期	肿瘤范围超过盆腔或侵犯膀胱及直肠

4. 影像学表现。

1）CT：CT 可用于宫颈癌的分期，了解肿瘤累及范围，显示肿瘤是否向子宫外侵犯、周围器官及淋巴结有无转移等，可用于指导治疗方案的制订及疗效评估、观察肿瘤是否复发。

（1）Ⅰ期：肿瘤局限于宫颈内，表现为宫颈增大（大于 3.0cm）、对称或不对称，但宫颈周边光滑，境界清晰。肿瘤呈低密度或中等密度，平扫可为阴性，增强扫描有助于显示。

（2）Ⅱ期：肿瘤超出宫颈，CT 表现为宫颈不对称性增大，呈偏心性软组织肿块影，宫颈周边模糊、不规则，宫颈与周围器官间脂肪间隙消失，可伴宫颈旁软组织肿块影或不规则索条影。肿瘤累及输尿管可见输尿管积水扩张。

（3）Ⅲ期：肿瘤侵犯阴道下 1/3 或侵犯盆壁，CT 表现为宫旁肿块贴近盆壁或与盆壁形成肿块，可包裹输尿管致肾积水。

（4）Ⅳ期：可见侵犯膀胱、直肠，表现为子宫与膀胱、直肠周围脂肪间隙不清，肿块可凸向膀胱或直肠腔内生长，增强扫描肿块多不规则强化。部分盆腔内可见淋巴结转移。

宫颈癌 CT 见图 7-78。

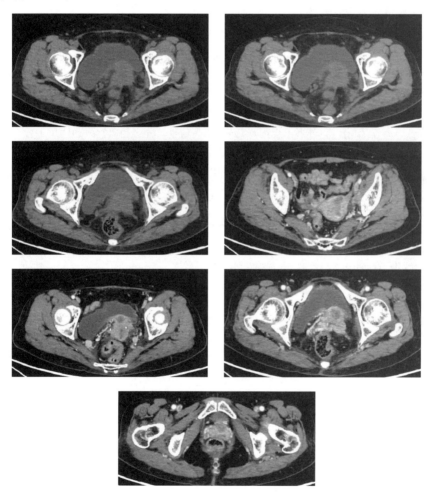

图 7-78　宫颈癌 CT

注：CT 示宫颈及邻近子宫体壁增厚伴不规则软组织团块形成，增强扫描明显不均匀强化。肿块与阴道、膀胱后壁、左侧附件分界不清，膀胱后壁稍增厚。

2）MRI：具有良好的软组织分辨率和多方位成像，特别是T_2WI和脂肪抑制序列可明显提高宫颈癌的分期诊断的准确性。典型宫颈癌的MRI表现为在T_1WI上呈等信号，与正常子宫肌层信号相似，T_2WI上呈中高信号。Gd-DTPA动态增强扫描更有助于其诊断，增强扫描早期肿瘤明显强化，信号高于正常宫颈组织，随后信号逐渐降低，增强扫描晚期肿瘤信号低于正常宫颈组织。宫颈癌在DWI上表现为较高信号，其ADC值显著低于正常宫颈结构的ADC值，提示病灶内水分子的扩散运动显著降低。

对原位癌（即癌灶局限于黏膜内）MRI往往不能诊断。对于Ⅰb期宫颈癌，MRI表现为宫颈增大、增厚，并有结节状突起，T_1WI上呈等信号，T_2WI上呈稍高信号，宫颈基质环仍保持完整。基质环的存在是诊断Ⅰ期宫颈癌的可靠依据。Ⅱ期宫颈癌表现为宫颈呈不对称性或不规则性增大。宫颈管闭塞，阴道壁可见高信号肿瘤。宫颈周边可见异常信号，宫颈基质环破坏。Ⅲ、Ⅳ期宫颈癌除了表现为宫颈肿块、信号异常外，尚可见到膀胱、直肠及盆腔受累。

5. 宫颈癌临床分期的MRI表现见表7-6。

表7-6　宫颈癌临床分期的MRI表现

临床分期	MRI表现
Ⅰ期	宫颈增大、增厚，T_1WI等信号，T_2WI稍高信号，基质环完整
Ⅱ期	宫颈增大，外形不规则，T_2WI稍高信号，肿瘤超出宫颈达阴道上段，阴道穹窿消失，宫颈基质环破坏、中断
Ⅲ期	宫颈增大，外形不规则，信号异常，阴道壁增厚且与宫颈肿瘤相连，边缘模糊，肿瘤与盆壁相连
Ⅴ期	宫颈增大，信号异常，肿瘤累及膀胱、直肠，脂肪间隙消失

七、卵巢疾病的临床及放射学诊断

（一）卵巢囊肿

卵巢是女性的生殖腺，位于子宫两侧，能够产生卵子、分泌雌激素和孕激素。卵巢囊肿（Ovarian Cyst）是指卵巢内囊性肿物形成，常见于20~50岁妇女。

1. 发病机制。

卵巢囊肿的发生可能和环境、饮食、激素、感染等因素有关，可为单一因素所致，也可能是多种因素共同作用所致。

2. 病理机制。

囊肿表面光滑，囊液为水样，壁薄。

3. 临床表现。

基本无症状，也可表现为月经周期紊乱。

4. 影像学检查方法的选择。

超声是检查囊肿最简便的方法。MRI对囊肿的形态及囊液成分的判定较CT准确和灵敏。

5．影像学表现。

1）CT：单侧或双侧卵巢区圆形或卵圆形囊腔，内为低密度液体影。出血时密度增高，增强扫描无强化。

卵巢囊肿 CT 见图 7-79。

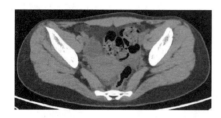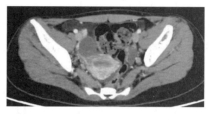

图 7-79　卵巢囊肿 CT

注：双侧附件区囊性低密度影，大小分别约为 3.2cm×3.0cm（右侧）、1.4cm×3.1cm（左侧）。

2）MRI：囊肿在 T_1WI 上呈低或等信号，在 T_2WI 上呈高信号，边界清晰、光滑，增强扫描无强化。囊液含蛋白质时在 T_1WI 上信号高于水，囊内出血时在 T_1WI 上呈高信号。

卵巢囊肿 MRI 见图 7-80。

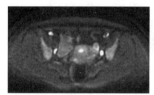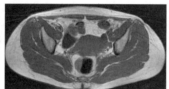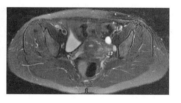

图 7-80　卵巢囊肿 MRI

注：双侧附件区见类圆形长 T_2 信号影，较大者位于右侧，DWI 呈高信号。

（二）卵巢囊腺瘤

卵巢囊腺瘤（Ovarian Cystadenoma）为卵巢上皮来源，包括浆液性囊腺瘤和黏液性囊腺瘤。浆液性囊腺瘤为常见的卵巢良性肿瘤。

1．发病机制。

自幼年至绝经后均可发生，多见于育龄妇女，可扭转、破裂、恶变。

2．病理机制。

浆液性囊腺瘤以单房多见，呈囊性，圆形或卵圆形，直径数厘米至 30cm 不等，中位数约 10cm，囊壁薄，内壁光滑，囊内充满透明或淡黄色清澈液体。多房囊内可见乳头，乳头可伴有沙砾样钙化。

黏液性囊腺瘤常为多房，呈囊性，圆形或卵圆形，体积较大，直径 1~50cm 不等，多为 10~20cm，囊腔大小不等，囊壁厚、光滑，囊液稀薄或呈胶冻样黏液，富含黏蛋白，囊内少见乳头。

3. 临床表现。

肿瘤较小时可无明显症状，肿瘤增大可产生腹部不适、隐痛、肿块、下腹坠胀和对周围器官的压迫症状，如尿频、尿急等。如果出现肿瘤蒂扭转或合并感染、出血等，可出现急腹症表现，即腹痛、腹膜刺激征。

4. 影像学检查方法的选择。

超声及 CT 能诊断大部分浆液性囊腺瘤或黏液性囊腺瘤，但单房囊腺瘤易被误诊为卵巢囊肿。MRI 鉴别浆液性囊腺瘤和黏液性囊腺瘤较准确。

5. 影像学表现。

1) CT

（1）平扫：浆液性囊腺瘤表现为卵巢区薄壁、外缘光滑的单房或多房囊性病变，平均直径约 10cm，囊壁薄而均匀，囊液呈均匀水样密度，多房病灶囊内分隔纤细、光滑，少数可见囊壁及分隔点状钙化灶。增强扫描囊壁轻度强化，壁结节明显强化。黏液性囊腺瘤体积常较浆液性囊腺瘤大，平均直径常大于 15cm，多表现为圆形或卵圆形多房囊性肿块，囊内密度较浆液性囊腺瘤高，多数囊壁薄而均匀，部分囊壁可略不规则增厚，囊内分隔亦可毛糙而厚薄不一，但一般不超过 5mm。

（2）增强扫描：囊壁和囊内分隔明显强化。

2) MRI：肿瘤间隔在 T_2WI 上为线状较低信号。浆液性囊腺瘤在 T_2WI 上呈高信号，在 T_1WI 上呈低信号。黏液性囊腺瘤因各囊所含蛋白质和黏液成分不同，T_1WI 和 T_2WI 上信号高于浆液性囊腺瘤。增强扫描囊壁和囊内分隔明显强化。

（三）卵巢癌

卵巢癌（Epithelial Carcinomas of the Ovary）发病率高，约占卵巢恶性肿瘤的 70% 以上。

1. 发病机制。

卵巢癌易发生种植传播，可形成腹膜种植，癌细胞可随腹水引流种植到膈下。卵巢癌易发生淋巴结播散，主要至髂内和髂外淋巴结、主动脉旁及主动脉前淋巴结，横膈为转移的好发部位，血运转移者较少见。

2. 病理分类。

以浆液性癌多见，约占 40%；内膜样癌仅次于浆液性癌，占 15%～30%；黏液性癌居第三位，占 8%～10%。

3. 临床表现。

好发于中老年妇女，平均发病年龄 55 岁。早期无明显症状，一旦发现往往已经属于晚期。常见症状为腹痛、腹胀，少见月经紊乱和绝经后阴道出血。肿瘤较大时可见腹部膨隆，体格检查可触及腹部包块，伴腹水时叩诊可有移动性浊音，肿块压迫盆腔静脉可致下肢水肿。晚期病例可见消瘦、贫血等恶病质表现，可伴全身淋巴结增大、肝脾大。

4. 影像学表现。

1）CT：

（1）平扫：显示卵巢区肿块影，单侧或双侧发生，浆液性癌双侧发生率较黏液性癌高。肿块大小不等，多数直径为 5~15cm，边缘清晰或模糊，形态不规则，呈分叶状。肿块可表现为囊性、实性或囊实性，以囊实性多见。

（2）增强扫描：可见病灶实性成分和囊壁强化明显，囊性成分无强化。肿块与子宫分界不清，可见膀胱受压，部分病例可见肿瘤浸润膀胱、子宫、直肠及输尿管等邻近区域的组织器官。70%的卵巢癌就诊时已发生转移，卵巢癌除常见的直接侵犯、血行转移、淋巴道转移外，还常见腹盆腔种植转移，可见腹膜、大网膜、肠系膜等广泛种植转移，大量腹水为腹膜转移的显著间接征象。

卵巢癌 CT 见图 7-81。

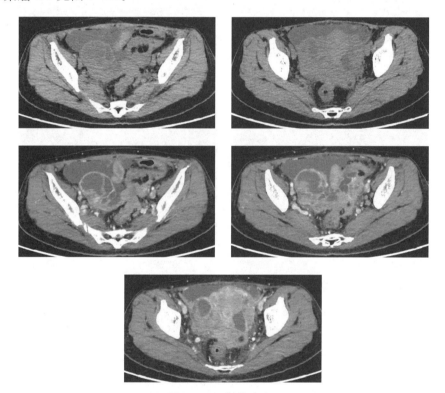

图 7-81 卵巢癌 CT

注：CT 示双侧附件区囊实性混杂密度团块影，较大者位于右侧，约 5.9cm×6.3cm，囊壁厚薄不均，部分壁上见结节样软组织密度影，病灶内见多发线状分隔，增强扫描囊壁、分隔及实性成分明显强化。

2）MRI：可见附件区囊实性团块影，混杂长 T_1 长 T_2 信号，脂肪抑制序列呈不均匀信号，DWI 呈高信号，增强扫描呈不均匀强化；或附件区结节，长 T_1 等 T_2 信号，DWI 呈高信号，部分增强扫描后病灶可见分隔和壁结节，病灶呈中高度强化。

卵巢癌 MRI 见图 7-82。

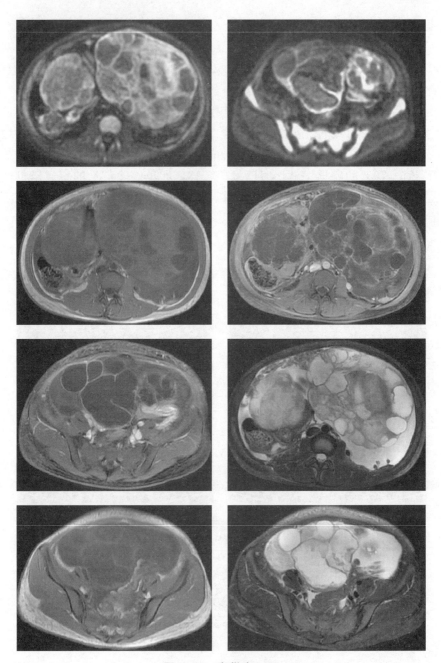

图 7-82 卵巢癌 MRI

注：MRI 示腹腔内见分隔囊实性团块影，边界不清，与双侧附件分界不清，增强扫描后实性成分强化。

第五节　骨骼和关节疾病

一、骨折与关节创伤

骨折是指骨和（或）软骨的结构发生断裂，骨的完整性和连续性中断，包括骨小梁及骨皮质的断裂。骨折以长骨和脊椎骨折最常见。关节创伤包括关节脱位、韧带及肌腱损伤、软骨损伤及关节内骨折。

（一）发病机制

创伤性骨折一般均有较明确的外伤史。脊柱骨折多有高处坠落史，或高处坠物冲击头颈部，因受到突然的纵向暴力冲击，脊柱过度屈曲从而发生骨折甚至椎体脱位，常见于活动度较大的椎体，如颈椎和胸腰段。关节创伤可表现为关节脱位或半脱位，常发生于肘、踝、肩、腕、膝等部位活动度大、关节囊和韧带较松弛、结构不稳定的关节，其中以肘关节最常见。关节创伤可造成关节脱位，同时可合并关节囊、韧带及肌腱损伤。

（二）病理机制

骨质连续性中断，骨折断端之间及断端周围软组织间隙形成血肿，进而血肿机化形成纤维性骨痂，纤维性骨痂逐渐转变为软骨，继而形成骨性骨痂。骨折累及关节可损伤关节软骨，初期为骨膜和血管断裂，后期关节自我修复不完全，关节面不光整，可表现为以关节软骨退化变性和继发软骨增生、骨化为主要病理变化的创伤性关节炎。

（三）临床表现

骨折多表现为局部的持续性疼痛、肿胀、瘀血、患肢短缩及功能障碍，或伴局部畸形、反常活动及骨擦音。脊柱骨折除局部疼痛、肿胀、活动障碍外，还可因骨折块突入椎管内或脊柱成角畸形等致椎管狭窄，压迫脊髓而出现相应神经症状。严重的骨折常合并广泛的软组织挫裂伤、内脏器官损伤、大出血甚至创伤性休克。关节脱位表现为受累关节疼痛、肿胀及明显畸形，患肢可缩短或延长。

（四）影像学检查

1. 影像学检查目的：
1）明确有无骨折，评估是否伴有肌腱、韧带损伤。
2）判断是否为病理性骨折所致。
3）了解骨折错位、成角情况，累及关节端时是否伴有关节脱位发生。
4）骨折行复位固定后复查，观察骨折复位情况。

5）骨折术后定期复查，观察骨折愈合情况及是否有并发症存在。

2. 影像学检查方法的选择。

1）四肢骨、关节创伤的影像学检查方法的选择。

（1）X线检查：为四肢骨、关节创伤的基本影像学检查方式，也是首选检查方式，其优势为检查快捷、简便经济且诊断准确，大多数四肢骨、关节创伤通过X线检查即可明确诊断，需检查体位规范。

（2）CT：为X线检查的重要补充，对于解剖结构复杂、X线影像重叠较多的部位，或可能合并其他创伤，或患者有明确的外伤史和临床症状而X线检查未见确切异常征象，应加做CT进一步评估骨折情况。

（3）MRI：能灵敏地发现隐匿性骨折及骨挫伤，或怀疑韧带、肌腱或血管、神经等软组织结构损伤时，需在X线检查的基础上进一步行MRI明确诊断。

2）脊柱骨折的影像学检查方法的选择。

（1）MSCT：因脊柱解剖结构复杂，X线检查由于影像结构重叠而使诊断效能降低，故脊柱骨折首选CT加三维多平面重建，即MSCT，有利于发现椎体骨折及评估骨折移位方向及程度，可显示骨折块是否突入椎管内及评估椎管狭窄程度，尤其对脊椎附件的骨折及错位显示清晰、评估准确。

（2）MRI：对于有明确脊柱创伤史及有局部疼痛症状而X线检查、CT无明显异常发现者，可加做MRI以排除隐匿性骨折。MRI可明确显示骨折处骨髓水肿情况。如怀疑神经损伤，可首选MRI，有利于明确脊髓神经损伤的情况，且MRI有利于显示后纵韧带损伤情况，对评价脊柱的稳定性具有较高价值。

3. 常见部位骨折的影像学诊断要点及影像学表现。

1）四肢骨折的影像学诊断要点及影像学表现。

（1）骨折类型：根据骨折线的形态可分为横行骨折、斜行骨折、螺旋形骨折、粉碎性骨折等。由肌腱、韧带牵拉造成其附着处骨质撕脱、移位，称为撕脱骨折。

骨折类型示意图及对应影像学表现见图7-83。

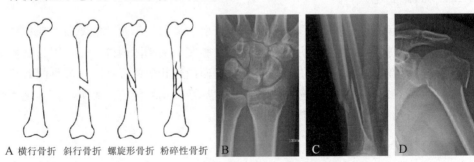

A 横行骨折　斜行骨折　螺旋形骨折　粉碎性骨折

图7-83　骨折类型示意图及对应影像学表现

注：A，骨折线示意图；B，桡骨远端横行骨折，见低密度骨折线；C，胫骨下段螺旋形骨折；D，肱骨上端粉碎性骨折，伴大结节撕脱性骨折。

（2）骨折的对位对线关系：以骨折近端为基准，判断骨折远端的移位方向和程度。骨折对位不良包括横向移位、重叠移位、分离移位。成角移位为骨折对线不良。因骨折的对位对线情况与其预后密切相关，需特别仔细观察并描述。对于骨折复位后的影像学复查，需着重分析骨折断端的对位对线情况是否符合要求并描述。

　　a）横向移位：骨折断端在骨的横轴方向上相对移位，包括左右移位和前后移位。

　　b）重叠移位：骨折断端分离后，由于肌肉收缩而导致在骨的长轴方向上相互重叠，致骨的长度缩短。

　　c）分离移位：骨折两断端分离、间距增宽。

　　d）成角移位：骨折两断端的长轴形成夹角，角的尖端指向的方向即为成角方向。

　　骨折移位和成角影像学表现见图7-84。

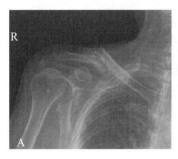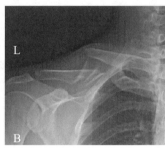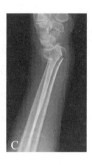

图7-84　骨折移位和成角影像学表现

　　注：A，重叠移位；B，分离移位；C，成角移位：柯莱斯骨折（Colles Fracture），尺骨远端骨折伴掌侧成角。

　　e）断端嵌入：为骨折的两断端相互嵌插而致骨的长度缩短，X线检查不显示透亮骨折线，而表现为横行条带状密度增高影，为相互嵌插的骨折断端重叠所致，其影像学诊断有一定难度。断端嵌入多见于长骨干骺端，如桡骨远端、股骨颈部。

　　断端嵌入影像学表现见图7-85。

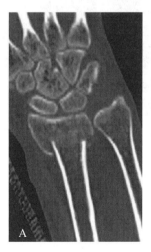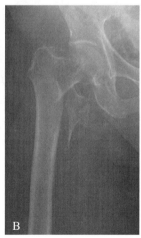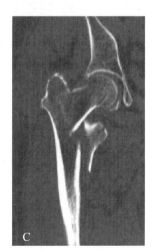

图7-85　断端嵌入影像学表现

　　注：A，桡骨远端骨折伴断端嵌入；B、C，股骨转子间骨折伴断端嵌入，合并小转子撕脱骨折。

　　（3）骨折部位软组织肿胀：X线检查可见骨折周围软组织密度增高，皮下脂肪间隙不清，CT 及 MRI 可显示软组织肿胀模糊、密度或信号改变及积液情况。

右腓骨远端骨折及周围软组织肿胀影像学表现见图 7-86。

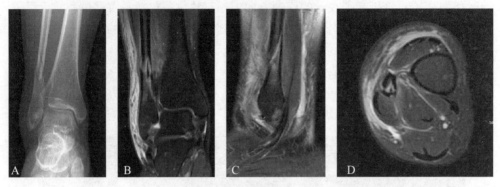

图 7-86　右腓骨远端骨折及周围软组织肿胀影像学表现

注：A，X 线片显示腓骨远端多发骨折线。B、C、D，T_2WI 序列冠状面、矢状面及横断面图像显示骨折断端处高信号骨髓水肿，周围软组织肿胀，呈片状高信号。

（4）关节对位情况：若骨折累及关节端，需观察判定是否伴有关节脱位。

骨折累及关节的影像学表现见图 7-87。

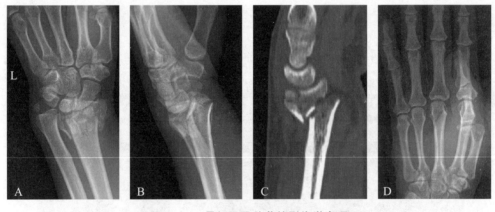

图 7-87　骨折累及关节的影像学表现

注：A、B、C，柯莱斯骨折，桡骨远端粉碎性骨折，累及关节面，远侧断端向背侧移位及掌侧成角，伴尺桡远侧关节脱位，合并尺骨茎突撕脱骨折。D，第 1 掌骨远端撕脱骨折伴掌指关节脱位。

2）脊柱骨折的影像学诊断要点及影像学表现。

（1）判断脊柱的稳定性：脊柱分为前柱、中柱、后柱。前柱由前纵韧带、椎体、纤维环及椎间盘的前 2/3 组成。中柱由椎体、纤维环和椎间盘的后 1/3 及后纵韧带组成。后柱由后纵韧带之后的脊柱骨附件结构及周围软组织组成，附件包括椎弓根、椎板、关节突、棘突及横突。累及中柱的骨折即为脊柱不稳定性骨折，常因骨块向后突入椎管内而致椎管狭窄，其脊髓受压及损伤的发生率高。

（2）判断有无椎体滑脱及其滑脱程度，判断有无脊柱成角畸形，脊柱成角畸形也可导致脊髓受压。

脊柱骨折的影像学表现见图7-88。

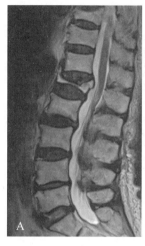
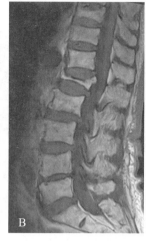
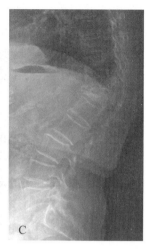

图7-88 脊柱骨折的影像学表现

注：A、B，L₁椎体压缩性骨折伴骨质后凸，致椎管变窄，硬膜囊受压；C，T₁₂椎体压缩性骨折伴脊柱向后成角。

（3）判断有无脊髓损伤：MRI可判断脊髓的连续性、形态及信号改变，脊髓损伤表现为脊髓连续性中断、脊髓明显受压或呈梭形肿胀、边界不清，表现为T_2WI信号增高。最严重的脊髓损伤为脊髓横断伤，可见脊髓完全或部分断裂，常伴有相应节段的神经根撕脱和硬膜囊撕裂，MRI矢状面可清晰显示脊髓横断的部位及其形态。

3）关节创伤的影像学诊断要点及影像学表现：X线片上，关节完全脱位表现为关节对应关系失常，完全脱离或分离，常并发邻近肌腱和韧带附着部的撕脱骨折。半脱位为关节间隙失去正常均匀的弧度。球窝关节脱位常引起关节窝边缘的骨折。CT和MRI能发现关节脱位后引起的软组织和关节面损伤、小的撕脱骨折、关节软骨损伤以及关节面下骨髓水肿。

关节创伤的影像学表现见图7-89。

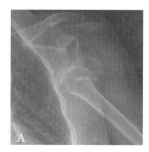
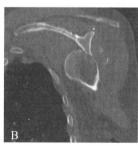
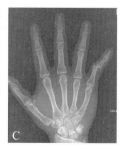
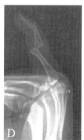

图7-89 关节创伤的影像学表现

注：A，左肩关节脱位合并肱骨上端骨折；B，左肩关节脱位合并肱骨大结节撕脱骨折；C、D，第5近侧指间关节脱位。

4）肋骨骨折的影像学诊断要点及影像学表现：表现为肋骨的连续性中断，可伴骨折断端错位，肋骨多支多处骨折可致胸廓变形、塌陷，称为连枷胸，可合并肺挫伤、肺不张、胸膜腔积液（积血）等。

肋骨骨折的影像学表现见图7－90。

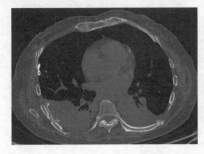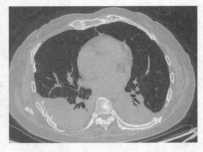

图7－90 肋骨骨折的影像学表现

注：双侧多支多处肋骨骨折，部分断端错位，右侧连枷胸，合并双侧胸膜腔积液，邻近肺受压不张。

5）骨盆骨折的影像学诊断要点及影像学表现：骨盆骨折多为严重的外伤所致（如车祸伤、高坠伤等），多为骨盆环多处同时发生骨折，使骨盆稳定性被破坏，致骨盆变形、盆腔器官受压，常伴有盆腔器官如膀胱、尿道、直肠挫裂伤及出血等。

骨盆骨折的影像学表现见图7－91。

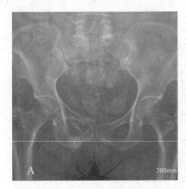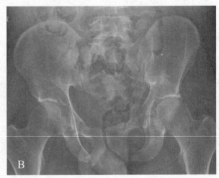

图7－91 骨盆骨折的影像学表现

注：A，双侧耻骨上、下支骨折伴错位；B，右侧耻骨上、下支及体部骨折，累及耻骨联合，局部稍错位。

（五）诊断和鉴别诊断

骨折与关节创伤多有明确外伤史及特定的临床表现，影像上绝大多数骨折都可诊断。需熟悉常见部分的解剖变异及籽骨、滋养血管沟等，不要误认为是骨折。脊柱外伤性骨折需与脊椎结核病变所致的椎体压缩变形相鉴别，后者常可见椎体或附件骨质破坏，累及椎间盘时可见椎间隙变窄、椎间盘破坏，椎旁可见脓肿或软组织肿块等，结合临床病史可鉴别。

二、骨关节退行性病变

（一）概述

骨关节退行性病变（Degenerative Osteoarthrosis）又称骨性关节炎（Osteoarthritis，OA），严重影响患者生活质量，其特点是关节软骨的慢性退变、关节面及其边缘骨质增生硬化及骨赘形成。

（二）发病机制

骨关节退行性病变是人体组织老化退变的表现，好发于 40 岁以上、女性、肥胖或超重的人群，也可以因慢性创伤和关节长期负担过度而加重（如运动员和搬运工人），还常继发于累及关节骨端的骨折等（多见于老年人），其患病率随着年龄增加而升高。骨关节退行性病变可发生于任何关节，以承重较大的脊柱、髋关节、膝关节最为明显。

（三）病理机制

骨关节退行性病变的基本病理变化为关节软骨磨损、含水量减少，致软骨变性、变薄、坏死、缺失等，从而导致软骨下骨质裸露，骨质增生硬化，黏液渗出并包裹形成囊变灶，继而关节间隙狭窄，关节面边缘骨赘形成、骨端变形、关节囊肥厚、滑膜增生及韧带钙化等。

（四）临床表现

骨关节退行性病变患者最常出现的临床表现为关节疼痛和活动受限，最常见于膝关节、髋关节及指间关节，可表现为关节局部压痛，尤其伴有关节肿胀时疼痛明显。关节活动受限最常见于膝关节和髋关节，患者可出现关节绞锁的相应临床表现，随病程进展，关节活动受限情况逐渐加重，严重者可导致残疾。手部骨关节退行性病变和膝关节退行性病变最常见的体征是压痛和关节畸形。由于关节软骨破坏、关节面不光整，骨关节退行性病变患者活动时可出现骨摩擦音，多见于膝关节，中重度髋关节、膝关节退行性病变患者可出现步态异常。

（五）影像学表现

影像学检查在诊断骨关节退行性病变、评估其严重程度及预后、鉴别诊断等方面具有重要价值。推荐 X 线检查为骨关节退行性病变的首选影像学检查方法，但病变早期仅以关节软骨病理改变为主，X 线检查影像学改变并不明显，CT 较 X 线检查显示更清晰，MRI 可清晰显示关节软骨的病理改变。

1. X 线检查。

骨关节退行性病变的早期 X 线表现主要为骨性关节面模糊、中断，晚期的典型征象为关节边缘骨质增生硬化伴骨赘形成、关节软骨下骨质硬化伴囊变，以及关节间隙明显不对称性狭窄甚至完全消失，严重者出现关节失稳、变形、畸形，膝关节可出现内翻、外翻畸形，指间关节可出现屈曲畸形或半脱位。

膝关节退行性病变的标准 X 线检查拍摄体位包括站立前后位、侧位及髌骨轴位。前后位片可评估胫股关节边缘骨质增生及骨赘形成、关节面骨质硬化及囊变、关节间隙狭窄、关节畸形等情况。髌骨轴位 X 线片可观察髌股关节面骨质硬化、关节边缘骨赘形成、关节间隙狭窄情况，判定有无髌骨倾斜、脱位或半脱位，以及是否有滑车发育不良等。

髋关节退行性病变的标准 X 线检查拍摄体位为双侧髋关节正位或骨盆正位，其主要影像学表现为髋关节间隙变窄，可见髋臼边缘骨质增生及骨赘形成、软骨下骨硬化或囊变，严重者可出现股骨头不光整、变形、塌陷等。

膝关节与髋关节退行性病变的 X 线表现见图 7-92。

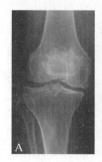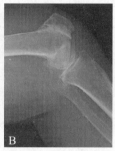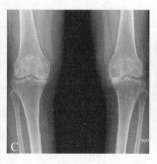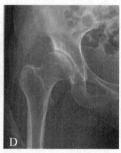

图 7-92 膝关节与髋关节退行性病变的 X 线表现

注：A、B，右侧膝关节间隙变窄，以髌股关节间隙狭窄明显，关节面骨质硬化，边缘骨赘形成；C，双侧膝关节退行性病变伴内翻；D，右侧髋关节退行性病变。

手部骨关节退行性病变患者的标准 X 线检查为双手正位 X 线片，可见典型的骨质增生硬化、关节间隙狭窄等 X 线表现，最常累及指间关节、掌指关节及第 1 掌腕关节。

手部骨关节退行性病变的 X 线表现见图 7-93。

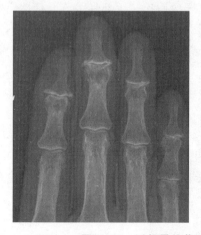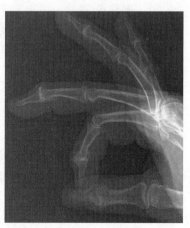

图 7-93 手部骨关节退行性病变的 X 线表现

注：右手远侧指间关节骨质硬化，关节间隙狭窄。

2. CT。

薄层 CT 三维重建显示更清晰，可用于骨关节退行性病变的鉴别诊断及关节置换术前评估。在 CT 上骨关节退行性病变常表现为软骨下骨质硬化、囊变，关节边缘骨赘增生及关节间隙狭窄等。CT 显示关节囊积液比 X 线片灵敏，表现为关节囊扩张，内含均匀液体密度影。

骨关节退行性病变的 CT 表现见图 7-94。

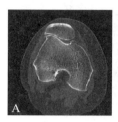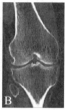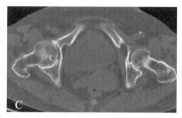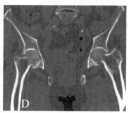

图 7-94　骨关节退行性病变的 CT 表现

注：A、B，右侧膝关节间隙狭窄，关节面骨质硬化，边缘骨赘形成。C、D，双侧髋关节边缘骨质增生硬化，关节面下囊变。

3. MRI。

MRI 可以直接清晰显示关节软骨，可明确显示关节软骨变性、变薄、缺损及软骨下骨髓水肿、囊变，对显示关节囊积液，膝关节半月板变性、损伤及关节内韧带和腘窝囊肿等价值较高。病变早期关节软骨肿胀，在 T_2WI 或 PDWI 序列上表现为高信号，病程中软骨可出现囊变、不规则磨损或缺失，后期关节软骨变薄甚至完全剥脱、缺失。

骨关节退行性病变的 MRI 表现见图 7-95。

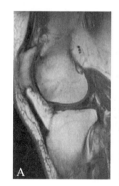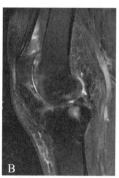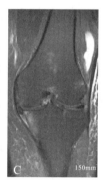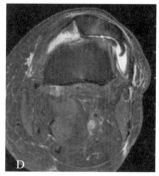

图 7-95　骨关节退行性病变的 MRI 表现

注：A、B，T_1WI、T_2WI 矢状面髌股关节间隙狭窄，关节边缘骨赘形成，膝关节面下多发骨髓水肿及囊变灶，膝关节周围软组织肿胀；C，T_2WI 冠状面显示胫骨平台片状骨髓水肿，内侧半月板向关节间隙外脱位，内侧副韧带损伤；D，T_2WI 横断面显示髌股关节间隙狭窄伴半脱位，关节软骨磨损、缺失，关节周围骨赘形成，关节囊积液。

（六）诊断和鉴别诊断

骨关节退行病性变多见于中老年人，呈慢性进展性改变，影像学表现主要为关节面骨质增生硬化伴边缘骨赘形成、关节间隙狭窄，可见关节腔内游离体形成。CT 及 MRI 可见关节囊积液、周围软组织改变。MRI 可显示关节软骨改变及膝关节半月板损伤情况。

骨关节退行性病变需与强直性脊柱炎、类风湿性关节炎等相鉴别。

强直性脊柱炎好发于青年，男性较多，主要症状为腰骶部疼痛不适，且常伴夜间疼痛加重，患者脊柱活动受限，有腰背部晨僵，活动后可缓解，其 X 线检查及 CT 可见骶髂关节炎表现，椎体呈方椎，疾病晚期脊柱周围韧带广泛钙化使脊柱呈竹节样改变。

类风湿性关节炎好发于 30～50 岁女性，以关节滑膜受侵为主，呈多关节、对称性发病，最常累及双手指间关节，也可累及膝、髋等大关节。主要临床表现为晨僵，关节梭形肿胀、疼痛、活动受限。实验室检查血清 C 反应蛋白及红细胞沉降率升高、类风湿因子阳性，其 X 线检查及 CT 可见关节骨侵蚀及囊变、关节间隙变窄、关节脱位或半脱位、关节畸形、周围软组织肿胀等。

三、脊柱退行性变

（一）概述

脊柱退行性变包括椎体、脊柱小关节和椎间盘的退行性变。椎间盘由透明软骨终板、髓核和纤维环构成。脊柱小关节由相邻椎体上、下关节突及周围软组织构成，具有关节囊和滑膜，其关节面覆盖透明软骨，关节腔内含滑液。脊柱小关节骨关节炎常见于40 岁以上，是一种病理上以脊柱小关节的滑膜、软骨及软骨下骨质、关节间隙等发生退行性变，从而出现相应临床症状的疾病。

（二）发病机制

脊柱退行性变多随年龄增长而逐渐加重，最常见于活动度较大的节段，如下段颈椎、下段胸椎及腰椎。随着年龄增长，椎间盘和小关节发生退行性变，纤维环增厚，软骨变薄破损及缺失，椎体边缘骨质修复增生而形成唇样骨刺。椎间盘髓核脱水、变性、弹性减弱，纤维环边缘出现裂隙，周围韧带松弛，可致椎间盘突出。椎间盘髓核可经相邻上下椎体软骨终板的薄弱区突入椎体骨松质内，形成压迹，称为 Schmorl 结节。椎体周围韧带可增厚和钙化。椎小关节骨质增生及周围韧带增厚钙化。关节软骨磨损变薄及椎间盘变性可致关节间隙及椎间隙狭窄，导致脊柱后凸或侧弯畸形。椎体后缘及椎小关节边缘骨质增生可使相应椎间孔狭窄。

（三）病理机制

光镜下，椎间盘退行性变可见椎间盘纤维环和髓核结构尚完整，髓核缩小、组织致密，纤维环增厚，软骨基质增生，胶原纤维异常增生。电镜下表现以组织增生为主，可见大量胶原纤维增生、致密及排列紊乱，细胞合成活跃。胶原纤维异常增生与患者年龄、脊柱退行性变及椎体失稳状况相关，是机体为维持脊柱稳定而产生的适应性改变。

（四）临床表现

脊柱小关节退行性变最常发生于颈椎及腰椎，其临床表现为受累节段椎体局部隐痛、持续性酸胀，受累节段脊柱僵硬，脊柱伸展或旋转体位加重，伴躯体活动受限；椎小关节骨质增生肥大、边缘骨赘形成，可致骨性椎管、侧隐窝及椎间孔狭窄，从而压迫相应节段脊髓或脊神经根；椎小关节退变、失稳、关节间隙增宽可导致椎体序列失稳、退变性椎体滑脱，从而进一步加重椎管、侧隐窝及椎间孔的狭窄。

病史长而反复发作是椎间盘退行性变突出的特点，主要表现为局部刺激症状及脊髓、神经根的压迫症状，其临床症状和体征因椎间盘突出部位不同而有差异。椎间盘可向后方、外侧及周围突出，以向后方椎管内突出最具临床意义。突出的髓核可与椎间盘髓核分离，多位于相应椎间隙平面内的硬脊膜外，少数突出的髓核碎块可突破纤维环及后纵韧带，游离至椎管内，称为髓核脱出。

（五）影像学表现

1. X线检查。

X线检查是脊柱退行性变的常规检查方法。颈椎退行性变常用检查体位为颈椎正侧位、双斜位及过伸过屈位。颈椎双斜位可清晰显示椎间孔狭窄，过伸过屈位对判定椎体有无滑脱具有重要临床意义。腰椎退行性变常用检查体位为腰椎正侧位及过伸过屈位。

1）椎体退行性变在X线片上可见椎体边缘骨质增生，表现为唇样、尖刺状骨质增生及骨桥形成，通常椎体后缘骨质增生更具临床意义。

2）小关节退行性变的特征性表现为上下关节突关节面骨质增生硬化、边缘骨赘形成及软骨下囊变，可见关节间隙狭窄、积气等，小关节退行性变严重及椎小关节半脱位可导致椎体失稳、滑脱。

3）颈椎生理曲度变直或反弓，腰椎生理弯曲变直或侧弯畸形，可见椎体前后方向的滑脱以及侧方移位。

4）Schmorl结节：椎间盘髓核在椎体上下边缘形成的类圆形凹陷，周边常见硬化区。

5）椎间盘真空现象：X线片上表现为椎间隙积气，呈裂隙状气体密度影。

6）椎间隙狭窄：常不匀称，当伴有髓核突出时椎间隙狭窄更明显。

7）韧带钙化：前后纵韧带、项韧带、棘间韧带可见结节状、线条状或片状钙化，其方向常与韧带纵轴一致。

脊柱退行性变的X线表现见图7-96。

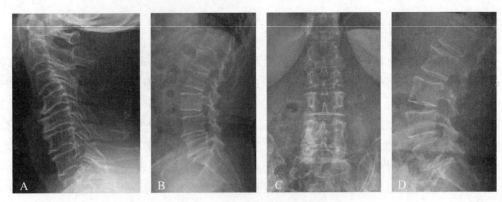

图 7-96 脊柱退行性变的 X 线表现

注：A，颈椎生理弯曲变直，颈椎边缘骨质增生，以前缘明显，多个椎间隙狭窄，后纵韧带钙化；B，腰椎骨质增生，多个椎间隙狭窄，下段多个椎小关节骨质硬化伴关节间隙狭窄；C、D，$L_4 \sim S_1$ 右侧椎小关节骨质硬化，伴 L_5 椎体向前 $I°$ 滑脱。

2. CT。

CT 通过三维重建技术能多方位、直观反映椎体的骨质变化及关节病理变化，对椎体后缘骨质增生、后纵韧带钙化及黄韧带肥厚钙化所致椎管狭窄、硬膜囊受压显示清晰；可显示椎间盘形态、密度改变及椎间盘膨出、突出的情况。CT 对脊柱小关节骨关节炎的诊断价值也明显大于 X 线检查。

1）椎间盘膨出：表现为膨出于椎体边缘的均匀一致的软组织密度影，硬膜囊前缘受压变平直，脊髓无明显受压、移位，椎间孔可有变窄。膨出椎间盘的外周可见弧形钙化。CT 更易发现椎间盘真空现象和髓核钙化。

腰椎间盘退行性变的 CT 表现见图 7-97。

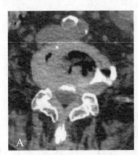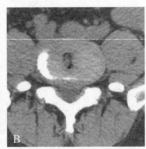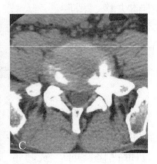

图 7-97 腰椎间盘退行性变的 CT 表现

注：A、B，腰椎间盘膨出伴积气；C，腰椎间盘膨出，双侧椎间孔狭窄。

2）小关节退行性变：表现为上下关节突关节面的骨质增生硬化、关节边缘骨赘形成及软骨下囊变，关节间隙狭窄、积气等，较 X 线检查显示更直观、清晰。

3）黄韧带增厚：正常黄韧带厚度不超过 5mm，黄韧带变性增厚表现为椎板内侧梭形密度增高影，可凸入椎管内导致硬膜囊后外缘受压，可见钙化。

4）后纵韧带肥厚、钙化：表现为椎管前壁或膨出椎间盘后缘的条状高密度钙化影，边缘清楚。

脊柱退行性变的 CT 表现见图 7-98。

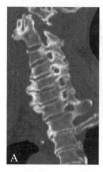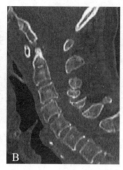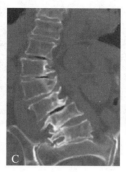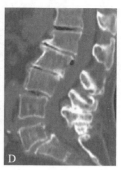

图 7-98　脊柱退行性变的 CT 表现

注：A，颈椎后缘骨质增生及椎小关节骨质增生、骨赘形成，椎小关节间隙狭窄，致多个椎间孔狭窄，前纵韧带钙化；B，颈椎向后移位伴椎间隙狭窄；C，腰椎侧弯伴椎体侧向滑脱，椎间隙狭窄伴积气，椎体边缘大量骨赘形成；D，腰椎序列不连续，骨质增生伴多个椎间隙狭窄、积气。

3. MRI。

MRI 有利于显示小关节积液及关节周围水肿，显示椎管狭窄、黄韧带肥厚，对椎间盘变性、突出、膨出等的显示较 CT 更清晰。

1) 椎间盘变性：表现为椎间隙变窄，T_2WI 表现为椎间盘髓核信号减低，椎间盘失去正常的夹层样结构。

2) 椎间盘内积气和钙化：在 T_1WI 和 T_2WI 上均呈低信号或无信号区。

3) 椎间盘膨出及突出：椎间盘膨出表现为纤维环低信号影向四周膨隆，硬膜囊前缘受压，两侧椎间孔可受压变窄，高信号的髓核仍位于纤维环之内。椎间盘突出表现为椎间盘可向后方、侧后方、椎间孔区突出，硬膜囊受压，脊髓可受压，可见相应节段 T_2WI 高信号的脊髓水肿。

4) 椎体边缘骨质增生或骨赘：表现为椎体终板前后缘骨皮质变尖，呈长 T_1 短 T_2 信号影。

5) 相邻椎体终板下骨髓信号改变：①长 T_1 长 T_2 信号，病理基础为椎体终板破裂，富血管的肉芽组织侵入邻近的骨髓中；②短 T_1 中等 T_2 信号，病理基础为椎体终板下骨髓内脂肪沉积明显增多，可见于黄骨髓转换；③长 T_1 短 T_2 信号，代表椎体终板的骨质增生、硬化。

6) 黄韧带、后纵韧带的肥厚、钙化或骨化：表现为长 T_1 短 T_2 信号。

椎间盘退行性变的 MRI 表现见图 7-99。

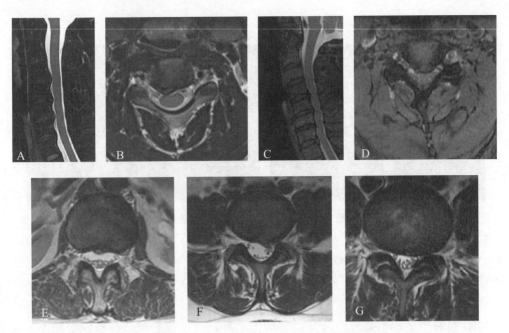

图 7-99 椎间盘退行性变的 MRI 表现

注：A、B，颈椎间盘向右后方突出，硬膜囊受压；C、D，椎间盘向后正中突出，硬膜囊受压，脊髓轻度受压；E，腰椎间盘轻度后正中突出；F，腰椎间盘向左后突出，左侧脊神经根受压，左侧椎间孔狭窄；G，椎间盘膨出伴轻度突出，硬膜囊受压，双侧椎间孔变窄。

4. 颈椎、腰椎退行性变的影像学诊断思路。

1）观察椎体生理曲度是否正常，椎体序列是否连续，有无椎体滑脱及滑脱原因判定（椎小关节退行性变所致或椎弓峡部裂所致）。

2）观察椎体及椎小关节的形态、密度变化，椎小关节间隙有无狭窄，椎间隙有无狭窄。

3）观察骨性椎管、双侧椎间孔及侧隐窝有无狭窄或扩大。

4）观察椎间盘形态，有无膨出、突出，硬膜囊及神经根有无受压移位。

5）观察黄韧带有无肥厚及压迫硬膜囊后缘情况。

6）观察椎旁软组织的形态和密度/信号改变。

7）结合病史及上述影像学表现做出诊断与鉴别诊断或进一步检查的建议。

（六）诊断和鉴别诊断

脊柱退行性变有较明确的影像学表现，X线检查和CT对椎体、椎小关节退行性变显示清晰，CT和MRI可显示椎间盘病变，可明确椎间盘突出的部位、形态、程度及硬膜囊受压情况。椎间盘脱出需与椎管内肿瘤相鉴别，增强扫描椎管内肿瘤多较明显强化，而脱出的髓核无强化。

四、骨质疏松

（一）概述

骨质疏松（Osteoporosis，OP）是一类以骨量减少、骨密度减低、骨质量受损及骨强度降低，导致骨脆性增加、易发脆性骨折为特征的常见的全身性骨病。骨质疏松分为原发性骨质疏松和继发性骨质疏松两类。原发性骨质疏松包括绝经后骨质疏松（Ⅰ型）、老年骨质疏松（Ⅱ型）和特发性骨质疏松（包括青少年型）。绝经后骨质疏松一般发生于女性绝经后 5~10 年。老年性骨质疏松常指 70 岁以后发生的骨质疏松。继发性骨质疏松是指由可影响骨代谢的任何疾病或药物引起，或由其他明确病因所导致的骨质疏松。

（二）发病机制

绝经后骨质疏松：绝经后雌激素水平降低，其对破骨细胞的抑制作用减弱，导致破骨细胞数量增加、细胞凋亡减少、寿命延长，其骨吸收功能增强。老年性骨质疏松：器官功能减退导致骨的重建失衡，骨吸收大于骨形成引起进行性骨丢失。特发性骨质疏松的病因及发病机制尚未明确。

（三）病理机制

组织学变化为骨皮质变薄、哈弗管扩大和骨小梁减少、变细。上述改变使骨的结构变得脆弱，发生脆性骨折的危险性增加。

（四）临床表现

骨质疏松的临床表现轻微或无症状，主要临床表现包括腰背部疼痛、驼背、身高降低、活动受限、畸形及脆性骨折等，多因脊柱压缩性骨折所致。

（五）影像学表现

1. X 线检查。
X 线检查是最常用的检查方法，一般包括胸椎正侧位片、腰椎正侧位片、骨盆及双手正位片。

骨质疏松在 X 线片上主要表现为骨密度减低、骨小梁稀少；在长骨可见骨小梁变细、减少，但其边缘清晰，骨皮质可出现分层和变薄现象，严重骨质疏松患者其骨密度可与周围软组织密度一致，骨小梁几乎完全消失，骨皮质薄如细线。在脊椎，椎体骨皮质变薄，负重较少的横行骨小梁被吸收减少或消失，承重的纵行小梁沿应力线排列呈栅栏状，椎体内结构呈不规则纵行条纹，严重时椎体内结构消失，椎体变扁，其上下缘向内凹陷，椎体呈"双凹征"。

骨质疏松患者易发生脆性骨折，多见于脊柱胸腰段，可见椎体高度不同程度下降，呈"双凹征"或楔形变，其中楔形变多见于胸椎，以椎体前中部及上缘变扁明显，"双凹征"多见于腰椎，可见椎体上下终板凹陷，对应椎间隙增宽，可伴后凸畸形。

骨质疏松的 X 线表现见图 7-100。

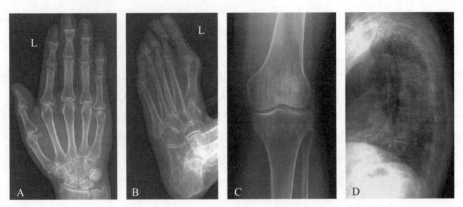

图 7-100　骨质疏松的 X 线表现

注：A，左手骨质疏松；B，左足骨质疏松；C，膝关节骨质疏松；D，胸椎骨质疏松伴部分椎体压缩性骨折。

2. CT。

CT 常用于诊断骨质疏松，骨质疏松的 CT 表现与 X 线检查基本相同，主要表现为骨密度减低、骨小梁稀少，椎体压缩性骨折时呈"双凹征"或楔形变，压缩椎体内可见低密度积气，表现为低密度不规则阴影，在骨折椎体内呈囊腔、空腔样改变，较 X 线片清晰易见，椎体终板破裂时见相邻椎间盘积气改变。

CT 图像为断面解剖，没有 X 线片涉及的组织重叠投影问题，并且 CT 可进行多平面重组，其显示细微骨折优势明显，可显示椎体压缩性骨折的骨片移位情况及其对椎管的压迫情况，同时可评估骨小梁数目减少、纤细、间隙增宽及周围软组织改变。

脊柱骨质疏松的 CT 表现见图 7-101。

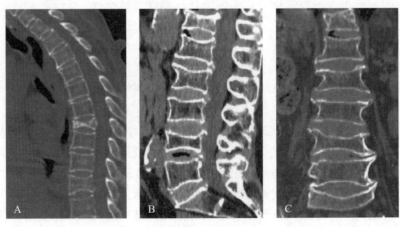

图 7-101　脊柱骨质疏松的 CT 表现

注：A，胸椎骨质疏松，部分椎体终板凹陷，部分椎体压缩变扁伴骨质密度增高；B、C，多个腰椎骨质疏松伴"双凹征"，椎间盘积气。

3. MRI。

MRI 具有无创、无辐射、组织对比度高等特点，显示骨髓的早期改变比 X 线检查和 CT 更灵敏，可显示骨髓水肿，对细微骨折有一定提示作用，在骨肿瘤和骨感染性疾病的鉴别方面有优势。椎体骨质疏松致压缩性骨折表现为椎体形态改变，高度减低，后凸畸形，可呈"双凹征"、楔形变或扁平状，椎体后角向后上突出。骨髓水肿表现为 T_1WI 呈低信号、T_2WI 呈高信号；骨折椎体内积气表现为 T_1WI、T_2WI、T_2-STIR 均呈低信号；椎体积液在 T_1WI 呈低信号，在 T_2WI 及 T_2-STIR 序列呈高信号。

脊柱骨质疏松的 MRI 表现见图 7-102。

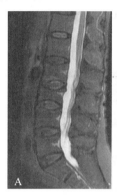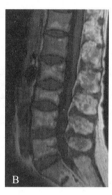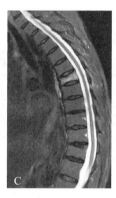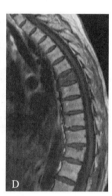

图 7-102 脊柱骨质疏松的 MRI 表现

注：A、B，T_1WI 上腰椎信号不均匀增高，T_2WI 脂肪抑制序列信号降低，部分椎体呈"双凹征"，椎体高度变小；C、D，胸椎压缩性骨折伴 T_1WI 低信号、T_2WI 脂肪抑制序列高信号，提示骨髓水肿。

骨质疏松患者红骨髓和黄骨髓的含量会有明显的改变，患者椎体中骨矿含量和红骨髓含量会减少，而黄骨髓含量会相应增加，在 T_1WI 上信号增高，T_2WI 脂肪抑制序列信号降低。炎症、外伤等病变的骨质疏松区因局部充血、水肿而表现为边界模糊的 T_1WI 低信号和 T_2WI 高信号影。

4. 骨密度测量技术。

骨密度测量技术的原理为利用 X 线通过人体不同密度的骨骼和组织会产生差异性衰减，对人体骨矿含量、骨密度进行无创性测量，可早期诊断和定量检测骨质疏松。目前常用的骨密度测量技术包括双能 X 线吸收法（Dual X-ray Energy Absorptiometry，DXA）、定量 CT 法（Quantitative Computed Tomography，QCT）。

1）DXA：通过测得的 X 线衰减量来计算出诊断所需的 T 值和 Z 值。T 值是将受检者的骨密度值与正常参考人群的平均峰值骨密度和标准差比较；Z 值是将受检者的骨密度与同性别、同年龄正常人群的骨密度平均值相比较。DXA 常用的测量部位是腰椎（$L_1 \sim L_4$）、髋关节（股骨近端），还可以测外周骨骼的骨密度（如前臂）。

DXA 辐射剂量低，是目前应用广、认可度高的骨密度测量方法，世界卫生组织（WHO）推荐 DXA 作为评估骨密度的临床"金标准"。但由于 DXA 是平面投影技术，测量的是面积骨密度，其测量结果受脊柱侧弯、被测部位骨质增生、骨折、受检者体重和被测部位血管钙化等因素影响，骨密度测量的准确性有所降低，可能出现一定比例的骨质疏松患者漏诊情况，目前部分情况可通过计算机智能分析、手动修正测量兴趣区和解剖分隔来提高测量的准确性。当临床遇到体重过低、严重肥胖、脊柱侧弯或脊柱退行性变等情况时，建议采用 QCT。

2）QCT：QCT 即定量 CT，在 CT 基础上加 QCT 专用体模和分析软件，并在不增加扫描辐射和扫描时间的前提下对人体的骨密度进行测量。QCT 测量的骨密度是真正的体积骨密度，单位为 mg/cm^3，可以测量周围部位（特别是桡骨远端和胫骨）的三维容积骨密度以及骨皮质和骨小梁微结构，从而弥补了 DXA 的面积骨密度测量带来的局限性。目前应用较多的测量部位为脊柱和髋部，根据临床需要选择一个部位即可。QCT 不受脊柱退行性变、增生等因素影响。

国际临床骨密度学会（ISCD）2007 年及美国放射学院（ACR）2013 年建议的腰椎 QCT 骨质疏松诊断标准见表 7-7。

表 7-7 腰椎 QCT 骨质疏松诊断标准

	正常	骨量减少	骨质疏松
诊断标准	骨密度绝对值≥120mg/cm³	骨密度绝对值 80～120mg/cm³	骨密度绝对值≤80mg/cm³

注：标准沿用 DXA 的诊断标准。经过国内数据验证，该标准适用于中国人群。

（六）诊断和鉴别诊断

1. 骨质疏松的诊断。

《中国人骨质疏松症诊断标准专家共识（2014 版）》指出，骨质疏松的诊断依据一般包括骨量减少、骨密度下降和（或）发生脆性骨折。

根据《骨质疏松的影像学与骨密度诊断专家共识》，骨质疏松的诊断要点包括：①对于绝经后女性和老年男性，不论骨密度测量结果如何，如果影像学检查有明确脆性骨折征象，则均可诊断骨质疏松和脆性骨折。②DXA 测量腰椎和髋部，采用中国人正常值数据库，如果 T 小于或等于≤-2.5 则诊断为骨质疏松。③QCT 腰椎体积骨密度小于 $80mg/cm^3$ 则诊断为骨质疏松。QCT 髋部骨密度测量结果采用 DXA 诊断标准。④若骨密度测量结果符合骨质疏松诊断标准且合并脆性骨折，则诊断为严重骨质疏松。⑤四肢骨密度测量可用于骨质疏松筛查，不能用于诊断。

2. 脆性骨折（骨质疏松性骨折）的诊断。

脆性骨折是骨质疏松最常见的严重并发症，是诊断骨质疏松的标准之一，不论有无骨密度测量、不论骨密度结果是否为骨质疏松都可诊断为骨质疏松。脆性骨折好发于脊柱、髋部和前臂。诊断脆性骨折必须具备的三个条件：①患者无明确暴力损伤史或具有低能量损伤史；②影像学检查证明有骨折；③需排除其他原因造成的骨折，如继发性骨质疏松、骨肿瘤等。

脆性骨折的影像学检查方法包括 X 线检查、CT、MRI 等。推荐老年人（60 岁以上女性和 65 岁以上男性）常规拍摄胸椎和腰椎正侧位 X 线平片，以确定是否存在椎体脆性骨折。椎体脆性骨折主要表现为椎体压缩变形。出现脆性骨折，提示将来再次发生骨折的风险增加。

3. 骨质疏松的鉴别诊断。

骨质疏松需与以下病变鉴别：①骨质软化症，X 线检查及 CT 主要表现为骨密度减低，骨小梁减少、变细，与骨质疏松不同的是骨小梁和骨皮质边缘模糊不清，由于骨质软化导致承重骨骼畸形改变，可见假骨折线形成。②骨髓瘤，肿瘤好发于中轴骨红骨髓分布区，如颅骨、脊柱、骨盆及肋骨等，X 线检查及 CT 表现为弥漫性骨质疏松，呈多骨、多发穿凿状骨质破坏，无硬化边，可见软组织肿块及病理性骨折。患者尿中可出现 Bence－Jones 蛋白，骨髓涂片可找到骨髓瘤细胞。③骨转移瘤，多不伴骨质疏松，除侵犯椎体外，常有椎弓根的骨质破坏，多有原发肿瘤病史。

第六节　脑部肿瘤

一、星形细胞瘤

星形细胞瘤为颅内原发性肿瘤中常见的类型，多发生于幕上，占颅内肿瘤的 17％，占神经上皮源性肿瘤的 40％。

（一）发病机制

广义的星形细胞瘤来源于星形细胞，根据 WHO 星形细胞瘤分类为 6 型 9 种疾病，分属不同的病理分级，即 Ⅰ～Ⅳ级，Ⅰ、Ⅱ级分化良好，Ⅲ、Ⅳ级分化不良，恶性度高。狭义特指弥漫性星形细胞瘤。

（二）病理机制

分化良好的星形细胞瘤多位于大脑半球白质，少数位于灰质并向白质或脑膜浸润。肿瘤内含神经胶质纤维多，肉眼呈灰白色，与正常白质相似，少数也呈灰红色，质软易碎。肿瘤可有囊变，为单发或多发，囊内含有黄色液体。肿瘤血管成熟。

分化不良的星形细胞瘤呈弥漫浸润性生长，形态不规则，与脑实质分界不清晰。半数肿瘤有囊变，容易发生大片的坏死和出血。肿瘤内血管形成不良，血－脑屏障结构不完整。

（三）临床表现

临床上通常表现为局灶性或者全身性癫痫发作，神经性功能障碍和颅内高压常于病变后期出现。

（四）影像学表现

1. CT。

1）Ⅰ、Ⅱ级星形细胞瘤多数表现为均匀的低密度病灶，CT 值 18～24HU，少数表现为混杂密度病灶。肿瘤边界多不清楚，90％瘤周无水肿，少数有轻度或者中度水肿。增强扫描Ⅰ级星形细胞瘤无明显强化，少数肿瘤表现为囊壁和囊内间隔轻微强化，Ⅱ级星形细胞瘤表现为环形强化，部分肿瘤内壁结节强化。肿瘤有轻度占位效应。

2）Ⅲ、Ⅳ级星形细胞瘤平扫密度不均匀，常为混杂密度。肿瘤内可伴有出血，表现为高密度，肿瘤坏死区表现为低密度。肿瘤部分坏死后可出现囊变，接近脑脊液密度。增强扫描Ⅲ、Ⅳ级星形细胞瘤均有不同程度强化，CT值在注射对比剂10分钟后达到最高，1小时后逐渐下降。肿瘤呈不规则的环状或者花环状强化，可见壁结节。肿瘤占位效应明显。

2. MRI。

1）低级别星形细胞瘤：常规 MRI 呈长 T_1 长 T_2 信号影，边界不清，瘤周水肿程度轻，占位效应不明显，邻近脑室可轻度受压，中线移位不明显，病变区域内少见出血、坏死及囊变等。增强扫描强化不明显，部分肿瘤可有强化。

2）高级别星形细胞瘤（图7-103）：MRI 信号明显不均匀，呈混杂 T_1、T_2 信号影，周边可见明显的指状水肿影，占位征象明显，邻近脑室受压变形，中线结构移位，脑沟、脑池受压。增强扫描呈明显花环状及结节样异常强化影。

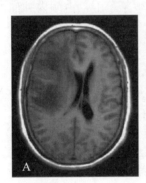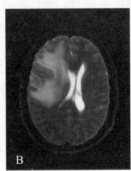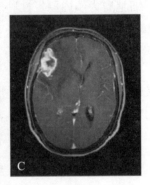

图7-103　高级别星形细胞瘤 MRI

注：A，平扫 T_1WI 右额叶片状低信号影，边界不清；B，T_2WI 呈稍高信号，周围大片水肿，右侧脑室受压，中线左偏；C，增强扫描呈花环状强化。

（五）诊断与鉴别诊断

根据病变位置、密度、信号及强化特点，诊断疾病并不困难。但由于肿瘤细胞分化程度不一，各级别肿瘤影像学表现有重叠，病变分级有时比较困难。

幕上星形细胞瘤需与无钙化的少突胶质细胞瘤、转移瘤、淋巴瘤、脑梗死、脑脓肿等相鉴别，幕下星形细胞瘤需与髓母细胞瘤、血管母细胞瘤、室管膜瘤相鉴别。

二、少突胶质细胞瘤

少突胶质细胞瘤占脑内肿瘤的1.3％～4.4％，占颅内神经上皮肿瘤的5％～10％。少突胶质细胞瘤大多生长缓慢、病程长，发病年龄高峰期为30～50岁，男性稍多于女性。大多数肿瘤位于大脑半球，典型病例累及皮层和皮层下白质，最常见于额叶，可能累及颞叶、顶叶或枕叶。

（一）发病机制

少突胶质细胞瘤起源于成熟少突胶质细胞或未成熟胶质前体细胞的肿瘤转化，50%～70%的患者染色体 1p/19q 存在杂合性缺失。2016 年 WHO 颁布的颅内肿瘤分类法，把少突胶质细胞瘤分为少突胶质细胞瘤（WHO Ⅱ级）及间变性少突胶质细胞瘤（WHO Ⅲ级），又根据有无 *IDH* 基因突变和 1p/19q 缺失，把少突胶质细胞瘤和间变性少突胶质细胞瘤分为 *IDH* 基因突变和 1p/19q 缺失型以及未另行说明型。

（二）病理机制

肉眼观察肿瘤边界清楚，质地柔软，无包膜，钙化常见，可见囊变。WHO Ⅱ级和Ⅲ级的差别在于后者常见核分裂、血管增生或坏死。

（三）临床表现

常见的首诊症状为癫痫发作，可伴有头痛和局灶神经功能缺损。

（四）影像学表现

1. CT。

少突胶质细胞瘤多呈类圆形，边缘不清楚，呈混杂密度、低密度、高密度和等密度，肿瘤周边多为轻度水肿，肿瘤中多有钙化，钙化呈多样性，有点片状、弯曲条索状、不规则团块状、皮层脑回状，绝大多数钙化发生于病灶中央部。增强扫描Ⅱ级少突胶质细胞瘤一般无强化或轻度强化，Ⅲ级少突胶质细胞瘤非钙化实质部分呈斑片状强化，强化不均匀。肿瘤周边大多数会出现水肿，恶化程度增加，囊变也会增多，可伴有出血。Ⅱ级肿瘤占位征象不明显，Ⅲ级肿瘤占位征象明显。

2. MRI。

少突胶质细胞瘤在 T_1WI 上呈低信号，T_2WI 上呈高信号。钙化部分均呈低信号，恶性程度低的肿瘤边界清楚锐利，肿瘤周围无明显水肿，占位征象不明显。恶性程度高的肿瘤水肿与肿瘤边界不清楚，占位征象明显。增强扫描约 50% 的肿瘤实质性部分有轻度到中度的强化。

（五）诊断与鉴别诊断

少突胶质细胞瘤多发于成年人，病程长，进展缓慢。临床主要表现有癫痫、神经障碍、偏瘫或者身体感觉障碍，多发生于大脑周边，额叶较多。CT 多表现为混杂密度，水肿轻、强化少，肿瘤内多有钙化。MRI 表现 T_1WI 上呈低信号，T_2WI 上呈高信号。Ⅲ级肿瘤钙化少、水肿重，伴有囊变和出血，中度强化。少突胶质细胞瘤需与弥漫性星形细胞瘤、室管膜瘤、钙化性脑膜瘤、钙化性动静脉畸形及结核球等相鉴别。

三、室管膜瘤

室管膜瘤多发生于儿童和青少年，男多于女，可发生于脑室系统的任何部位，最多见于第四脑室，大脑半球和桥脑小脑角区较少见。

（一）发病机制

室管膜瘤起源于室管膜细胞，是一种低度恶性的中枢神经系统肿瘤，确切发病机制尚不清楚，常生长缓慢，肿瘤既有膨胀性生长，也有浸润性生长，可突入脑室内或向脑室外跨越脑室和脑实质生长，常伴有梗阻性脑积水。

（二）病理机制

室管膜瘤大体形态呈结节状或分叶状，肿瘤内可有玻璃样变、坏死、囊变和出血，偶可形成大囊，可因肿瘤细胞脱落或手术种植而转移。

（三）临床表现

临床表现常有头痛、恶心、呕吐、眼球震颤和共济失调等，癫痫和颅内高压较常见。

（四）影像学表现

1. CT。
1) 平扫：肿瘤多呈等密度或稍高密度，可出现囊变、钙化等。肿瘤大时会使脑干前移，小脑蚓部及小脑幕上移。肿瘤位于第四脑室时，可见侧脑室和第三脑室扩张积水。
2) 增强扫描：肿瘤大部分有强化，实质性肿瘤强化均匀，囊变区不强化，肿瘤边界清楚。
2. MRI（图7-104）。
室管膜瘤在 T_1WI 上呈低信号或等信号，在 T_2WI 上呈高信号，常伴有不同程度的脑积水。增强扫描明显强化。

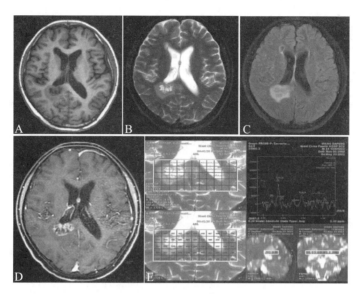

图 7-104　室管膜瘤 MRI

注：A，平扫 T_1WI 上右侧脑室前、后角结节状、片团状低信号影；B，T_2WI 上呈高信号；C，FLAIR 上呈高信号；D，增强扫描明显不均匀强化；E，MRS，NAA 峰、Cr 峰降低。

（五）诊断与鉴别诊断

室管膜瘤多发生于儿童和青少年，多位于第四脑室。平扫肿瘤多为等密度和高密度，脑实质内的肿瘤多发生大的囊变和钙化。室管膜瘤需与髓母细胞瘤、脉络丛乳头状瘤、星形细胞瘤、转移瘤等相鉴别。

四、髓母细胞瘤

髓母细胞瘤是一种高度恶性的肿瘤，极易沿脑脊液通道转移，是儿童常见的后颅窝肿瘤。髓母细胞瘤多发生于小脑蚓部，可向前压迫第四脑室，引起梗阻性积水。

（一）发病机制

髓母细胞瘤起源于小脑颗粒神经元祖细胞，其发病可能与遗传因素、基因突变、体细胞异常生长有关。

（二）病理机制

肿瘤质脆软，呈浸润性生长，边界不清楚，不易囊变、钙化、出血。

（三）临床表现

常有共济失调、躯体平衡障碍以及头痛、恶心、呕吐等。

（四）影像学表现

1. CT。

表现为小脑蚓部高密度或等密度肿块，突入第四脑室，边界清楚。半数肿瘤周围有水肿，第四脑室变形移位，侧脑室、第三脑室扩张积水。增强扫描肿瘤呈明显均匀强化。

2. MRI。

肿瘤在 T_1WI 上呈低信号，在 T_2WI 上呈等信号或高信号，伴有脑积水。增强扫描肿瘤有明显强化，与 CT 表现相似。

（五）诊断与鉴别诊断

肿瘤多发于儿童后颅窝，增强扫描有明显强化可考虑髓母细胞瘤。髓母细胞瘤需与室管膜瘤相鉴别。

五、脑膜瘤

脑膜瘤为常见的起源于脑膜的肿瘤，占颅内原发性肿瘤的 15%～20%。大多数为良性，极少数为恶性。

（一）发病机制

肿瘤起源于蛛网膜粒帽细胞，与硬脑膜相连。脑膜瘤的发病机制不确切，可能与蛛网膜细胞基因变异或所处内环境变化有关。其好发部位与蛛网膜分布有关，典型部位按发病率高低依次为矢状窦旁、大脑镰、脑凸面、嗅沟、鞍结节、蝶骨嵴、三叉神经半月节、小脑幕、桥小脑角、斜坡颅颈连接处等，多为单发，还可与听神经瘤或神经纤维瘤并发。

（二）病理机制

肿瘤有完整包膜，多为结节状或颗粒状，质硬，多有钙化或骨化，少有囊变、坏死和出血。肿瘤生长缓慢，血供丰富，可长大嵌入脑内，使脑皮质受压，一般不会侵润入脑实质内。

（三）临床表现

脑膜瘤起病缓慢，病程长，颅内高压症状出现较晚，可有头痛、头晕等症状。位于大脑凸面的脑膜瘤常有癫痫发作，位于功能区的脑膜瘤可有不同程度的神经功能障碍。

（四）影像学表现

1. X 线检查。

头颅平片常见颅内压增高征象和松果体钙斑移位，可见骨质增生、破坏，肿瘤内可见钙化和血管压迹增粗。

2. CT。

肿瘤以宽基底靠近颅板或硬脑膜，可有颅骨的增厚、破坏或变薄等脑外肿瘤的征象。瘤体可见钙化，出血、坏死和囊变少见。增强扫描肿瘤常明显均匀强化，由于肿瘤起源于脑膜，增强扫描可见与肿瘤呈宽基底相连处脑膜明显强化，称为脑膜尾征，该征象是脑膜瘤的相对特异性征象。

3. MRI（图 7-105）。

脑膜瘤在 T_1WI 上呈等或低信号，T_2WI 及 FLAIR 上多呈等或稍高信号。脑膜瘤内信号可不均匀，肿瘤内可有条状流空血管，钙化在 T_1WI 和 T_2WI 上均呈低信号。增强扫描肿瘤呈明显强化，囊变和坏死部分不强化，邻近脑膜呈脑膜尾征强化。MRA 可显示肿瘤血供。

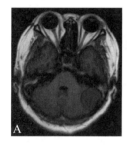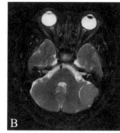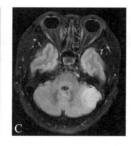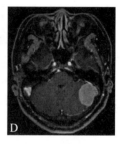

图 7-105　脑膜瘤 MRI

注：A，T_1WI 上左侧小脑半球近颅骨处低信号肿块，边界清晰；B，T_2WI 上呈稍高信号，与脑膜呈宽基底相连；C，FLAIR 上呈稍高信号；D，增强扫描明显均匀强化，可见脑膜尾征。

（五）诊断与鉴别诊断

脑膜瘤位于脑外，特殊部位的脑膜瘤需要与不同的疾病相鉴别。鞍区脑膜瘤需要与垂体瘤和动脉瘤相鉴别，桥小脑角区脑膜瘤需要与听神经瘤鉴别。

六、垂体腺瘤

垂体腺瘤起源于垂体前叶腺垂体细胞，位于鞍区。大多数垂体腺瘤是良性肿瘤。

（一）发病机制

发病机制不确切，与遗传因素有关。男女发病率相等，但催乳素的微腺瘤多见于女性。垂体腺瘤根据大小可分为垂体微腺瘤（≤10mm）和垂体大腺瘤（≥10mm）。根据有无激素分泌又可分为功能性垂体腺瘤和无功能性垂体腺瘤：前者包括分泌生长激素和催乳素的嗜酸细胞腺瘤，分泌肾上腺皮质激素、促甲状腺激素、促性腺激素的嗜碱细胞腺瘤；后者为嫌色细胞瘤。

（二）病理机制

垂体腺瘤属脑外肿瘤，包膜完整，与周围组织界限清楚。较大的肿瘤可能出现囊变、出血和坏死。

（三）临床表现

临床表现与肿瘤类型和对周围结构的压迫有关。生长激素腺瘤出现肢端肥大，催乳素腺瘤出现闭乳、泌乳，促肾上腺皮质激素腺瘤出现库欣综合征等，大垂体腺瘤出现视力障碍、垂体功能低下、阳痿、头痛等。

（四）影像学表现

1. X线检查。

头颅平片可见蝶鞍扩大，前后床突骨质吸收、破坏，鞍底下陷。部分患者还可见颅内高压征象。

2. CT。

垂体微腺瘤可见垂体高度增加，上缘膨隆，垂体柄偏移，鞍底骨质变薄等。垂体大腺瘤鞍区可见等密度或高密度肿块，边缘光滑清楚，肿瘤可侵犯周围结构，冠状面扫描显示肿瘤呈哑铃状。增强扫描垂体微腺瘤在迅速注入对比剂后显示为低密度，延迟扫描呈等密度或高密度。垂体大腺瘤与微腺瘤不同，大多数均匀强化，部分坏死、液化区不强化，极少数呈环形强化。

3. MRI。

垂体微腺瘤在冠状面、矢状面上可见垂体高度增加，上缘膨隆，垂体柄偏移，鞍底下陷或局部骨质破坏。肿瘤在 T_1WI 上呈低信号，瘤内出血时呈高信号，T_2WI 及 FLAIR 上呈高信号或等信号。肿瘤通常位于垂体一侧。垂体大腺瘤表现为鞍区较大肿块，T_1WI 上呈低信号，T_2WI 及 FLAIR 上呈等或高信号，由于鞍区骨质限制，肿瘤突破鞍区时表现为两端较大、中间相对较小，称为"束腰征"（图7-106）。增强扫描垂体微腺瘤在早期强化程度低于正常垂体，延迟期强化程度高于正常垂体。大腺瘤呈均匀强化，坏死囊变区不强化。

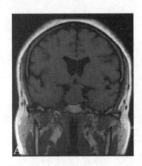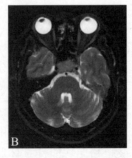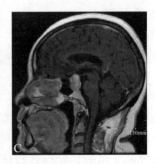

图7-106 垂体大腺瘤 MRI

注：A，T_1WI 冠状面鞍区稍低信号肿块，突向鞍上生长，视交叉受压；B，T_2WI 横断面鞍区扩大伴等信号肿块，边界清楚；C，增强扫描明显较均匀强化。

（五）诊断与鉴别诊断

蝶鞍增大，在鞍内或鞍上可见高密度、边界清楚的肿块，在 MRI 上 T_1WI 呈等或低信号，T_2WI 呈高信号，增强扫描后明显强化。MRI 增强扫描后局限性强化程度低于正常垂体可考虑或怀疑垂体微腺瘤。垂体微腺瘤需与 Rathke 囊肿相鉴别，垂体大腺瘤需与颅咽管瘤、脑膜瘤、动脉瘤、星形细胞瘤、表皮样囊肿、生殖细胞瘤等相鉴别。

七、颅咽管瘤

颅咽管瘤是位于鞍区的先天性颅内肿瘤，发病率仅次于垂体腺瘤，大多为良性。

（一）发病机制

关于颅咽管瘤的发病机制目前普遍认为有两种理论：一是胚胎剩余学说，指颅咽管瘤起源于颅咽管在退化过程中的残留上皮细胞；二是化生学说，指该颅咽管瘤是由垂体腺细胞的鳞状上皮细胞化生而来。

（二）病理机制

颅咽管瘤小如蚕豆，大如鹅卵，可分为囊性、囊实性和实性三种，多为囊性。囊内可为单房或多房，囊壁光滑，薄厚不均，多有钙化。囊液呈黄褐色，漂浮胆固醇结晶。

（三）临床表现

肿瘤压迫垂体生长，临床表现为儿童发育障碍，包括发育停滞、侏儒、尿崩等；成人多出现视力障碍、精神异常和垂体功能低下。

（四）影像学表现

1. X 线检查。
头颅平片可显示鞍区钙化、蝶鞍异常和颅内高压征象。
2. CT（图 7-107）。
平扫可见鞍区圆形或类圆形的囊性肿瘤，其中含胆固醇多的 CT 值低，含钙质或蛋白质多的 CT 值高。肿瘤囊壁与实性部分可见钙化，囊壁钙化为蛋壳状，实体部分为点状、不规则或团块状钙化。一般不会出现脑水肿。增强扫描肿瘤实性部分呈均匀或不均匀强化，囊壁环形强化。

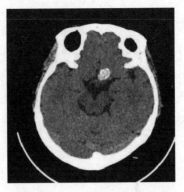

图 7−107　颅咽管瘤 CT

注：CT 平扫见左侧鞍上池区结节伴团块状钙化。

3. MRI。

颅咽管瘤的 MRI 表现变化多样。T_1WI 上可呈高信号、等信号、低信号和混杂信号，主要是因为病灶内的蛋白质、胆固醇、正铁红蛋白、钙化和骨小梁的含量不一，T_2WI 上多呈高信号。实性肿瘤 T_1WI 上呈等信号，T_2WI 和 FLAIR 上呈高信号。增强扫描肿瘤实质部分呈均匀或不均匀强化，囊性部分与 CT 强化相似，呈环形强化。

（五）诊断与鉴别诊断

儿童多见，有高颅压、视力视野障碍和内分泌紊乱等临床表现，影像学检查鞍区有钙化和囊变的肿块。CT 增强扫描可见实体部分均匀或不均匀强化，MRI 可见各种信号的鞍区占位。颅咽管瘤需与脑膜瘤、生殖细胞瘤、巨大动脉瘤、星形细胞瘤等相鉴别，囊性颅咽管瘤需与蛛网膜囊肿、皮样囊肿、表皮样囊肿、畸胎瘤等相鉴别。

八、听神经瘤

听神经瘤是成年人常见的后颅窝肿瘤，绝大多数为神经鞘瘤，属于良性脑外肿瘤，多为单侧发病。

（一）发病机制

听神经瘤多起源于听神经前庭支的神经鞘，起源于蜗神经者少见，部分可能有家族遗传病史。

（二）病理机制

肿瘤质地坚硬，呈圆形或椭圆形，有包膜。早期位于内耳道内，常伴有内耳道扩大。肿瘤长大后可退变或脂肪性变，易发生囊变。

（三）临床表现

主要临床表现为听神经、面神经和三叉神经受损症状，包括单侧耳鸣、听力减退及耳聋等。

（四）影像学表现

1. X线检查。

头颅平片常见内耳道扩大和邻近的骨质破坏，严重者可见骨缺损。

2. CT。

1）平扫可见桥小脑角区肿块，肿块位于岩骨后缘，以内耳道为中心，与岩骨相交成锐角。骨窗显示内耳道漏斗状扩大，可见骨质由于压迫而被吸收破坏。

2）增强扫描肿瘤明显强化。

3. MRI。

肿瘤在 T_1WI 上呈等、低信号，在 T_2WI 和 FLAIR 上呈高信号（图7-108）。可有囊变，囊变区 T_1WI 上呈低信号，T_2WI 上呈高信号，FLAIR 上呈低信号。少数情况下肿瘤内伴有出血。增强扫描肿瘤实质部分明显强化，囊变部分无强化。

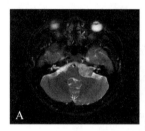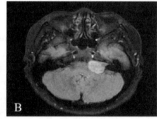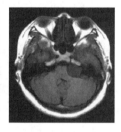

图7-108　听神经瘤 MRI

注：A，平扫 T_2WI 上呈稍高信号；B，FLAIR 上呈稍高信号；C，MRI 平扫 T_1WI 上呈稍低信号。

（五）诊断与鉴别诊断

听神经瘤有特殊发病位置和影像学表现，诊断不难。听神经瘤需与发生在桥小脑角区的脑膜瘤、胆脂瘤和三叉神经瘤等相鉴别。

九、脑转移瘤

脑转移瘤是较常见的颅内肿瘤，多由身体其他部位的肿瘤转移至脑内所致，在中老年人中较常见，主要分为血行转移和直接蔓延。血行转移多来自肺癌、乳腺癌、胃癌等，直接蔓延则多来自鼻咽、鼻窦、眼眶等地方的恶性肿瘤。

（一）发病机制

易发生脑转移的原发性肿瘤包括肺癌、乳腺癌、胃癌、结肠癌、肾癌等，转移部位多见于幕上。

（二）病理机制

肿瘤大体与正常脑组织分界清楚，中心常发生坏死、出血及囊变，少数肿瘤内可伴钙化。

（三）临床表现

主要临床表现有头痛、恶心、呕吐、共济失调、视神经盘水肿等。

（四）影像学表现

1. X线检查。
颅骨平片中可见侵及颅骨的溶骨性破坏征象。
2. CT。
1）平扫可见高、等、低或混杂密度的类圆形肿块，大多为多发病灶，其中小者为实性结节，大者中间多有坏死，呈不规则形。瘤周水肿明显，"小肿瘤大水肿"为特征性表现。
2）增强扫描有明显强化，强化方式根据不同原发性肿瘤会呈现不同强化类型，如结节状强化、环状强化等。
3. MRI。
1）平扫 T_1WI 上呈低信号，T_2WI 和 FLAIR 上呈高信号，瘤周水肿明显。
2）增强扫描肿瘤明显强化，强化类型多种多样，包括结节状强化、环状强化或花环状强化等（图 7-109）。

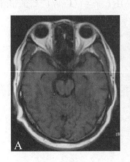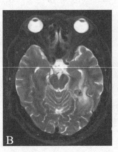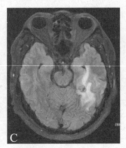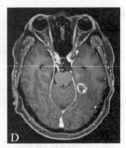

图 7-109　脑转移瘤 MRI

注：A，T_1WI 左侧海马区稍低信号结节；B，T_2WI 上呈低、稍低信号，周围大片水肿；C，FLAIR 上呈等、低信号；D，增强扫描环形强化。

（五）诊断与鉴别诊断

有原发性恶性肿瘤病史，颅内可见多发性病灶，多位于皮髓质交界处，瘤周水肿明显，增强扫描有均匀或环状强化。脑转移瘤需与淋巴瘤、多发结核球、多中心性胶质瘤等相鉴别。

第七节　乳腺疾病

一、乳腺纤维腺瘤

乳腺纤维腺瘤（Fibroadenoma）是常见的乳腺良性肿瘤，40 岁以下女性好发，单侧或双侧均可发病，常单发或多发，15％为多发。乳腺 X 线检查、超声检查是乳腺纤维腺瘤的常用影像学检查方法，而 MRI 有助于进一步确诊和鉴别诊断。

（一）发病机制

乳腺纤维腺瘤与乳腺组织对雌激素的反应过强有关。乳腺纤维腺瘤起源于终末导管小叶单位，伴有上皮和间质增生。

（二）病理机制

病理学上，乳腺纤维腺瘤是由纤维组织和腺管增生共同形成的良性肿瘤。组织学上主要成分为纤维组织，也可表现为腺上皮组织，大多数纤维腺瘤以纤维组织增生为主要病理改变。

（三）临床表现

患者一般无明显症状，常为偶然发现的乳腺肿块，少数可伴有阵发性或偶发性轻度疼痛。触诊时可扪及类圆形肿块，表面光滑，边界清楚，活动度好，质韧，与皮肤无粘连。

（四）影像学表现

1. X 线检查。

乳腺纤维腺瘤通常表现为圆形或卵圆形肿块，也可呈分叶状，边缘清晰、光滑，密度类似或稍高于正常腺体，肿块周围可见"晕圈征"（图 7－110），为肿瘤推挤周围脂肪组织所致。部分乳腺纤维腺瘤在 X 线片上可见钙化，钙化通常位于肿块边缘或肿块内，呈蛋壳状、粗颗粒状、树枝状或"爆米花"样（图 7－111），钙化可逐渐融合成大块状或骨化，占据肿块的大部分，甚至肿块全部钙化。乳腺纤维腺瘤的 X 线检出率与腺体类型、肿瘤部位、病理特征、大小、钙化情况有关。在致密型乳腺中，由于乳腺纤维腺瘤的密度接近于正常腺体组织，病灶不易显示出来，此时需进一步结合超声检查或 MRI；而在脂肪型乳腺中，由于腺体组织较少，因此 X 线检查对于乳腺纤维腺瘤的检出率非常高。

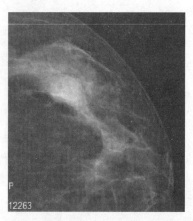

图 7−110　左乳稍高密度肿块及周围"晕圈征"

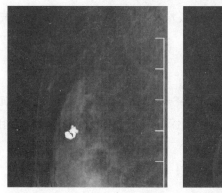 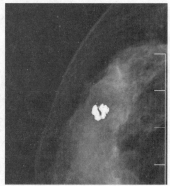

图 7−111　右乳纤维腺瘤"爆米花"样钙化

乳腺腺体四种分型见图 7−112。

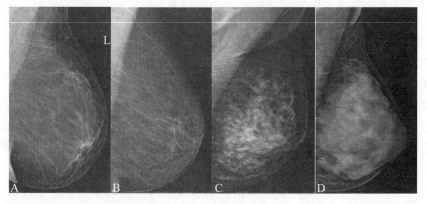

图 7−112　乳腺腺体四种分型

注：A、B、C、D 分别为乳腺腺体四种分型，即脂肪型、散在纤维腺体型、不均匀致密腺体型、极度致密腺体型。

2. MRI。

乳腺纤维腺瘤的 MRI 表现与其组织成分有关。在 T_1WI 平扫上，肿瘤常表现为低或中等信号，呈圆形或卵圆形，边界清晰。在 T_2WI 上，因肿瘤内细胞、纤维成分及含水量不同而呈现不同信号改变，纤维成分含量较多的纤维性纤维腺瘤（Fibrous Fibroadenoma）通常呈低信号，而水及细胞含量较多的黏液性及腺性纤维腺瘤（Myxoid and Glandular Fibroadenoma）则表现为高信号。部分纤维腺瘤内可出现由胶原纤维形成的分隔，在 T_2WI 上表现为低或中等信号，为纤维腺瘤较特征性的表现。MRI 对于乳腺钙化的识别缺乏灵敏度。一般情况下，年轻女性纤维腺瘤内细胞成分含量较多，而中老年女性纤维腺瘤则以纤维成分为主。DWI 序列上，乳腺纤维腺瘤的 ADC 值通常较高。动态增强扫描乳腺纤维腺瘤多表现为缓慢、渐进性的均匀强化，或由中心向四周扩散的离心样强化（图 7-113），少数肿块可呈快速显著强化，强化方式较难与乳腺癌相鉴别，因此除强化程度、时间-信号强度曲线类型外，还需结合病灶形态及其他序列的影像学表现综合评估诊断，避免误诊。

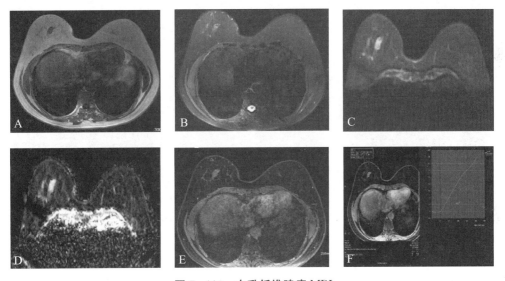

图 7-113　右乳纤维腺瘤 MRI

注：A，平扫 T_1WI 上呈低信号；B，平扫 T_2WI 上呈稍高信号；C、D，DWI 和 ADC 上呈高信号；E，增强扫描较均匀强化；F，动态增强曲线呈流入型。

（五）诊断与鉴别诊断

乳腺纤维腺瘤的诊断要点：患者多为 40 岁以下的年轻女性，常为偶然发现，无明显自觉症状；X 线片上主要表现为类圆形肿块，密度较均匀，与正常腺体组织密度接近，边缘光滑、锐利，可伴分叶，部分可伴有粗颗粒状钙化；部分乳腺纤维腺瘤在 T_2WI 序列上可见低或中等信号的分隔样改变；MRI 增强扫描大多数乳腺纤维腺瘤表现为缓慢、渐进性的均匀强化或由中心向四周扩散的离心样强化。

乳腺纤维腺瘤需与常见的乳腺癌相鉴别。乳腺癌患者年龄多在 40 岁以上，常有相应的临床症状；X 线片上乳腺癌通常密度较高，形态不规则，边缘毛糙，可伴有毛刺，可出现细小钙化灶；MRI 动态增强扫描乳腺癌早期明显快速强化，动态增强曲线呈流出型，强化方式通常由边缘向中心强化，即向心样强化；DWI 上大多数乳腺癌 ADC 值较低。

二、乳腺癌

乳腺癌（Breast Carcinoma）占乳腺恶性肿瘤的 98％。乳腺癌的早筛、早诊、早治对于疾病的预后至关重要。

（一）发病机制

乳腺癌好发于 40～60 岁的绝经期前后妇女，男性乳腺癌偶有发生。肿瘤广泛浸润时整个乳腺质地坚硬、活动度差，腋窝及锁骨上可扪及肿大的淋巴结。

（二）分类

病理学上乳腺癌通常分为三类：非浸润性癌、浸润性非特殊型癌、浸润性特殊型癌。

（三）临床表现

临床表现通常为乳房肿块，伴或不伴疼痛，也可有乳头内陷、乳头溢血等表现。

（四）影像学表现

乳腺癌常用的影像学检查方法包括 X 线和超声检查，其中 X 线检查对于钙化的灵敏度非常高，尤其是细小钙化灶，而部分乳腺癌仅表现为恶性钙化。MRI 通常用于对病变的进一步诊断和鉴别、术前分期和临床治疗方案的选择，是 X 线检查和超声检查的重要补充检查方式。

1. X 线检查。

乳腺癌的影像学表现包括肿块、钙化、结构扭曲、不对称致密影等，肿块、结构扭曲和不对称致密影亦可同时伴钙化。

肿块是乳腺癌常见的 X 线征象。X 线检查对肿块的检出率与乳腺腺体类型和肿瘤病理类型有关，在脂肪型乳腺中 X 线检查对病灶的检出率最高。对致密型乳腺，X 线检查对小病灶的检出率随着乳腺腺体致密程度的上升而下降。肿块的边缘多呈分叶状或不规则形，可伴有毛刺，毛刺的形态多样，可为较短小的尖角状突起或呈粗长触须状、细长状、火焰状、蟹足状、不规则形等。大多数乳腺癌呈高密度或等密度，极少数可呈低密度。肿块内可伴或不伴细小钙化灶（图 7－114）。肿块的大小对病灶良、恶性的鉴别并无意义，但当临床扪及的肿块大于 X 线检查所示时，则恶性可能性较大。

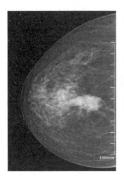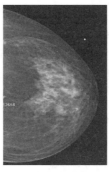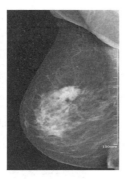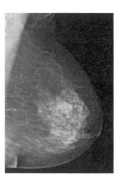

图 7-114 右乳肿块伴钙化

钙化是乳腺癌常见的 X 线征象。乳腺癌钙化多呈细小多形性钙化、细线样或细分支状（图 7-115），大小不等，密度不均匀。钙化常呈团簇状、线样或段样分布，沿导管分布走行（图 7-116）。钙化可单独存在，也可位于肿块内。钙化的形态和分布是鉴别良、恶性病变的重要依据，大多数导管原位癌是乳腺 X 线检查发现特征性钙化进行诊断，而临床触诊不到肿块。

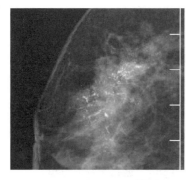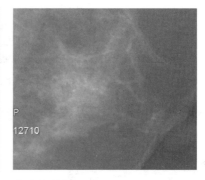

图 7-115 乳腺癌钙化

注：A，右乳细线样、细分支状钙化；B，左乳细小多形性钙化。

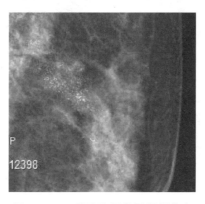

图 7-116 乳腺癌钙化呈段样分布

部分乳腺癌也可表现为结构扭曲和不对称致密影，不对称致密影包括局限性不对称和进行性不对称，可伴或不伴钙化。结构扭曲指乳腺实质变形失常而未见明显肿块影，也可以是肿块、不对称致密影或钙化的一种伴随征象，如果没有局部的手术和外伤史，结构扭曲应考虑可疑恶性或放射状瘢痕，建议进一步活检（图7-117）。局灶性不对称指在两个投照位置均显示且表现相仿，可能代表的是1个正常的腺体岛，尤其是含有脂肪时，但在缺乏特征性的良性征象时，往往需要进一步检查。约15%的进展性不对称被证实是恶性的。除非有特征性的良性改变，进展性不对称一般都需要进一步的影像学评估和活检。不对称致密影或局限性不对称致密影可见于乳腺癌，也可见于某些良性病变，如慢性炎症、脂肪坏死、手术后瘢痕、放疗后改变等，应注意鉴别。

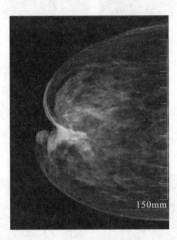

图7-117　右乳结构扭曲伴乳头内陷

乳腺癌的伴随征象还包括"导管征"、血供增加、皮肤增厚和局限凹陷、乳头内陷（图7-118）和淋巴结肿大（图7-119）等。这些征象可单独出现，也可伴随出现。

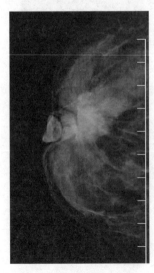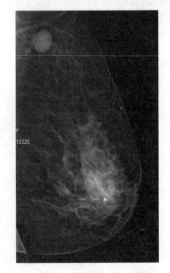

图7-118　右乳头内陷　　　　图7-119　左侧腋下淋巴结肿大

2. MRI。

乳腺癌在平扫T₁WI上大多表现为低信号，当病变周围有高信号的脂肪组织围绕时，则病灶边界清楚；若病变周围腺体组织与之信号强度接近，则边界不清楚。肿块形态通常不规则，呈星芒状或蟹足样，边缘可见毛刺。在 T_2WI 序列上，肿块信号通常不均匀，与肿瘤内部成分有关，胶原纤维含量越高信号强度越低，细胞和水含量越高则信号强度越高。

动态增强扫描是乳腺癌诊断和鉴别诊断的重要检查方法，不仅可使病灶显示更加清晰，还可发现平扫上未能检出的肿瘤。动态增强扫描中，乳腺癌呈早期明显快速强化，延迟期强化下降，时间－信号强度曲线呈流出型（图 7－120）。肿块型病变的乳腺癌通常呈不均匀强化或不规则的环形强化，部分病灶强化方式呈向心样强化，即由边缘强化向中心渗透。非肿块型病变的乳腺癌可表现为沿导管走行的线样或段样强化，可出现分支，尤其是导管原位癌。病灶内呈集群卵石样强化和簇状小环样强化也是乳腺癌的表现。对于 X 线检查表现为钙化型的乳腺癌，尽管 MRI 不能直接显示微小钙化，但可显示肿瘤组织的情况，根据其形态学、内部信号特征、强化特点等也能做出正确诊断。在 DWI 序列上，乳腺癌多呈高信号，ADC 值较低。在 MRS 序列上，部分乳腺癌于 3.2ppm 处可出现胆碱峰。

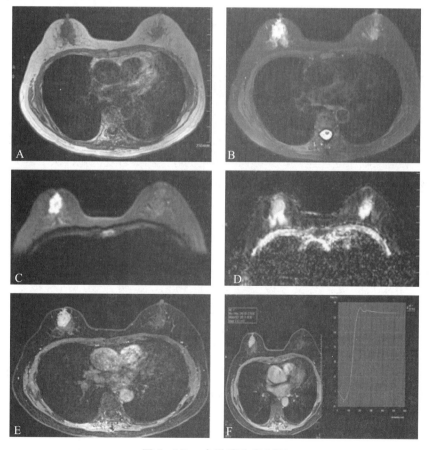

图 7－120　右乳乳腺癌 MRI

注：A，平扫 T_1WI 上呈低信号，形态不规则；B，T_2WI 上呈高信号；C、D，DWI 上呈高信号，ADC 上呈稍低信号；E、F，增强扫描肿瘤呈不均匀强化，动态增强曲线呈流出型。

由于 MRI 对比剂 Gd—DTPA 对乳腺肿瘤并无生物学特异性，其强化方式并不取决于病变的良、恶性，而与微血管的数量及分布有关，因此，乳腺良、恶性病变在强化方式上存在一定的重叠，某些良性病变也可表现为类似恶性肿瘤的强化方式，反之亦然，因此诊断时除评价病灶增强扫描后血流动力学表现外，还需结合形态学、DWI 和 MRS 等多个序列进行综合考虑。

（五）诊断与鉴别诊断

乳腺癌的诊断要点：患者多为 40～60 岁的妇女，有相应的临床症状；X 线片上，肿块形态不规则，边缘不光滑，常伴有小分叶或毛刺，钙化多为细小多形性、细线样或细分支状钙化，大小不等，密度不均匀，钙化常呈团簇状、线样或段样分布，沿导管分布走行；MRI 动态增强扫描病灶呈早期快速明显强化随后快速减低，DWI 上大多数乳腺癌 ADC 值较低。

乳腺癌需与乳腺纤维腺瘤相鉴别。乳腺纤维腺瘤常见于 40 岁以下的年轻女性，通常无明显症状，多为偶然发现；影像学表现为类圆形肿块，边缘光滑、锐利且接近正常腺体密度，部分可见粗颗粒状钙化；MRI 增强扫描大多数乳腺纤维腺瘤表现为缓慢渐进性均匀强化或由中心向周围扩散的离心样强化，DWI 上 ADC 值较高。

三、乳腺 X 线摄影 ACR BI—RADS 评价（2013 版）

为规范和统一乳腺影像学报告，美国放射学院（American College of Radiology，ACR）通过长期的筛查性 X 线检查总结经验并制定了乳腺影像报告与数据系统（BI—RADS），统一了影像学表现的术语和定义，最终根据病变可疑性提出了 0～6 类评估分类，明确给出了相应的临床处理建议，为影像学数据的收集和报告规范化提供了巨大的帮助。

1. BI—RADS 0 类：需要召回补充其他影像学检查，进一步评估或与旧片对比。常用于普查，作为最终诊断仅用于需要对比旧片的情况。推荐的其他影像学检查包括放大摄影、局部加压摄影、特殊投照体位和超声检查等。

2. BI—RADS 1 类：阴性，无任何异常发现。乳腺形态对称，未发现肿块、结构扭曲及可疑钙化。恶性的可能性为 0。

3. BI—RADS 2 类：有良性改变，如皮肤钙化、金属异物（活检或术后的金属夹）、含脂肪的病变（脂肪瘤、积乳囊肿及混合密度的错构瘤）、钙化的纤维腺瘤等。乳内淋巴结、血管壁钙化、植入的假体及手术部位的结构扭曲等都归为此类，无恶性的 X 线征象。恶性的可能性为 0。

4. BI—RADS 3 类：几乎可以确定的良性病变，良性可能性很高，放射科医生期望此病变在短期（小于 1 年，一般为 6 个月）随访中稳定或缩小以证实先前的判断。这类病变的恶性可能性为 0～2%，包括未扪及的边界清楚的无钙化的肿块以及局灶性不对称、孤立集群分布的点状钙化。

对以上 3 类病变的常规处理方法：短期 X 线随访（一般为 6 个月），6 个月后再随访，此后 12 个月乃至 2 年以上，如连续 2～3 年保持稳定则可将原先的分类由 3 类（可能良性）改为 2 类（良性）。如果短期随访后病灶缩小或消失，可以直接改为 2 类或 1

类，随后常规随访。

5. BI-RADS 4 类：需要进行组织病理学诊断的影像学发现，恶性可能性为 2%～95%，可再细分。

1）4A 类：恶性的可能性为 2%～10%，活检或细胞学检查为良性的结果可能性大，建议常规随访或 6 个月后随访。此类病变包括可扪及的、部分边缘清楚的实性肿块，如超声检查提示的纤维腺瘤、可扪及的复杂囊肿或可疑脓肿。

2）4B 类：恶性的可能性为 10%～50%，需要将病理学检查结果与影像学表现严格对照，良性病变的判定取决于影像学与病理学检查的一致性。如果病理学检查结果与影像学表现符合，且病理学检查结果为典型的良性病变，如脂肪坏死、纤维腺瘤、肉芽肿性病变等，则可随访观察；若病理学检查结果为乳头状瘤、不典型增生等，则需要进一步切除活检。

3）4C 类：恶性可能性为 50%～95%，恶性可能性更高，但还未达到 5 类的影像学诊断标准。此类病变包括边界不清、形态不规则的实性肿块或新出现的细线样钙化。此类病变通常是恶性的，如病理学检查结果为良性，则需要与病理科协商并进一步分析。

6. BI-RADS 5 类：恶性可能性≥95%，高度怀疑或几乎肯定的恶性病变，临床应采取适当措施。这一类病变常表现为形态不规则、呈星芒状边缘的高密度肿块，细小线样和分支状钙化，不规则星芒状肿块伴多形性钙化。

7. BI-RADS 6 类：活检证实为恶性的病灶，临床应采取积极的治疗措施。用来描述活检证实为恶性的影像学评估，主要是评估活检后的影像学改变，或监测术前治疗的影像学改变。根据 BI-RADS 的描述，BI-RADS 6 类不适合用来对恶性病灶完全切除（肿块切除术）后的随访。手术后没有肿瘤残留不需要再切的病例，其最终的评估应该是 BI-RADS 3 类（可能良性）或 2 类（良性）。与活检不在一个区域的可疑恶性病变应单独评估。其最终的评估应该是 BI-RADS 4 类（可疑恶性）或 5 类（高度提示恶性），建议活检或手术干预。

BI-RADS 评估见表 7-8。

表 7-8 BI-RADS 评估

分类	处理意见	恶性可能性
0 类：不完整，需要进一步的影像学评估或与既往检查对比	进一步影像学评估或与既往检查对比	N/A
1 类：阴性	常规乳腺 X 线摄影筛查	恶性可能性几乎为 0
2 类：良性	常规乳腺 X 线摄影筛查	恶性可能性几乎为 0
3 类：良性可能性大	短期随访（6 个月一次）或继续乳腺 X 线摄影监测	恶性可能性 0～2%
4 类：可疑 4A 类：低度可疑恶性 4B 类：中度可疑恶性 4C 类：高度可疑恶性	组织病理学诊断	恶性可能性 2%～95% 恶性可能性 2%～10% 恶性可能性 10%～50% 恶性可能性 50%～95%
5 类：恶性可能性大	组织病理学诊断	恶性可能性≥95%
6 类：活检证实的恶性	临床可行时外科手术切除	N/A

第八章 危急值疾病的识别

第一节 中枢神经系统疾病

一、脑梗死

脑梗死是一种缺血性脑血管疾病，其发病率在脑血管疾病中占首位，包括脑动脉闭塞性脑梗死和腔隙性脑梗死。

（一）病理改变

1. 超急性期脑梗死：发病 6 小时以内。大体病理改变一般不显著。在发病 1 小时内电子显微镜可观察到神经细胞内线粒体肿胀，形成神经细胞内微空泡。数小时后光镜嗜伊红染色可观察到神经细胞胞质染色逐渐加深、尼氏体消失，核固缩、核仁消失。

2. 急性期脑梗死：发病 6～72 小时。梗死区脑沟变窄，脑实质肿胀，脑回扁平，灰白质分界模糊，形成局限性脑水肿，水肿在 24～48 小时内逐渐达到高峰，即由最开始的细胞毒性水肿变成血管源性水肿。显微镜下较早时期的急性期脑梗死与超急性期脑梗死十分相似，较晚阶段的急性期脑梗死，神经细胞髓鞘脱失，基本完成急性坏死的过程。

3. 亚急性期脑梗死：发病 3～10 天。坏死组织开始吸收，启动修复过程，梗死灶逐渐从周边蔓延到中心。表现为坏死区小胶质细胞增生并吞噬掉坏死组织，此时星形胶质细胞增生活跃，内皮细胞增生形成新的毛细血管。梗死灶范围较广时，不能完全清除掉坏死组织，即中心凝固性坏死灶可长时间存在。

4. 慢性期脑梗死：从发病后第 11 天起，可延续数月乃至数年。脑梗死所造成的脑组织损伤是不可逆的。梗死的脑组织慢慢液化并被清除，最后可能只形成囊腔，周围是胶质细胞增生形成的胶质瘢痕，邻近脑沟、脑室以及脑池增大，皮质缩小。部分小的梗死灶可能只有胶质瘢痕而没有囊腔，之后慢慢缩小、消失。脑梗死灶范围较大时中心凝固性坏死灶可长时间存在，一般难以全部消除。极少部分患者可表现为梗死区营养不良性钙化。慢性脑梗死的标志是局灶性脑萎缩和囊变。

5. 腔隙性脑梗死：腔隙性脑梗死可表现为脑深部实质的小空腔病灶，既往认为可能是以下三种情况导致：①小出血灶，即腔隙性脑出血；②小梗死灶，即腔隙性脑梗死；③血管周围间隙扩大。除此之外，脑室小憩室和脑深部小囊肿等也可表现为小空腔。目前腔隙性脑梗死的定义为小的穿通动脉梗死或者自身疾病等原因导致脑深部小穿通动脉供血区域小的缺血性梗死，其中造成动脉阻塞最常见的原因是穿通动脉自身的动脉硬化，可能伴血栓形成。

（二）临床表现

多见于中老年人，男女发病率相似。患者通常有头晕、头痛等未引起重视的前驱症状，部分患者有高血压动脉硬化和短暂性脑缺血发作病史。患者一般在睡眠或休息的时候发病，临床表现为失语、肢体偏瘫，但生命体征改变不严重。

（三）影像学表现

脑梗死首选的影像学检查是 CT，但是部分早期病灶可能被漏诊。CT 灌注成像有利于超急性期脑梗死、急性期脑梗死的诊断、治疗方案选择和预后评估。CTA 用于检查椎−基底动脉系统和颈动脉系统的血管异常，但小分支异常难以显示。超急性期脑梗死首选的影像学检查方法是 MRA、DWI、PWI，不仅可以判断是否存在可恢复性脑缺血组织，还可以观察椎−基底动脉系统和颈动脉系统的血管异常。MRS 也是有效的检查方法，但 MRI 对于早期出血灶不灵敏。

1. 超急性期脑梗死：常规 CT 和 MRI 可无阳性发现。CT 和 MRI 灌注成像显示低灌注状态，DWI 呈高信号。

2. 急性期脑梗死：CT 可出现脑实质密度减低、局部脑实质肿胀以及动脉致密征。MRI 上 T_1WI 呈低信号，T_2WI 呈高信号，DWI 呈高信号。

3. 亚急性期脑梗死（图 8−1）：常规 CT、MRI 表现和急性期表现相同，梗死区 PWI 显示为低灌注，DWI 显示为低信号。

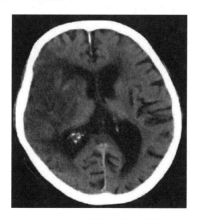

图 8−1　亚急性期脑梗死

4. 慢性期脑梗死：与脑脊液密度相似，CT 呈低密度；MRI 上 T_1WI 呈低信号，T_2WI 呈高信号，DWI 呈低信号，FLAIR 呈低信号，周边胶质增生带呈高信号（图 8−2）。

脑梗死占位效应开始时不明显，4～7 天达到高峰，之后逐渐消失。

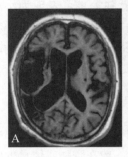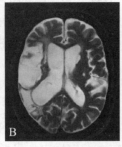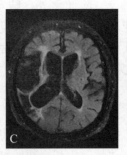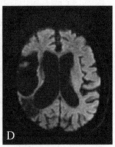

图 8-2　慢性期脑梗死

注：A，T_1WI 右侧额颞顶岛叶片状低信号影，边界清楚；B，T_2WI 呈高信号；C、D，FLAIR 和 DWI 呈低信号，边缘胶质增生呈高信号。

5. 腔隙性脑梗死：影像学表现与慢性期脑梗死相似，病灶直径多为 5～15mm，通常没有占位效应。

（四）诊断与鉴别诊断

缺血性脑梗死的典型表现为 CT 呈低密度，MRI 呈长 T_1 长 T_2 信号，与某一血管供应区相同，呈扇形或楔形，同时累及皮髓质，增强扫描表现为脑回状强化。急性期 CT 征象不明显或不典型，应注意结合临床并做 MRI 检查或近期内复查。在梗死后第 2～3 周内 CT 平扫可无异常发现，此时应做 CT 增强检查，大多数病例表现为脑回状强化而明确诊断。MRI 诊断脑梗死比 CT 灵敏，显示小脑、脑干的梗死也优于 CT。脑血管造影检查一般不作为常规检查方法，仅用于拟行溶栓治疗的病例。

脑梗死在 CT 或 MRI 上表现不典型时应注意和胶质瘤、转移瘤、脑脓肿及脑脱髓鞘病变等相鉴别。脑肿瘤占位效应常比脑梗死明显，胶质瘤多表现为不规则强化，转移瘤常表现环形或均匀强化，均与脑梗死不同，个别病例鉴别困难时应结合临床表现或动态观察。脑脓肿常表现为规则的环形强化，鉴别较容易。脑脱髓鞘病变的病灶多位于侧脑室周围，形态常不规则，表现为不规则斑片状强化或无强化，结合临床常能鉴别。

二、脑出血

脑出血是指原发于脑实质内的非创伤性出血，绝大多数是高血压导致小动脉硬化，使血管破裂引起，故也称高血压性脑出血，男女发病率相似，是中老年人常见的急性脑血管疾病。

（一）病理改变

1. 超急性期（≤6 小时）：出血区内红细胞完整，主要含氧合血红蛋白，一般在出血 3 小时后出现灶周水肿。

2. 急性期（7～72 小时）：血肿凝成血块，红细胞出现脱水、萎缩，形成棘状红细胞，氧合血红蛋白逐步转变为去氧血红蛋白，病灶周围水肿，出现明显的占位效应。

3. 亚急性期。

1）亚急性早期（3～6 天）：红细胞内的去氧血红蛋白转变为高铁血红蛋白，灶周水肿、占位效应仍存在。

2）亚急性晚期（1～2 周）：红细胞皱缩、溶解，并将高铁血红蛋白释放到细胞外，灶周水肿、占位效应减轻。血肿以及血管周围出现炎性反应，并且出现巨噬细胞沉积。

4. 慢性期（2 周后）。

1）慢性期早期：血肿周围水肿带消失，炎性反应开始消退。血管增生、血块缩小，病灶周围的反应性星形细胞、巨噬细胞和细胞外高铁血红蛋白增多，巨噬细胞里面有含铁血黄素和铁蛋白。

2）慢性期晚期：血肿退变期，边缘有致密的胶原包膜，包含血管纤维基质、新生毛细血管、含铁血黄素以及蛋白质等。

（二）临床表现

大多数患者有头痛、高血压病史。起病突然，多发生在白天精神紧张或体力劳动时，患者感剧烈头痛、头晕，继之恶心、呕吐，并逐渐出现一侧肢体无力、意识障碍。血压明显升高，脑膜刺激征阳性。

（三）影像学表现

CT 是脑出血的主要检查手段，尤其在超急性期和急性期。MRI 一般不用于检查超急性期和急性期脑出血，原因是该期患者多不能耐受较长时间的检查，且 MRI 也较难显示该期病灶。但 MRI 显示后颅窝，尤其是脑干的血肿较好。目前一般不用血管造影诊断脑出血。

1. CT。

1）超急性期和急性期。

（1）典型表现：脑内圆形、不规则形或线形的高密度灶，CT 值 50～80HU。血肿可破入脑室或蛛网膜下腔，破入脑室量多时脑室可呈铸型。病灶周围水肿轻，血肿范围广者可出现占位效应。一般超急性期和急性期不做增强检查，即便做增强检查，病灶也没有强化。

脑出血 CT 见图 8-3。

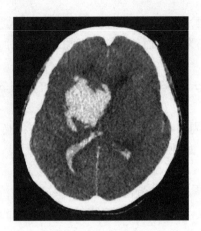

图 8-3　脑出血 CT

注：CT 平扫示右侧基底节区不规则片团状高密度影，血肿破入脑室系统，侧脑室受压。

（2）不典型表现：血肿呈等密度，患者常有血小板功能不全、凝血功能异常、血红蛋白水平下降、溶血反应、过多的纤维蛋白溶解反应、血块不收缩等；血肿里有液平面，主要出现在凝血功能异常的患者；血肿密度普遍降低伴有液平面，出现在有溶栓治疗的患者。灶周水肿极明显，可见于脑梗死后的出血患者。

2）亚急性期：血肿呈等密度，密度逐渐降低，可出现下列征象。

（1）融冰征象：血肿周边吸收，中心仍为高密度区。

（2）灶周水肿和占位效应逐步减轻。

（3）部分患者出现脑积水。

（4）增强扫描，病灶表现为梭形或者环形强化，中心部分血肿未吸收时，可表现为"靶征"。

3）慢性期：病灶呈圆形、类圆形或裂隙状低密度。

2. MRI。

MRI 在显示出血、判断出血时间和原因等方面有着独特的优势。MRI 信号能够反映氧合血红蛋白→去氧血红蛋白→高铁血红蛋白→含铁血黄素的演变规律。

1）超急性期：在初始阶段，血肿内容物类似血液，为蛋白溶液。用中高场强磁共振设备成像时，在 T_1WI 上呈等信号；而使用低场强磁共振设备时，在 T_1WI 上可能表现为高信号，原因可能与低场强磁共振设备作用于蛋白质的灵敏度有关。由于氧合血红蛋白具有抗磁作用，因此血肿在 T_2WI 上呈等信号、高信号或者不均匀信号。在出血 3 小时后可出现灶周水肿，占位效应较轻。

2）急性期：红细胞细胞膜完整，去氧血红蛋白造成局部磁场不均匀，由于磁敏感效应加快了质子失相位，T_2 显著缩短，但对 T_1 影响较小，血肿在 T_1WI 上呈略低或等信号，在 T_2WI 上呈低信号。灶周出现血管源性水肿，占位效应明显。

3）亚急性期。

（1）亚急性早期：红细胞内的高铁血红蛋白造成 T_1、T_2 缩短。血肿中心在 T_1WI 上仍呈等信号，外周呈高信号，且高信号逐渐向中心扩展；在 PWI 和 T_2WI 上呈低信号。

（2）亚急性晚期：血肿出现溶血，高铁血红蛋白沉积在细胞外，T_1 缩短，T_2 延长。血肿在 T_1WI 和 T_2WI 上都呈高信号。灶周水肿和占位效应逐渐减轻。

4）慢性期。

（1）慢性期早期：血肿在 T_1WI 和 T_2WI 上都呈高信号。病灶周围含铁血黄素环造成 T_2 缩短，在 T_2WI 上呈低信号，在 T_1WI 上呈等信号。灶周水肿和占位效应消失。

（2）慢性期晚期：典型者形成类似囊肿的 T_1WI 低信号、T_2WI 高信号灶，但周围仍可见低信号的含铁血黄素环。

总之，MRI 表现与出血的时相关系密切。

（四）诊断与鉴别诊断

高血压性脑出血主要发生在 50 岁以上的高血压患者，常因情绪激动、过度体力以及脑力劳动等造成血压突然升高，导致已病变的脑血管微小动脉瘤破裂出血并有神志改变。CT 表现为高密度，MRI 信号随血肿演变而多变，有其好发部位，结合临床症状较好诊断。

CT 是脑出血的主要检查手段，尤其在超急性期和急性期，显示直观，诊断准确率高。但吸收期血肿需与脑梗死、胶质瘤及脑脓肿等相鉴别，囊变期血肿和脑梗死后遗症鉴别比较困难。MRI 对亚急性期及慢性期血肿的鉴别有价值，主要是因为其特异性信号的改变。

与高血压性脑出血具有相似演变规律的主要有外伤性脑内血肿、动静脉畸形破裂形成的脑内血肿以及动脉瘤，除外伤史外，最有利的鉴别点是血肿的位置。外伤性脑出血常与外伤着力点有关，且位置较浅；MRI 检查动脉瘤显示流空效应，且颅内血管瘤破裂常可见蛛网膜下腔出血；动静脉畸形则表现为蜂窝状或蚯蚓状异常血管团，血管造影和 MRA 常可显示其引流静脉和增粗的供血动脉。

三、颅内动脉瘤

颅内动脉瘤是指颅内动脉的局灶性异常扩大，发病率约为 0.9%，可发生于任何年龄，但 20 岁以下和 70 岁以上少见，约 1/3 在 20~40 岁发病，半数以上于 40 岁以后发病。女性略多于男性。约一半以上的自发性蛛网膜下腔出血是由动脉瘤破裂所致。

（一）发病机制

动脉瘤破裂出血与其大小相关，小于 5mm 的动脉瘤较少破裂，但对此存在争议，有人主张 6mm 以下的动脉瘤都应该干预治疗。8mm 以上的动脉瘤破裂更常见。

（二）临床表现

中年人发病多见，临床可无症状或仅有头痛。动脉瘤破裂一般有 3 种临床表现，在用力、激动等情况下，血压升高而发病，呈剧烈头痛后马上昏迷；剧烈头痛、恶心和呕吐，过一段时间后好转或昏迷；极少患者无头痛等先兆，仅有意识障碍。动脉瘤还可引起神经压迫症状，这与其所在部位有关，如后交通动脉瘤可压迫动眼神经而引起动眼神经麻痹。

（三）影像学表现

DSA 仍然是诊断动脉瘤的"金标准"。MRA 可显示 3～5mm 的动脉瘤，尤其是 5mm 以上的动脉瘤显示较好，3D TOF 常用于筛选 Willis 环的动脉瘤。CTA 可发现约 2mm 的动脉瘤，且可较好地显示动脉瘤瘤颈，对于 5mm 以上的动脉瘤显示更佳。

1. CT。

1）动脉瘤表现与瘤腔内有无血栓有关。

（1）无血栓的动脉瘤：较小时平扫可以无阳性发现。较大时，平扫呈圆形高密度区，增强扫描呈明显均匀强化。CTA 显示瘤体与动脉相连。

（2）动脉瘤伴部分血栓形成：呈圆球形阴影，中心或偏心性高密度，中间为等密度，周围为高密度边，分别代表动脉瘤内腔、动脉瘤血栓及动脉瘤外层纤维囊壁。增强扫描中心和囊壁明显增强，称为"靶征"。

（3）动脉瘤内完全被血栓充满：平扫呈等密度影，注射对比剂后仅出现囊壁强化。

2）巨大的动脉瘤可出现占位效应，如脑室受压、移位等，但动脉瘤周围均无水肿。

3）除薄壁动脉瘤外，有时瘤壁可见弧线状钙化影。

4）动脉瘤破裂后，CT 多不能显示瘤体，但可出现出血、水肿及脑积水，甚至脑疝等，其中以出血最为多见，常造成蛛网膜下腔出血，也可形成脑内血肿或破入脑室。

2. MRI。

无血栓者，在 T_1WI 和 T_2WI 上均呈圆形或椭圆形、梭形无信号区，边界清楚、锐利，有时可见载瘤动脉；有血栓者，在 T_1WI 和 T_2WI 上均呈混杂信号；增强扫描动脉瘤明显均匀强化，强化程度与邻近血管一致（图 8-4）。

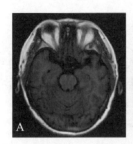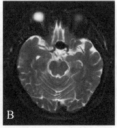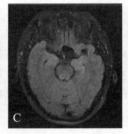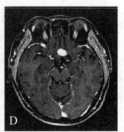

图 8-4　动脉瘤 MRI

注：A、B、C，T_1WI、T_2WI 及 FLAIR 上鞍上池前方偏左侧低信号结节，边界清楚；D，增强扫描明显强化，强化程度与邻近血管一致。

3. DSA。

可明确显示动脉瘤的部位、大小、形态、数目及与载瘤动脉的关系。动脉瘤表现为梭形或囊状，可有蒂与动脉干相连。出血或血肿形成时，动脉瘤轮廓模糊，邻近血管可发生痉挛和移位。但入口过窄或腔内有血栓时可不显影，这时表现为假阴性。

（四）诊断与鉴别诊断

根据病变位置、CT 或 MRI 特征性表现可做出动脉瘤的诊断，尤其是 CTA 具有较高的灵敏度和特异度。鞍区附近的动脉瘤有时需与鞍区肿瘤如垂体瘤、颅咽管瘤和脑膜瘤相鉴别，根据增强扫描前后影像学表现并结合临床，常能鉴别。脑血管造影是诊断颅内动脉瘤最可靠的检查方法，总体上优于 CT 及 MRI，但对于完全血栓化的动脉瘤脑血管造影不能显示，而 CT 和 MRI 则可显示。

四、硬膜下血肿

硬脑膜与蛛网膜之间积聚的血肿称为硬膜下血肿，占全部颅内血肿的 $50\%\sim60\%$，占颅脑损伤的 $5\%\sim6\%$。其根据血肿形成的时间可分为三类：急性硬膜下血肿、亚急性硬膜下血肿、慢性硬膜下血肿。

（一）发病机制

硬膜下血肿多由对冲伤引起，常为单侧性，双侧硬膜下血肿以小儿多见。受伤后，着力点对侧在暴力冲击下引起皮层桥静脉撕裂、出血，形成硬膜下血肿。因为蛛网膜无张力，血肿范围较广，形状多呈新月形。

（二）临床表现

1/3 的患者可伴有骨折，但骨折部位与血肿部位关系不如硬膜外血肿密切。患者多有昏迷、单侧瞳孔散大和其他脑压迫症状，其中昏迷可逐渐加深或清醒后再昏迷。严重者可并发脑疝。腰穿可见血性脑脊液。

（三）影像学表现

CT 是首选的影像学检查方法，MRI 对少量、亚急性和慢性硬膜下血肿有较好的诊断价值。

1. CT。

1）急性期血肿范围较广，表现为颅骨内板下方新月形高密度影，可超越颅缝；亚急性期血肿呈新月形或过渡型，血肿内缘部分凹陷，部分平直或凸出（图 8-5）；慢性期血肿呈过渡型低密度区。

2）急性期血肿密度较均匀或呈低、高混合密度，这是由血凝块溢出、血清回缩、蛛网膜撕裂、脑脊液与血液混合所致。血肿密度随血肿出现时间而异（参见脑出血的相关内容）。一般不做增强扫描。

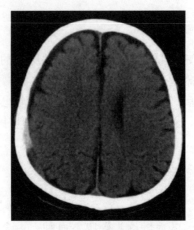

图 8-5　亚急性期硬膜下血肿 CT

注：CT 平扫示右侧顶枕部新月形高、稍高密度影，内缘凹陷。

3）额底和颞底的硬膜下血肿用冠状面图像有助于确诊。

4）硬膜下血肿可跨越颅缝。

5）增大的血肿牵拉皮层静脉，约 5％的患者可引起再出血。

2. MRI。

MRI 信号改变随血肿时相而异（参见脑出血的相关内容），形态与 CT 相仿。

（四）诊断与鉴别诊断

根据各期硬膜下血肿的 CT 和 MRI 典型表现，一般易于诊断。有时两侧较小的慢性硬膜下血肿需与蛛网膜下腔扩大相鉴别，后者无占位效应，脑回无受压。低密度的慢性硬膜下血肿还需与硬膜下积液相鉴别，后者 CT 表现为颅骨内板下方新月形低密度区，近于脑脊液密度，MRI 信号与脑脊液相似。

五、硬膜外血肿

颅骨与硬脑膜之间积聚的血肿，称为硬膜外血肿，占颅脑损伤的 2％～3％，占全部颅内血肿的 25％～30％，仅次于硬膜下血肿。

（一）发病机制

硬膜外血肿多由冲击点伤引起，动脉性硬膜外血肿为动脉破裂出血所致，由于血压较高和出血量较大，常导致硬膜外血肿迅速增大；静脉性硬膜外血肿为脑膜静脉、板障静脉和静脉窦破裂出血所致，由于静脉压较低，一般不再进一步快速进展。

（二）临床表现

硬膜外血肿以急性期为多，亚急性期血肿、慢性期血肿少见。其主要表现为意识障碍，典型表现为头部外伤后原发性昏迷，中间意识清醒或好转而后继发性昏迷，严重者还可出现脑疝。颅内压增高常出现于中间清醒期，眼底检查多显示视神经盘水肿。中枢性面瘫、轻偏瘫、运动性失语等局灶性症状也较常见。

（三）影像学表现

急性期或超急性期首选的影像学检查方法是 CT，MRI 在亚急性期和慢性期的应用也得到了肯定。当颅脑损伤伴颈椎骨折时，应该对颈椎骨折采取措施或照射平片（包含颈椎）后，再做 CT 和 MRI 检查。

1. CT。

1）血肿呈颅骨内板下梭形或弓形高密度区，边缘锐利、清楚，范围较局限（图 8-6）。

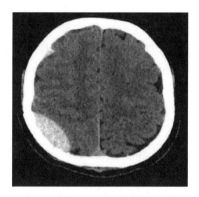

图 8-6　硬膜外血肿

注：CT 平扫示右顶叶梭形高密度影，边缘清晰、锐利。

2）血肿的密度变化与血肿的时间有关（参见脑出血的相关内容）。

3）常并发颅骨骨折，且 80% 的颅骨骨折位于血肿的同侧，骨窗常可显示，薄层扫描时可见血肿内有气泡。

4）硬膜外血肿可跨越硬膜附着点，但不跨越颅缝。横跨大脑半球压迫大脑镰向下的硬膜外血肿常见于静脉窦撕裂，往往需冠状面观察。

5）一般不做增强扫描，慢性硬膜外血肿偶行 CT 增强扫描，可见血肿内缘包膜强化，有利于等密度硬膜外血肿的诊断。

2. MRI。

MRI 可多方位成像，对血肿范围的确定优于 CT。血肿形态与 CT 相似，呈梭形或半月形，边界清晰、锐利。血肿信号强度与血肿的时间和所用 MRI 设备的磁场强度有关（参见脑出血的相关内容）。血肿内缘可显示低信号的硬脑膜。

（四）诊断与鉴别诊断

诊断要点为外伤病史，CT 显示颅骨下双凸形高密度，边界清楚，一般不超过颅缝，可有骨折；MRI 显示血肿形态与 CT 相似，血肿信号与血肿的时相有关。急性硬膜下血肿有时可呈梭形，与硬膜外血肿较难鉴别，通常硬膜外血肿多伴有颅骨骨折，血肿范围较局限，有助于区别。

六、蛛网膜下腔出血

蛛网膜下腔出血是由颅内血管破裂，血液进入蛛网膜下腔所致，分为外伤性蛛网膜下腔出血和自发性蛛网膜下腔出血两种，自发性蛛网膜下腔出血以颅内动脉瘤、高血压动脉硬化和动静脉畸形最常见。

（一）发病机制

自发性蛛网膜下腔出血少见，大多为外伤所致。蛛网膜下腔出血可因脑表面血管破裂（蛛网膜动脉和静脉）引起；也可为脑内血肿破入脑室系统，随着脑脊液流动经过第四脑室正中孔和侧孔进入蛛网膜下腔引起。前者常伴有脑挫裂伤。脑外伤导致的蛛网膜下腔出血常为局限性，主要位于挫伤表面或半球间裂；动脉瘤破裂所致的蛛网膜下腔出血常为弥漫性，脑底部、脑沟内蛛网膜下腔中堆积血块，整个蛛网膜下腔广泛积血，可见局部或广泛脑水肿。镜下见动脉呈不同程度的不规则变性、纤维增生和坏死。

（二）临床表现

通常表现为外伤后剧烈头痛，继而呕吐，并可出现烦躁不安、意识障碍或抽搐，脑膜刺激征阳性等。自发性蛛网膜下腔出血可发生于任何年龄，成年人多发，30～40 岁年龄组发病率最高。半数患者有发作性头痛的前驱期。昏迷常较浅，持续时间较短。出血后常有一段时间出现发热。血压升高、脑脊液血性。

（三）影像学表现

CT 是急性蛛网膜下腔出血检查的首选方法。出血最初 24 小时内 CT 显示率可达到 90％。但是 3 天后只有不到 50％的蛛网膜下腔出血被检出。MRI 的 FLAIR 序列可显示急性期、亚急性期出血，还可用于临床怀疑蛛网膜下腔出血而 CT 为阴性的患者的补充检查。后颅窝和基底池的脑脊液流动可能干扰 FLAIR 图像。

1. CT。

沿蛛网膜下腔分布的线状高密度影（图 8-7）。

2. MRI。

急性期多无阳性表现。蛛网膜下腔出血的亚急性期在 T_1WI 呈局限性高信号。慢性期在 T_1WI 和 T_2WI 上脑回表面尤其是小脑和脑干区可见极低信号线条影，代表含铁血黄素沉积。FLAIR 序列上显示为蛛网膜下腔脑脊液异常高信号。

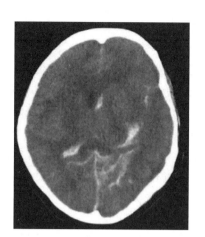

图 8-7 蛛网膜下腔出血 CT

注：CT 平扫示大脑镰、部分脑沟高密度影，双侧脑室积血，脑实质肿胀、脑沟模糊。

（四）诊断与鉴别诊断

根据典型 CT 和 MRI 表现，结合头痛、血性脑脊液和脑膜刺激征三联征的临床表现，不难诊断蛛网膜下腔出血。当少量蛛网膜下腔出血时，CT 和 MRI 可无阳性发现，但腰穿脑脊液可为血性。

七、脑疝

脑疝是指脑组织从正常位置移位到邻近间隙的疾病，是一种需要立刻诊断的致命性疾病。脑疝通常分为颅内脑疝和颅外脑疝。颅内脑疝主要包括大脑镰下疝、小脑幕裂孔疝（包括上升性或下降性）、小脑扁桃体疝（或称枕骨大孔疝）。脑肿瘤、脑出血、脑水肿是引起脑疝最常见的原因。脑疝可引起颅脑损伤，挤压颅神经及血管引起出血或缺血，也可阻塞正常脑脊液循环引起脑积水。根据其位置，不同类型脑疝可合并特定的神经系统症状。

（一）发病机制

正常情况下，小脑幕和大脑镰把颅腔分割成彼此互通、压力均匀的各分腔。小脑幕以下称为幕下腔，容纳延髓、脑桥和小脑；小脑幕以上称为幕上腔，分为左、右两分腔，容纳左、右大脑半球。当某种因素导致某一分腔的压力增高时，脑组织可通过解剖间隙或孔道从高压力区向低压力区移位，从而发生脑疝，邻近的血管、神经等组织结构被疝出的脑组织压迫，导致相应组织缺氧、缺血，引发组织损伤、功能受损。

（二）临床表现

1. 大脑镰下疝：患侧大脑半球内侧面的脑组织受到压迫后软化坏死，引起对侧下肢轻瘫、感觉减退和排尿障碍等症状。

2. 小脑幕裂孔疝。

1）颅内压增高：表现为剧烈头痛和与进食无关的频繁喷射性呕吐。

2）意识障碍：表现为嗜睡、浅昏迷以至昏迷，对外界刺激反应迟钝或消失。

3）瞳孔改变：由于患侧动眼神经受到压迫牵拉，两侧瞳孔不等大，开始时患侧瞳孔略变小，对光反射稍迟钝，之后患侧瞳孔逐步散大，对光反射减弱或消失，但对侧瞳孔仍可正常。此外，患侧还可有眼球外斜、眼睑下垂等。如脑疝持续进展，脑干内动眼神经核受到压迫导致功能失常，则可出现双侧瞳孔散大，对光反射消失。

4）运动障碍：大多发生于瞳孔散大侧的对侧，表现为肢体自主活动减少或消失。脑疝持续进展导致双侧异常，出现去大脑强直的症状，即间歇性地出现头颈后仰或四肢肌力减退，躯背过伸，呈角弓反张状，四肢挺直，这是脑干严重受损的特征性表现。

5）生命体征紊乱：表现为脉搏、呼吸、血压、体温的改变。严重时血压忽高忽低、呼吸忽快忽慢，有时大汗淋漓、面色潮红，有时转为汗闭、苍白，体温可超过 41℃，也可低于 35℃，最终血压下降、心脏停搏而死亡。

3. 小脑扁桃体疝：患者常出现剧烈头痛、反复呕吐、颈项强直以及生命体征紊乱，瞳孔无变化而呼吸停止发生较早，意识改变出现较晚。

（三）影像学表现

CT 及 MRI 是帮助建立正确诊断及指导治疗决策的影像学方法。首选的检查方法为 CT，其扫描时间短，价格低，使用更加广泛。

1. 大脑镰下疝。

影像学表现为病变同侧大脑半球的扣带回在大脑镰的下缘向对侧疝出，也称为中线移位或扣带回疝，是最常见的脑疝。大脑镰下疝的发生，通常和颅内的一些占位病变，或者颅内高压造成脑组织压迫有关。中线移位的程度与预后有关（图 8-8）。

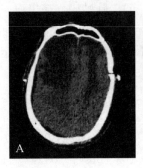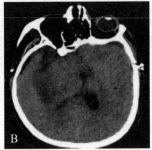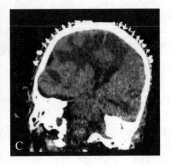

图 8-8　大脑镰下疝 CT

注：颅脑外伤后 CT 平扫。A，双侧额叶硬膜下积液，脑实质肿胀；B、C，脑疝形成，中线左偏，右侧脑室受压。

2. 小脑幕裂孔疝。

病灶侧的颞叶钩回部分脑组织被挤入小脑幕裂孔，也称为颞叶沟回疝。其表现为环池受压变窄、消失，脑干受压变形及第三脑室下移，病变侧侧脑室受压变形，中线移位。小脑幕裂孔疝通常由一侧的占位病变引起，也可见由一侧颅内血肿、颅内肿瘤或者大片的脑水肿等导致。

3. 小脑扁桃体疝。

表现为后颅窝的脑沟和脑裂消失，脑干周围明显受压或者消失，第四脑室狭小或受压变形。矢状面上，可见到小脑扁桃体疝入枕骨大孔以下。小脑扁桃体疝一般由后颅窝的血肿、肿瘤或其他占位病变引起，在 CT 上同时可见后颅窝的病灶。

（四）诊断与鉴别诊断

脑疝的影像学征象认识并不难，而在急诊状态下的正确诊断是具有挑战性的。当外伤性蛛网膜下腔出血发生时，若鞍上池内积血可能引起鞍上池显示不清，这时需要注意和小脑幕裂孔疝相鉴别。大脑镰下疝需与单纯中线结构移位相鉴别。

第二节　呼吸循环系统疾病

一、心包填塞

心包填塞指心包内液体（渗出液）、脓液、血液、血块、气体缓慢或者迅速积聚达到一定程度，心脏受压，心包内压力升高造成心脏舒张充盈和心排血量严重受损。

（一）发病机制

肿瘤性疾病、感染（结核、EBV、巨细胞病毒性肠道病毒、HIV、细菌、医源性心包积血、创伤性心包积液）、主动脉夹层和急性心肌梗死后心脏破裂导致心包积血和肾衰竭等。

正常时心包腔平均压力接近零或低于大气压，正常心包腔内有 10~30mL 液体，主要起润滑作用，如果液体迅速增多达 200mL 以上，心包无法迅速伸展而使心包内压力急速上升，引起心脏受压，导致心室舒张期充盈受阻，周围静脉压升高，使心排血量显著降低。

心包积液按积液量和心包脏层与壁层之间厚度分为Ⅲ度：①Ⅰ度，少量积液，积液量小于 100mL，舒张期心包脏、壁两层间距为 5~15mm。②Ⅱ度，中量积液，积液量在 100~500mL，舒张期心包脏、壁两层间距为 16~24mm。③Ⅲ度，大量积液，积液量大于 500mL，舒张期心包脏、壁两层间距大于 25mm。

（二）临床表现

心包填塞的临床特征为 Beck 三联征：低血压、颈静脉怒张、心音低弱。呼吸困难是心包积液最突出的症状，患者可呈端坐呼吸，身体前倾，心动过速，呼吸浅速，面色苍白，严重时发绀、休克等。急性心包填塞表现为血压下降、心动过速、脉压变小和静脉压明显升高。亚急性或慢性心包填塞出现体循环静脉淤血征象，表现为静脉怒张，

Kussmaul 征。

（三）影像学表现

1．X线检查。

心影对称性增大，呈"烧瓶征"。侧位胸片上胸骨后透亮区消失。

2．CT。

1）心脏轮廓周围环形异常密度影，围绕着整个心脏和大血管根部。

2）心室变形、变平，心包厚度增加（>4mm）。

3）心包积液密度大于35HU提示血性积液。

4）心包钙化提示慢性积液、缩窄性心包炎。

心包积液CT见图8-9。

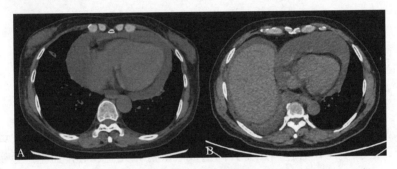

图8-9　心包积液CT

3．MRI。

心脏MRI电影成像可显示右心房室凹陷及体循环静脉增粗。单纯的浆液性积液在序列成像显示为T_1WI呈低信号、T_2WI呈高信号；复杂积液，如蛋白成分高的炎性心包积液及血性心包积液，T_1WI呈中等或略高信号，T_2WI呈中等或略高信号。GRE Cine-MRI心包积液均呈明亮高信号。

二、气胸与液气胸

气胸是指气体进入肺和胸壁之间的胸膜腔内，改变了正常胸腔的负压状态，使得肺脏部分或完全向肺门方向压缩使肺组织塌陷，形成气胸。气胸可有壁层胸膜破裂，多为外伤、手术及胸腔穿刺引起。

液气胸：胸膜腔内同时积有气体和液体。

（一）分类

临床上分为三类：闭合性（单纯性）气胸、交通性（开放性）气胸、张力性（高压性）气胸。

按病因分类：外伤性气胸和自发性气胸。

闭合性气胸：多见于闭合性创伤，胸壁小伤口使空气从破口进入胸膜腔，伤口愈合后空气不再进入胸膜腔，胸膜腔内压力低于大气压。积气量决定了患侧肺萎缩程度。

交通性气胸：胸壁外伤造成开放性损伤后，使外界大气与胸膜腔相交通，呼吸时空气自由出入胸膜腔。患侧胸膜腔负压消失，肺部回缩，纵隔向健侧移位。

张力性气胸：胸膜破裂口呈单向活瓣样改变或活塞样，吸气时裂口张开，空气进入胸膜腔，呼气时裂口关闭，气体不能排出，导致胸膜腔内空气越积越多，胸膜腔内压迅速升高呈正压，抽气至负压不久后又迅速变成正压。这种气胸引起病理生理改变最大，如不及时处理减压可导致猝死。

自发性气胸：不受外界任何因素影响（如外伤），由胸膜下肺大疱破裂肺内空气进入胸膜腔导致。

（二）临床表现

主要临床表现是突然胸痛、胸闷、呼吸困难，并可有刺激性咳嗽。

（三）影像学表现

1. X线检查。

立位胸片上，可见弧形外凸的细线状脏层胸膜线，线外肺纹理缺失、透亮度增高。大量气胸时，肺受压回缩，可见纵隔与心脏向健侧移位。常合并少量胸水。立位时，空气会升至肺尖部。

仰卧位投照显示空气聚集在心膈角和肋膈角处。外伤患者还可以造成纵隔积气，并勾勒出心脏边缘。侧位胸片显示气胸的唯一特征为水平直线的气-液平面。

气胸容量测定法（图8-10）：

肺门水平侧胸壁至肺边缘的距离（b）：b=1cm时，约占单侧肺容量的25%；b=2cm时约占50%。b大于或等于2cm为大量气胸，b小于2cm为小量气胸。

从肺尖气胸线至胸腔顶部的距离（a）：a大于或等于3cm为大量气胸，a小于3cm为小量气胸。

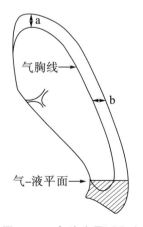

图8-10 气胸容量测定法

注：来源于葛均波，徐永健. 内科学［M］. 8版. 北京：人民卫生出版社，2013.

2. CT。

CT 肺窗上表现为肺外带半月形极低密度影，其内无肺纹理，内侧可见压缩胸膜线影像。少量气胸时肺组织轻度受压，大量气胸时肺组织明显受压，整个肺被压缩至肺门成球状阴影，纵隔向健侧移位。根据不同的气体量，肺组织有不同程度的受压萎陷。液气胸表现为气-液平面。

大量气胸影像学表现见图 8-11。

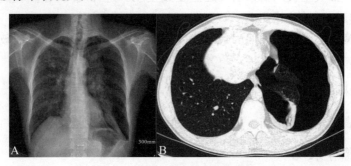

图 8-11　大量气胸影像学表现

注：A，X 线片见左侧大量气胸，肺受压回缩，纵隔与心脏向健侧移位；B，CT 左肺大量极低密度影，其内无肺纹理，肺组织明显受压至肺门。

（四）诊断与鉴别诊断

与肺大疱相鉴别，尤其是巨型肺大疱易被误认为气胸。肺大疱通常起病缓慢，呼吸困难并不严重，而气胸症状多突然发生。影像学上，肺大疱气腔呈圆形或卵圆形，疱内有细小的条纹理，为肺小叶或血管的残留影，肺大疱向周围膨胀，而气胸内无肺纹理。

三、气管支气管异物

气管支气管异物是指异物进入呼吸道，造成呼吸道阻塞、呼吸困难，是耳鼻咽喉科常见的临床急诊之一。

（一）发病机制

婴幼儿（3 岁以下）牙萌出不全，进食时哭闹或玩耍，喉的保护性反射功能、吞咽功能、咀嚼功能发育不够完善，可致异物进入呼吸道。异物包括：①坚果类，如腰果、核桃、松子、花生等；②骨头类，如鱼刺、碎骨等；③水果类，如桂圆、葡萄、樱桃等；④其他异物，如笔盖、螺丝、弹簧、硬币、电池等。异物位于气管使短时间内吸气性呼吸困难甚至窒息，位于支气管，仅阻塞一侧，健侧保持通畅。

气管及支气管异物可以导致不同程度的呼吸道梗阻、窒息，阻塞部位以下的肺叶或肺段发生肺不张、肺气肿改变、黏膜损伤、出血等，异物自身及带入的病原体可能会导致感染、炎性改变及肉芽组织形成等。

（二）临床表现

临床表现取决于异物在呼吸道的位置、阻塞程度、异物种类、异物存留时间等因素，可出现呼吸道痉挛、呼吸困难、窒息等。患侧胸部视诊有呼吸运动减少，肺不张者有胸部塌陷。有肺气肿者叩诊呈鼓音。

（三）影像学表现

1. 胸部 X 线检查。

1）纵隔摆动征象（在透视下观察）：患侧支气管异物不完全阻塞形成气体进多出少，形成"活塞现象"。吸气时因健侧肺泡增大，纵隔向患侧移位，呼气时健侧气泡缩小，纵隔向健侧移位。

2）阻塞性肺气肿（患侧肺野透光度增强）。

3）完全阻塞呈肺不张。

4）并发肺炎。

2. CT。

CT 可以直接显示异物的大小、形态、位置，表现为高密度影，或软组织密度影、结节影及支气管狭窄。异物梗阻以下的支气管可合并肺气肿、肺不张。可见纵隔向健侧移位等。

支气管异物 CT 见图 8-12。

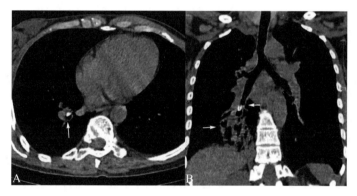

图 8-12　支气管异物 CT

注：A，横断面显示右肺下叶支气管内见高密度影；B，MPR 显示右肺下叶基底段支气管内见高密度影，支气管管腔变窄。

（四）诊断与鉴别诊断

根据异物吸入病史及典型症状，辅以必要的体格检查和影像学检查确诊。对 X 线平片阴性病例，不能排除异物存在时及早做 CT 扫描或支气管镜检查确诊。

四、肺栓塞、肺梗死

肺栓塞、肺梗死相关内容见第七章第二节。

五、急性肺水肿

肺水肿（Pulmonary Edema，PE）是多种疾病或病理基础上发生的过多体液积聚于肺组织内的状态。

（一）发病机制

肺水肿按来源可分为心源性肺水肿和非心源性肺水肿。心源性肺水肿也称为静水压增高性肺水肿，常见于冠心病心肌梗死、风湿性心脏病二尖瓣瓣膜病变、高血压危象、慢性左心室功能不全急性发作、心律失常等。非心源性肺水肿常见于急性呼吸窘迫综合征、肺部感染、有害气体吸入、尿毒症、溺水等。

病理上为肺静脉回流受阻，毛细血管血压增高，肺泡毛细血管通透性增高，血浆胶体渗透压降低，肺淋巴回流障碍。

（二）临床表现

常表现为呼吸困难、发绀、咳嗽、咳白色或粉红色泡沫痰。早期症状不典型时可表现为心动过速、血压增高，随着病程进展可出现阵发性夜间呼吸困难、端坐呼吸、喘鸣音、颈静脉怒张、心排血量下降、血压下降等，当累及肺泡时呼吸困难进一步加重，发绀更为明显，低氧血症，咳粉红色泡沫痰，听诊可闻及双肺广泛湿啰音。

（三）影像学表现

1. 胸部 X 线检查。

1）肺泡性肺水肿：肺野出现边界不清晰的实变，多见于右肺，可遮挡后方结构。对称性肺水肿以沿肺门分布的蝶翼状肺水肿为特征性表现，但这类比较少。非对称性肺水肿受患者体位的影响，多以下叶为主。

2）间质性肺水肿：表现为肺门周围血管影模糊不清，肺下叶中央动脉膨出增宽。当水肿液积聚于胸膜下间质时，表现为肺的外围区域和胸膜下的小叶间隔增厚。支气管壁因水肿增厚出现"袖套征"，其旁血管间隙充满水肿液表现为邻近肺间质增厚。

3）肺静脉高压所致肺水肿：血液可出现重分布现象，可向头侧集中，站立位摄片效果更佳，肺上叶血管增粗，与支气管比例失调。

4）相关病变表现：心源性疾病所致心影变大。双侧胸水，单侧胸水以右侧多见。

2. 胸部 CT：推荐胸部 CT 作为首选。

1）肺泡性肺水肿：表现为磨玻璃样密度影，肺组织实变，可延伸至肺门分布，呈蝶翼状改变。

2）间质性肺水肿：中央肺动脉大于邻近支气管宽度。支气管壁增厚，邻近肺间质增厚。胸膜下水肿时出现叶间裂增厚。小叶间隔增厚时可见光滑的线状影，呈现"铺路石"样改变。

3）上述两种同时存在。

4）相关病变表现：心脏增大，胸水，纵隔淋巴结长大，纵隔内脂肪密度增高。

肺水肿 CT 见图 8-13。

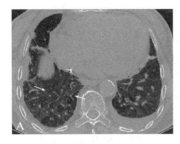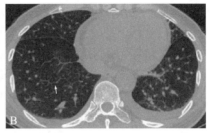

图 8-13 肺水肿 CT

注：A，磨玻璃样密度影（箭头所指）；B，邻近肺间质增厚，小叶间隔增厚。

（四）诊断与鉴别诊断

根据病史、临床表现和影像学表现通常不难做出肺水肿的诊断。肺水肿的鉴别诊断主要是与急性呼吸窘迫综合征相鉴别，两者有一定的重合度。

六、胸水

胸水又称胸膜腔积液（Pleural Effusion），是以胸膜腔内病理性液体积聚为特征的一种常见临床疾病。胸膜腔为脏层和壁层胸膜之间的一个密闭的潜在间隙，正常人胸膜腔内有一层很薄的液体，在呼吸运动时起润滑作用，在正常生理条件下液体产生和吸收处于动态平衡，任何因素导致胸膜腔内液体产生增多或吸收减少，即可产生胸水。液体的性质可以是漏出液、渗出液、脓液、血液、乳糜液或混合性液。根据是否能在胸膜腔内随意移动，胸水分为游离性胸水和局限性胸水。

（一）发病机制

1. 胸膜毛细血管通透性增高。
2. 水钠潴留。
3. 肺毛细血管压增高。
4. 胸膜腔淋巴引流阻塞，淋巴管阻塞导致淋巴液外渗。

（二）临床表现

临床表现主要为胸痛、咳嗽和呼吸困难。当突发剧烈胸痛、呼吸困难与胸腔积液量不成比例时，则需要排除肺栓塞的可能性。胸水少时，无明显体征，可闻及胸膜摩擦音。中量或者大量胸水时，叩诊病变区呈现浊音，听诊呼吸音减弱甚至消失。

（三）影像学表现

1. 游离性胸水根据胸水量分为少量积液、中量积液及大量积液。
1) X 线检查。
(1) 少量积液：液体上缘在第 4 肋前端下缘水平以下，表现为肋膈角变钝、变浅，呈典型外高内低弧形改变。

（2）中量积液：液体上缘在第4肋骨前端下缘水平以上、第2肋骨前端下缘水平以下，表现为中下肺野呈均匀致密影，下纵隔可向健侧移位。

（3）大量积液：其上缘达第2肋骨前端下缘水平以上，表现为患侧胸腔大面积均匀致密影，伴有肋间隙增宽，纵隔向健侧移位，横膈下移，肋膈角消失。

2）CT。

（1）少量积液：表现为后胸壁下平行于胸膜的弧形窄带状液体密度影。

（2）中量积液：表现为新月形的液体密度影，边缘光滑整齐，密度均匀。液体随体位变化而变化，俯卧位检查液体移至前胸壁下。

（3）大量积液（图8-14）：几乎整个胸腔被液体所占据，大面积液体密度影包围着肺组织，肺体积变小，被压缩呈软组织影，其内见支气管影，纵隔向对侧移位。

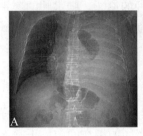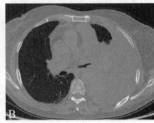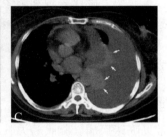

图8-14 大量积液CT

注：A，左侧胸膜腔大量积液；B、C，左侧胸膜腔大量积液，可见压缩的肺组织。

2. 局限性胸水根据累及部位分为包裹性积液、叶间性积液及肺底性积液三种类型。

1）X线检查。

（1）包裹性积液（图8-15）：各种因素引起的胸膜炎使脏胸膜和壁胸膜发生粘连，积液局限于胸膜腔内某一部位，多位于后胸壁，X线表现为自胸壁向肺野突出的梭形或半圆形高密度阴影，X线切线位显示清楚。侧位胸片显示从胸壁向内凸出的半圆形均匀密度影。

（2）叶间性积液（图8-15）：积液局限于斜裂的叶间裂或水平裂之间，X线表现为沿叶间裂走行的三角形或梭形致密影，中间宽两端逐渐尖细，密度均匀，其两端与叶间裂相连，边缘清晰。

（3）肺底性积液（图8-16）：积液位于肺底与膈肌之间的胸腔内，X线表现为假性"膈肌升高"，显示不清，实为积液将肺下缘向上推移，使肺下缘呈上突的圆顶状，误认为是"膈肌升高"，鉴别点在于真正的膈肌抬高其膈肌最高点位于中、内1/3交界处，而假性"膈肌升高"则最高点位于偏外1/3处，且肋膈角深而锐利。立位时向一侧倾斜60°或仰卧位检查可见游离性胸水征象。

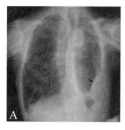 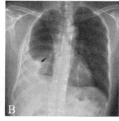 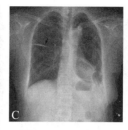 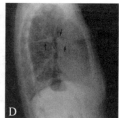

图 8—15　包裹性积液及叶间性积液 X 线片

注：A，X 线显示左侧胸廓塌陷，胸膜增厚、粘连，箭头所指为包裹性积液，左侧肺体积缩小；B，X 线显示自胸壁向肺野突出的半圆形高密度影（箭头所指）。C、D，X 线显示右肺水平裂积液（箭头所指）。

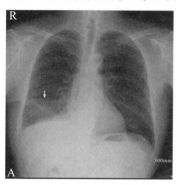 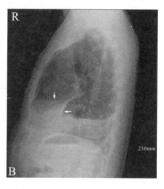

图 8—16　肺底性积液

注：A，胸部正位片；B，胸部侧位片。

2）CT。

（1）包裹性积液（图 8—17）：表现为自胸壁向肺野突出的凸透镜形液体密度影，边缘清楚，基底部较宽而紧贴胸壁，多与胸壁成钝角，边缘清楚，压迫相邻肺组织。邻近胸膜增厚、粘连，形成胸膜尾征。

（2）叶间性积液（图 8—18）：叶间部位可见梭形、叶间片状密度影，边缘清楚，其两端的叶间胸膜常有增厚。确定叶间性积液应综合上下几个层面影像，以免误诊为肺内病变。

（3）肺底性积液：肺下缘与膈之间的水样密度影。

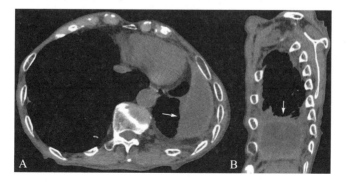

图 8—17　包裹性积液 CT

注：A，横断面箭头所指包裹性液体密度影，宽基底紧贴胸壁，边缘清楚，压迫肺组织；B，矢状面箭头所指向肺野突出的凸透镜形液体密度影，邻近胸膜增厚。

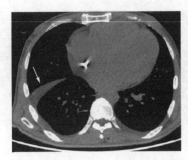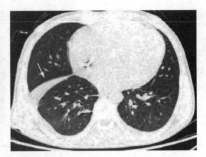

图 8-18　叶间性积液 CT

注：叶间片状密度影，胸膜增厚、边缘清楚（箭头所指）。

（四）诊断与鉴别诊断

积液呈弧形、新月样形、凸透镜形水样密度影，密度均匀，边缘光滑。

胸膜增厚 CT 表现为沿肺表面线状、带状软组织影，厚薄不均，表面不光滑，边缘可不规则。胸膜钙化呈点、线、片状高密度影。俯卧位 CT：积液时，液体可随体位改变而移动，而胸膜肥厚不会出现位置转移，借以同轻微的胸膜肥厚相鉴别。

七、胸部创伤

胸部受到暴力撞击或挤压所致的胸部组织和（或）器官损伤，包括肺损伤、肋骨骨折、胸骨骨折等，常见于车祸挤压、钝器打击、高空坠落、爆震等。

（一）肋骨骨折

直接暴力或间接暴力作用于肋骨，使受力处肋骨向内弯曲折断或暴力作用点以外的部位骨折端向外折断。肋骨有病理性改变致骨质疏松、脆性较大，或在恶性肿瘤转移性肋骨肿瘤的基础上，容易发生病理性肋骨骨折。

连枷胸指 3 根或以上相邻肋骨和（或）肋软骨发生 2 处及以上骨折，局部胸壁因失去肋骨支撑而软化，出现反常呼吸运动，即吸气时胸腔负压增加，胸壁内陷而不随其余胸廓向外扩展，呼气时胸腔压力增高，病变区向外突出。

1. 发病机制。

直接暴力或间接暴力作用于肋骨使骨连续性中断。

2. 临床表现。

局部疼痛是肋骨骨折最明显的症状，随咳嗽、深呼吸或身体转动等加重，可有骨摩擦音或骨摩擦感。多发骨折时表现为连枷胸。

3. 影像学表现。

1）X 线检查：以第 4~9 肋骨骨折最常见，可见骨折线，肋骨连续性中断，骨折断端发生错位。

肋骨骨折 X 线片见图 8-19。

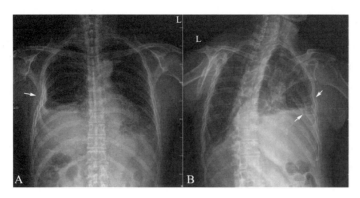

图8-19 肋骨骨折X线片

注：A，肋骨正位片示右侧胸廓塌陷（箭头所指）；B，肋骨斜位片示右侧第4、5、6肋骨连续性中断（箭头所指）。

2）CT：CT三维重建成像可以提供更多的术前信息，能显示肋骨骨折位置、数量、形态及合并症，对靠近胸椎的胸肋关节处、肩胛骨与肋骨重叠处及无明显移位的骨折诊断有很大价值。

肋骨骨折CT见图8-20。

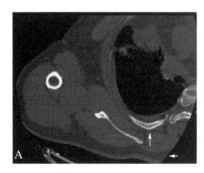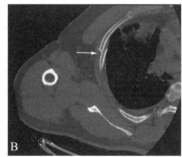

图8-20 肋骨骨折CT

注：A，横断面示肋骨骨皮质连续性中断，无位移；B，肋骨多平面重组示明显骨折线、有移位，骨折端边缘锐利、成角。

（二）肺挫伤与肺撕裂伤

肺挫伤（Contusion of Lung）与肺撕裂伤（Laceration of Lung）由直接胸背部撞击伤或钝器伤引起。肺挫伤是肺部常见的外伤性改变，肺撕裂伤重于肺挫伤，严重者可伴有支气管断裂、膈肌破裂。

1. 发病机制。

胸部受外力撞击、挤压导致肺间质或肺实质内出血、血浆渗出，肺小叶或肺段实变、不张，以肺外带部多见，在外伤后4～6小时内出现，24～48小时开始吸收，3～4天开始消散吸收，较慢者可1～2周后吸收完毕。肺撕裂伤病理改变为肺实质撕裂，肺撕裂伤常同时伴有肺挫伤，肺撕裂周围组织回缩后形成气囊腔，常有肺内小支气管或小血管损伤后血液流入形成气液囊肿或肺血肿。

2. 临床表现。

轻微肺挫伤多无临床表现，较重的肺挫伤可有咳嗽及咯血。肺撕裂伤常见于下肺，多伴有肋骨骨折，临床表现为胸痛、咳嗽和咯血等。部分患者可出现典型的"呼吸暂停、心动过缓、低血压"的胸部冲击伤三联征。

3. 影像学表现。

1) X 线检查。

肺挫伤后 6 小时内，可见肺纹理粗而模糊，不规则的斑片状密度影或肺实变影，边缘模糊，称为蝴蝶型片状影。肺撕裂伤后可见含气的囊肿，表现为薄壁的环形透亮区，可有或无气-液平面。

2) CT。

(1) 肺挫伤：常见于中下肺，在 CT 上轻度肺损伤时表现为小斑片状影、云雾状及磨玻璃样影，重度损伤为弥漫性肺实变，常分布在受伤周围，不沿肺段分布，胸膜下区可出现线状透亮区。肺部高密度模糊影如出现在肺损伤 24 小时后，提示其他可能的诊断，如可疑肺炎或脂肪栓塞。

(2) 肺撕裂伤：常见于肺下部，直接征象如下。

a) 肺气囊：单发肺气囊表现为圆形或椭圆形薄壁透亮影，边缘光整，有肺血管环绕，呈"银环征"。可见多发的小气囊，由肺内小支气管破裂所致。

b) 肺气液囊肿：表现为圆形或不规则形厚壁空腔，见气-液平面，表现为"杯中乳液征"。

c) 胸膜下气泡影：表现为胸膜下、肺表面圆形或条形透亮影，多合并肋骨骨折，部分病例和肺气囊腔同时存在，多位于背侧，可能与肋骨骨折刺破胸膜或与肺泡的破裂有关。

d) 肺血肿：表现为单发或多发边缘清楚的圆形高密度影，CT 值 40~50HU。

肺撕裂伤 CT 见图 8-21。

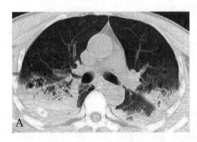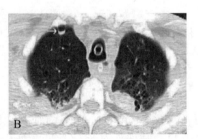

图 8-21　肺撕裂伤 CT

注：A，CT 横断面双肺实变影、斑片状影、云雾状影；B，肺气液囊肿，内见气-液平面，表现为"杯中乳液征"。

第三节 消化系统疾病

一、食管异物

食管异物是指某种外来物质嵌留于食管内不能通过，是临床常见的一种急症。异物分为透X线异物和不透X线异物。果核、鱼刺、塑料制品、木制品等属于透X线异物，硬币、骨骼、义齿、徽章等属于不透X线异物。

（一）发病机制

食管异物多滞留在食管的生理狭窄处，其中以食管入口最常见，其次是主动脉弓压迹处。异物可损伤食管，引起食管管壁水肿、充血，甚至形成溃疡。较尖锐的异物可穿破食管壁，引发食管周围炎、纵隔炎甚至形成脓肿。

（二）临床表现

临床多有明确的吞食异物病史，钝性异物能引起作呕或吞咽梗阻感，患者常因异物刺激有频繁吞咽动作。尖锐异物常引起刺痛感，疼痛位置明确，若刺破食管可引发出血、穿孔或感染，可出现相应的症状和体征。

（三）影像学表现

食管异物应首选X线平片和CT，CT对食管异物的位置、形态、大小等判断更为准确。

1. X线检查。

1）平片：不透X线异物多为金属异物，透视或平片可明确其位置、形状、大小，异物一般在平片上显示为特殊形态的高密度影。由于食管前后径小于横径，不透X线的扁平样异物如硬币，常呈冠状面，与滞留于气管内呈矢状面的异物不同。

2）钡餐：若透X线异物在透视和平片上不能显示，则需行食管钡餐检查。较大异物显示为钡剂通过受阻，较小异物则显示部分受阻，可见钡剂通过时绕过异物或偏向一侧而下，少量钡剂涂抹于异物表面可勾画出异物形状。若钡剂通过时遇见尖刺状异物（如鱼刺），可显示为钡剂勾挂征象，多次饮水或反复吞咽仍不能冲去，可间接提示异物存在。

若异物在食管停留时间过长，可发生感染，引起食管管壁痉挛或蠕动减弱。尖锐异物可造成食管穿孔，显示为钡剂外溢，或出现气–液平面。若异物停留于主动脉弓附近，吞服钡餐可导致食管穿孔甚至损伤大血管而发生大出血，危及生命，检查时需小心谨慎。

2. CT。

1）食管壁损伤：显示为局部食管壁增厚、充血，严重者出现管腔狭窄，狭窄处即异物位置。

2）食管穿孔：显示为邻近纵隔内肿块影，其边缘模糊，周围组织受压，如出现气体则提示急性化脓性纵隔炎或脓肿形成，增强扫描后脓肿壁明显强化。

3）食管穿孔、出血：显示为食管腔内及邻近纵隔内密度较高的血肿影。

食管异物 CT 见图 8-22。

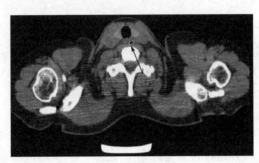

图 8-22 **食管异物** CT

注：CT 平扫示食管上段管腔内见边缘高、中心低的异常密度影，结合临床吞食鱼刺病史，考虑食管异物。

CT 三维重建可显示气管、支气管直接征象，图像后处理如曲面重建、多平面重建、VR、仿真内镜可对异物准确定位，对临床诊断有较大帮助。

3. MRI。

管壁损伤时，病变处在 T_1WI 上呈低信号，在 T_2WI 上呈高信号，多呈条状或梭形。如出现脓肿则在 T_1WI 上呈低信号，T_2WI 上呈不均匀高信号。出现血肿时可显示各期血肿的不同信号。

（四）诊断与鉴别诊断

临床有明显异物吞咽史和明显症状，结合影像学表现，即可诊断。

二、胃肠道穿孔

胃肠道穿孔常继发于溃疡、炎症、肿瘤及创伤破裂等，是常见的急腹症之一。

（一）发病机制

最常见的是胃和十二指肠穿孔，穿孔多发生于前壁，穿孔直径一般约为 0.5cm，穿孔时胃和十二指肠的气体及内容物流入腹腔，造成气腹和急性腹膜炎。肿瘤穿孔是由肿瘤坏死以及肿瘤引起的肠梗阻所致。创伤性穿孔多合并其他器官损伤。

（二）临床表现

临床表现为突发性、持续性上腹剧痛，不久可蔓延至全腹部，查体有腹部压痛、腹肌紧张及反跳痛等腹膜刺激症状。

（三）影像学表现

胃肠道穿孔应首选 X 线站立位平片或 CT。X 线检查发现气腹是诊断胃肠道穿孔的重要征象。正常情况下腹膜腔内没有气体，一旦发现肠管外气体，结合临床即能诊断胃肠道穿孔，但不能对穿孔处进行定位。CT 除了能显示腹腔游离气体外，还可明确腹膜腔积液的部位和量，特别是对少量积液显示较好。

1. X 线检查。

1）气腹：腹部站立正位可显示一侧或双侧膈下游离气体，呈新月形或弧形透亮影，侧位水平面可显示气体位于腹壁与肠道之间。少数病例不能查见气体，也不能排除胃肠道穿孔的可能。

2）腹膜腔积液：穿孔后胃肠道内容物进入腹腔引起继发性腹膜炎，从而产生腹膜腔积液或气－液平面。

3）出现邻近腹脂线模糊、麻痹性肠胀气、肠曲反应性淤积等。

胃肠道穿孔影像学表现见图 8－23。

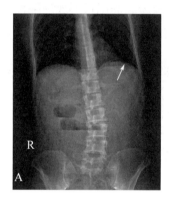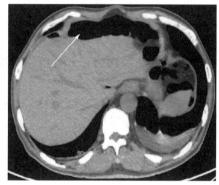

图 8－23　胃肠道穿孔影像学表现

注：A，平片左侧膈下游离积气；B，CT 平扫肝周、胃周、脾周多发游离积气。

2. CT。

1）可显示膈下或腹腔游离气体，此为诊断此病的重要依据。

2）可显示穿孔周围局部管壁不规则，边界不清，邻近脂肪层模糊。

3）可显示腹膜腔积液，可出现腹膜局限性或广泛性增厚及腹腔脓肿。CT 可对液体定性，可以明确外伤穿孔是否有血液游离到腹膜腔。

（四）诊断与鉴别诊断

临床表现为突发性、持续性上腹剧烈疼痛，结合 X 线检查及 CT 显示腹腔积气，即可诊断。腹部手术患者术后可出现短暂膈下游离气体，不要勿诊为胃肠道穿孔。左侧胃泡有时易与膈下游离气体混淆，需注意区分。结肠过长者可移至膈肌与肝脏之间，称为间位结肠，有时不易与膈下游离气体鉴别。以上两种情况可通过体位变换，采取侧卧位观察气体是位于肠道内还是肠道外，以进行鉴别。

三、急性胰腺炎

急性胰腺炎是常见的胰腺疾病，也是急腹症之一。常见的病因是过量饮酒或胆道疾病。

（一）分类和病理改变

1. 急性胰腺炎按病理可分为两类。

1）急性间质性胰腺炎：又称水肿性胰腺炎，较多见，病情较轻，主要由胰腺组织水肿充血引起。仅显示胰腺水肿和细胞浸润，胰腺体积变大，胰腺内散在少量小的局部坏死灶，胰周组织轻微皂化。

2）坏死性胰腺炎：病情较重，主要由胰腺实质和胰腺邻近组织坏死、液化、弥漫性出血引起。

2. 急性胰腺炎的病理改变如下。

1）积液：当胰管破裂、胰液外溢时，胰腺内或胰腺周围可形成局限性液体积聚。

2）假性囊肿：当局限性积液积聚被炎性纤维包膜包裹时，可形成假性囊肿，一般在急性胰腺炎发作后 4~6 周形成。

3）脓肿：外渗的胰液局部聚积，可继发感染，假性囊肿亦可发生感染，均能形成脓肿。

4）感染性胰腺坏死：感染坏死的胰腺组织全部或部分液化。

5）出血性胰腺炎：坏死性胰腺炎的同义词，坏死灶内常可见斑片状出血。

6）假性动脉瘤：常见于脾动脉或胃十二指肠动脉，由被炎症激活的胰酶侵蚀内脏血管，使管壁变薄或局限性扩张引起。

（二）临床表现

急性胰腺炎常起病急，临床表现为上腹部持续性疼痛，疼痛可放射到胸背部，常伴有发热、恶心、呕吐、腹胀等胃肠道症状，严重者可伴有腹膜炎、低血压，可引起休克，重症胰腺炎可危及生命。腹部查体可见上腹部压痛、反跳痛、肌紧张。

（三）影像学表现

急性胰腺炎应首选CT，典型的CT表现是诊断急性胰腺炎的依据，CT增强扫描可准确反映是否存在胰腺坏死及坏死范围。MRI对胰腺水肿的灵敏度较高，也可用于判断是否存在局部并发症。

1. X 线检查。

腹部平片可显示肠管积气，无特异性，价值有限。

2. CT。

1）平扫。

（1）急性间质性胰腺炎：部分轻型患者 CT 可无阳性表现。多数患者显示为胰腺弥漫性增大，轮廓模糊，密度正常，间质性水肿胰腺密度可呈均匀、不均匀轻度下降，渗出明显者可伴有胰周积液。

（2）急性坏死性胰腺炎：可显示为胰腺弥漫性增大，轮廓模糊，胰腺体积增大程度通常与临床严重程度一致。胰腺如有水肿则密度降低，如有坏死则密度更低，如有出血则密度增高。胰腺边界模糊不清，周围脂肪间隙模糊消失，胰周可出现明显积液，肾筋膜因炎症而增厚。胰腺内或胰腺周围有时可出现假性囊肿，重症者可见胰腺脓肿、胰腺蜂窝织炎。

急性胰腺炎 CT 见图 8-24。

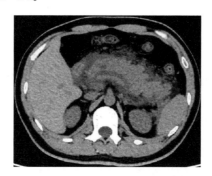

图 8-24　急性胰腺炎 CT

注：CT 平扫示胰腺体积增大，实质肿胀，密度稍减低，周围大量渗出，脂肪间隙不清。

2）增强扫描。

（1）急性间质性胰腺炎：可显示为胰腺呈均匀性强化，无不强化的坏死区。

（2）急性坏死性胰腺炎：坏死区无强化，与正常强化的胰腺组织对比明显。

（3）若有胰腺脓肿，增强扫描后可见胰腺内有不规则的低密度区，如低密度区有小气泡影出现，则提示产气杆菌感染。若有胰腺假性囊肿，增强扫描后可见大小不一的圆形或卵圆形囊性病变，囊腔大多为单房，囊壁均匀、可薄可厚，内为液体密度影。

3. MRI。

1）平扫：可显示为胰腺肿大，外形多不规则，边缘模糊不清，在 T_1WI 上呈低信号，在 T_2WI 上呈高信号。胰腺炎产生的积液在 T_1WI 上呈低信号，在 T_2WI 上呈高信号。假性囊肿显示为边界清楚、边缘光滑的圆形病灶，在 T_1WI 上呈低信号，在 T_2WI 上呈高信号。如有出血，可在 T_1WI、T_2WI 上均呈高信号。

2）增强扫描：与 CT 增强扫描显示相同。

（四）诊断与鉴别诊断

CT 和 MRI 显示胰腺体积呈弥漫性增大，胰腺边缘模糊，伴有水肿、出血甚至坏死，结合临床表现、明确病史及实验室检查血、尿淀粉酶升高即可诊断。

急性胰腺炎与胰腺癌的鉴别：后者显示为胰腺肿块影，其外形失去正常形态，增强扫描后肿块可轻度强化，动脉期呈低密度，且周围血管受侵，MRCP 可显示胆管末端截断。

四、肠梗阻

肠梗阻是指各种原因造成肠内容物不能正常运行和顺利通过肠道。

(一) 分类

1. 机械性肠梗阻：多种因素使肠腔变狭小，引起肠内容物通过发生障碍，此类型最为常见。根据梗阻后的肠管有无血运障碍又可分为以下两类。

1) 单纯性肠梗阻：没有血运障碍，只有肠道通过障碍，常见于肠粘连、炎症性狭窄、肿瘤、蛔虫等。

2) 绞窄性肠梗阻：既有肠道通过障碍又有血运障碍，常见于肠扭转、肠粘连、腹内疝等。

2. 动力性肠梗阻：神经反射或毒素刺激使肠道蠕动功能丧失或肠管痉挛，但并无器质性病变的肠腔狭窄，常见于腹部大手术、胃肠功能紊乱、急性弥漫性腹膜炎等，可分为麻痹性肠梗阻和痉挛性肠梗阻。

3. 血运性肠梗阻：肠系膜血管栓塞或血栓形成，引起肠管血运障碍和肠道功能失调。

(二) 临床表现

不同原因引起的肠梗阻临床表现有所不同，但共同的临床表现是腹痛、腹胀、恶心、呕吐以及肛门停止排气等。

(三) 影像学表现

以往腹部立位平片是首选检查方法，但仍有少部分患者诊断不明确。目前 CT 已成为肠梗阻的首选方法，可以明确有无肠梗阻的存在，还可了解梗阻部位，并对肠梗阻的病因做出诊断，具有重要价值。

1. X 线检查。

1) 单纯性小肠梗阻：腹部立位平片可显示积气的肠腔内有多个长短不一的气－液平面，形成"阶梯状"表现，若在透视下观察，可见气－液平面随肠蠕动而上下移动。腹部仰卧位平片可显示腹腔内充满气体的空肠、回肠形成连贯的透亮影，横跨腹部大部分区域，称为"大跨度肠袢"。同时可见空肠内有密集排列形似肋骨状影的弧线状皱襞，称为"鱼肋征"。根据积气肠管的分布范围和肠壁黏膜皱襞的形态，可以判断梗阻的部位。

2) 绞窄性肠梗阻：除小肠扩张、积气和积液等单纯性肠梗阻的 X 线基本征象以外，还有以下特殊征象。

(1) 假肿瘤征：闭袢肠曲内充满液体，在周围充气肠曲的衬托下，显示为类圆形、轮廓较清晰的软组织包块，故称为假肿瘤征，常见于完全性绞窄性肠梗阻。

(2) 咖啡豆征：近端肠管内有大量气体和液体进入闭袢肠曲，使闭袢肠曲不断扩大，显示为形似咖啡豆样的边缘光滑、中央有分隔带的椭圆形影，常见于不完全性绞窄性肠梗阻。

（3）小跨度卷曲肠袢：积气扩张的小肠肠曲明显卷曲，并在两端靠拢，产生各种特殊排列形状，如"8"字形、"C"字形、花瓣形、橡胶形、一串香蕉形等。

（4）空回肠换位征：正常情况下空肠位于左上腹，回肠位于右下腹，当小肠扭转时，回肠可扭转至左上腹，空肠扭转至右下腹。此特征出现是小肠扭转的可靠征象。若明确诊断为绞窄性肠梗阻，需联系外科医生立即做急诊手术治疗，否则病死率极高。

3）麻痹性肠梗阻：腹部立位片可显示肠腔内有少量气-液平面，透视下可见肠管形态改变不明显。腹部卧位平片显示为胃肠道普遍积气、扩张，尤其以结肠积气显著。

急性小肠梗阻影像学表现见图8-25。

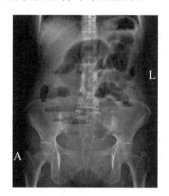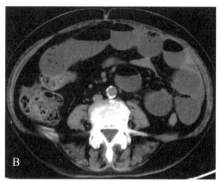

图8-25 急性小肠梗阻影像学表现

注：A，平片示腹部肠道明显扩张积气，可见多发阶梯状气-液平面；B，CT平扫示小肠扩张积液、积气并见气-液平面。

2．CT。

可显示为肠管积气、扩张，其内可见气-液平面，以此征象可做出肠梗阻诊断。若肠管互相融合成团，或与腹壁相连，则提示为粘连性肠梗阻。若肠道或腹腔内查见肿块，增强扫描时肿瘤有强化，则提示为肿瘤引起的梗阻。若肠系膜血管出现换位、变形的漩涡征，则提示为小肠扭转引起的绞窄性肠梗阻。若有肠套叠，则显示为典型的三层肠壁CT征象。

（四）诊断与鉴别诊断

腹部立位平片显示小肠胀气，肠腔内显示气-液平面，结合临床有腹痛、腹胀、恶心、呕吐、肛门停止排便的症状，即可诊断为肠梗阻。但还需分析是否有绞窄性肠梗阻，若出现小跨度卷曲肠袢、假肿瘤征、咖啡豆征、空回肠换位征、肠系膜血管漩涡征和大量腹膜腔积液，即可诊断为绞窄性肠梗阻。此外，CT还可以对肠梗阻的病因做出诊断。若显示为肠管融合，提示粘连性梗阻；若显示肠道或腹腔内肿块，提示肿瘤性梗阻；若显示为不强化的混杂密度肿块影，提示胆石性或粪石性梗阻。

五、肠套叠

肠套叠是指肠管的一部分套入邻近相连的肠管内，并引起梗阻，是常见的急腹症之一，也是小儿肠梗阻最常见的病因之一。

（一）发病机制

肠套叠由三层肠壁组成，其内两层肠段称为套入部，外层称为鞘部。最多见的是回肠末端套入结肠。

（二）临床表现

肠套叠有四大典型症状：呕吐、黏液血便、肠绞痛和腹部包块。其多见于小儿，80％为2岁以下的婴幼儿。

（三）影像学表现

诊断应首选CT。但超声检查因其简单方便，诊断准确率高，无需特殊准备，也可作为肠套叠的首选检查方法。空气灌肠作为复位治疗也已普遍应用，但需严格掌握其适应证和禁忌证。

1. X线检查。

1）腹部平片可显示小肠梗阻征象，即肠管内可见阶梯状气－液平面影像。

2）钡剂灌肠可显示钡剂在套入部通过受阻，在钡剂前端出现杯口状充盈缺损。当适当加压时，钡剂向前推进，杯口加深呈钳状；当钡剂进入鞘部与套入部之间时，可显示为弹簧状或袖套状影像。钡剂灌肠穿孔后易发生腹膜炎、肠粘连，目前临床较少使用。

3）空气灌肠可显示气体沿结肠逆行充盈，到达套入部时通过受阻，可见肠管内有似马铃薯样的类圆形软组织肿块影。随着肠腔内气体压力的维持和增加，气体前进，肿块影向后缩退，之后变小、消失，大量气体进入小肠，呈沸腾状、礼花状表现，此时表示肠套叠已复位。

2. CT。

套叠部各层密度不同，CT可显示肠套叠的三层肠壁、肠系膜及肠腔内的气体。第一层（最外层）为鞘部肠壁，第二、三层是套入部的折叠层肠壁，第三层内部中心为套入部肠腔，其内含气体。第二、三层之间有套入部肠系膜的脂肪，鞘部与套入部肠腔内有气体。若套叠部与扫描层面互相垂直，可有"同心圆征"表现，此为CT的典型征象。

肠套叠CT见图8-26。

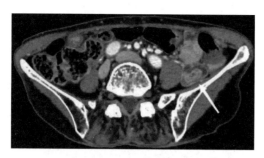

图 8-26　肠套叠 CT

注：CT 增强扫描示左侧髂窝区节段小肠呈"同心圆征"，套入肠壁增厚、强化，呈团块状改变。

（四）诊断与鉴别诊断

钡剂灌肠显示为杯口状充盈缺损，CT 显示为"同心圆征"表现，结合临床呕吐、黏液血便、肠绞痛、腹部包块的四大典型症状，即可诊断此病。

六、急性阑尾炎

急性阑尾炎是常见的急腹症之一，约占全部急腹症的 50%，由阑尾内粪石、虫卵、寄生虫或异物等引起梗阻，使其内容物排泄困难引起细菌繁殖导致。

（一）分类

1. 急性单纯型：阑尾轻度肿胀，炎性水肿范围局限于黏膜或黏膜下层。
2. 急性蜂窝织炎型：阑尾显著肿胀，黏膜高度水肿，炎症侵犯肌层及浆膜层，并可侵犯至阑尾周围，引起阑尾周围炎及局限性腹膜炎，又称急性化脓性阑尾炎。
3. 急性坏疽型：阑尾坏死、穿孔，引起阑尾周围脓肿或弥漫性腹膜炎。

（二）临床表现

右下腹阵发性转移性疼痛，可伴有畏寒、发热、恶心、呕吐，可出现麻痹性肠梗阻征象。查体有压痛、反跳痛和肌紧张。

（三）影像学表现

急性阑尾炎首选 CT，X 线平片对阑尾炎的诊断价值不大。

CT 可显示为阑尾增粗肿大（直径大于 6mm），阑尾壁增厚，边界模糊，可见不同分层结构呈"同心圆征"；阑尾内可见钙化或阑尾粪石；盲肠壁局部增厚，阑尾区及盲肠周围结构模糊，脂肪密度增高；阑尾周围可出现脓肿；穿孔性阑尾炎显示为脓肿、腔外气体、腔外粪石、蜂窝织炎以及阑尾壁局部缺损等。

急性阑尾炎 CT 见图 8-27。

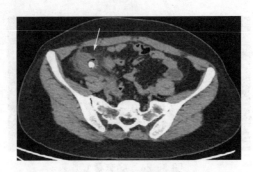

图 8-27　急性阑尾炎 CT

注：CT 示阑尾扩张积液、积气，管壁毛糙，腔内见高密度粪石影，周围局限性腹膜炎征象。

(四) 诊断与鉴别诊断

根据临床有右下腹疼痛表现，结合 CT 显示阑尾增粗肿大、内有粪石、阑尾周围蜂窝织炎及脓肿征象，即可诊断此病。

第四节　脊柱与颌面疾病

一、椎体爆裂性骨折伴脊髓损伤

椎体爆裂性骨折又称为垂直型压缩性骨折，好发于脊柱胸腰段，是不稳定性骨折。由于本型骨折的骨折片易侵入椎管，故截瘫的发生率高。

脊髓损伤（Spinal Cord Injury，SCI）指各种因素导致脊髓结构和功能改变，造成损伤水平以下感觉障碍、运动障碍、自主神经功能障碍。

(一) 发病机制

椎体爆裂性骨折多由外伤引起。脊柱在伸直状态下，由纵向垂直暴力导致椎体轴向压缩，形成终板的粉碎性骨折，累及椎体前、中、后三柱，此时后纵韧带多同时受损，骨折片常突至椎管而伤及脊髓或脊神经根。

(二) 病理改变

脊髓震荡，脊髓灰质及白质出血、水肿，轴索退变，灰质坏死、软化，白质退变等。

(三) 临床表现

1. 椎体爆裂性骨折：疼痛，活动受限，站立困难，压迫脊髓表现为损伤处平面以下感觉障碍、运动障碍。

2. 脊髓损伤。

1) 半切综合征：脊髓只损伤半侧，由于温痛觉神经在脊髓发生交叉，因而造成损伤同侧肢体本体感觉和运动丧失，对侧温痛觉丧失。

2）前束综合征：脊髓前部损伤，造成损伤平面以下运动和温痛觉丧失，而本体感觉存在。

3）后束综合征：脊髓后部损伤，造成损伤平面以下本体感觉丧失，而运动和温痛觉存在。

（四）影像学表现

1．X线检查。

X线片显示椎体高度变矮，骨折累及前、中柱，骨折断端错位、成角，骨折块可向后突入椎管。

椎体爆裂性骨折X线片见图8−28。

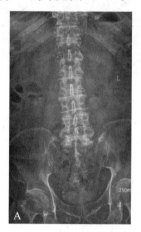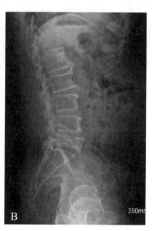

图8−28 椎体爆裂性骨折X线片

注：X线片示 L_5 椎体压缩变扁，其内见线状低密度影，椎体向周围膨出致序列线欠连续。

2．CT。

CT可清楚显示椎体及其附件的骨折、关节突绞索、椎管狭窄及椎管内碎骨片。脊髓震荡多呈阴性表现。脊髓挫裂伤表现为脊髓肿大、边缘模糊，髓内密度不均。髓内血肿呈高密度，髓外血肿显示脊髓受压移位。

椎体爆裂性骨折CT见图8−29。

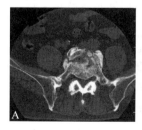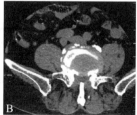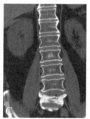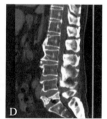

图8−29 椎体爆裂性骨折CT

注：CT示 L_5 椎体爆裂性骨折，骨折线累及椎体关节面及椎体后缘，椎体压缩、密度增高并向周围膨出，致后方骨性椎管稍变窄。

3. MRI。

可显示骨碎片对脊髓的压迫和脊髓损伤情况。脊髓挫裂伤表现为脊髓肿大，信号不均，T_1WI 可见稍低信号，T_2WI 见髓内不均匀高信号。并发出血时，急性期 T_1WI 呈等信号，T_2WI 呈低信号。脊髓横断时，MRI 可清晰显示横断的部位、形态及相应的脊椎损伤。

椎体爆裂性骨折 MRI 见图 8−30。

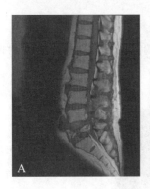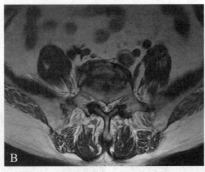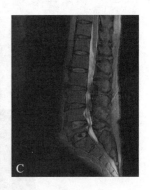

图 8−30　椎体爆裂性骨折 MRI

注：MRI 示 L_5 椎体爆裂性骨折，骨折线累及椎体关节面及椎体后缘，椎体压缩并向周围膨出，致后方骨性椎管稍变窄，椎体内见斑片状稍长 T_1 稍长 T_2 信号影，椎旁软组织肿胀。

二、眼眶内异物

眼眶内异物按位置可分为球内异物、球壁异物及眶内异物，按性质可分为金属异物和非金属异物。

（一）发病机制

眼眶内异物多由外伤引起。

（二）病理机制

眼部异物可直接损害眼球，又可因异物存留在眼内或眶内造成感染或化学性损伤。

（三）临床表现

根据异物进入眼部的路径、异物存留部位以及异物对眼部结构损伤的程度，临床表现不同。球内异物的主要表现有视力障碍、眼球疼痛等。眶内异物若损伤视神经则表现为视力障碍，若损伤眼外肌则可出现复视、斜视和眼球运动障碍等。

（四）影像学方法的选择

眼眶的 X 线平片广泛用于诊断金属异物，但不能确定异物在眶内的具体位置。CT多方位重建图像和 MRI 能够对异物准确定位。眼眶 CT 能准确显示高密度或低密度异物并准确定位，与玻璃体密度相近的异物最好选用 MRI。铁磁性金属异物在检查时会发生移位，导致眼球壁或眶内结构（视神经等）损伤，故禁用 MRI。

（五）影像学表现

1. X 线检查。

可显示不透 X 线异物，细小金属异物或半透 X 线异物不能显示。

2. CT。

金属异物表现为高密度影，非金属异物表现为高密度或低密度影。CT 能清晰显示异物位置及与周围结构的关系，同时显示眼球是否完整，晶状体、玻璃体形态及密度变化，眼外肌、视神经改变及眼眶有无骨折。

眼眶内异物 CT 见图 8-31。

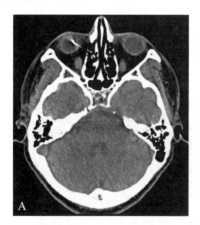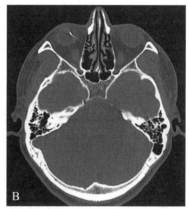

图 8-31 眼眶内异物 CT

注：CT 示右眼玻璃体下份见结节状致密影，长径约 0.9cm。

3. MRI。

非金属异物及植物类异物在 T_1WI、T_2WI 上均呈低信号。MRI 可较好地显示颅内并发症，如脑挫伤等。

三、眼眶骨折

眼眶骨折多由外伤引起，分为爆裂性眼眶骨折、直接眼眶骨折及复合型眼眶骨折。爆裂性眼眶骨折指外力作用于眼部使眶内压突然增高，致眶壁薄弱处发生骨折而眶缘无骨折，眶内软组织嵌顿或疝出到鼻窦，造成眼球内陷、眼球运动障碍和复视等，多见于眶内壁和下壁。

（一）发病机制

多由外伤引起。爆裂性眼眶骨折一般认为与眶内流体压力突然增高有关。

（二）病理机制

骨质连续性中断，骨折周围软组织肿胀。

（三）临床表现

有明确外伤史，表现为视力下降、复视、突眼、眼球内陷、眼球运动障碍，甚至失明等。

（四）影像学方法的选择

高分辨率 CT 是眼眶骨折的首先检查方法。MRI 可显示软组织损伤、内容物破裂。

（五）影像学表现

CT 直接征象：眼眶的骨质连续性中断，粉碎或移位等。CT 间接征象：主要为邻近软组织改变，如血肿形成、眶内容物疝入鼻窦等。

眼眶骨折 CT 见图 8-32。

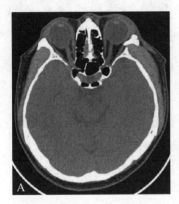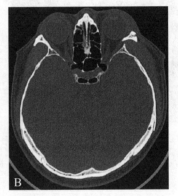

图 8-32　眼眶骨折 CT

注：CT 示左侧眼眶外侧壁骨折，骨折端略错位分离并稍压迫左侧外直肌，骨折线累及颧骨。

MRI 可显示视神经损伤所致的视神经增粗、迂曲、断裂或信号异常。

四、颅底骨折

颅底骨折多由间接暴力所致，多为线性骨折。颅底部的硬脑膜与颅骨贴附紧密，故颅底骨折时易撕裂硬脑膜，产生脑脊液外漏而成为开放性骨折。

（一）发病机制

颅底骨折多由间接暴力所致，常见由颅盖骨骨折延伸至颅底。

（二）病理机制

骨质连续性中断，多为线性骨折。

（三）临床表现

颅底骨折不同部位的临床表现见表8-1。

表8-1 颅底骨折不同部位的临床表现

骨折部位	淤斑部位	脑脊液漏	可能累及的颅神经
颅前窝	眶周（熊猫眼征）、球结膜下（兔眼征）	鼻漏	嗅神经（Ⅰ）、视神经（Ⅱ）
颅中窝	乳突区（Battle征）	耳漏或鼻漏	面神经（Ⅶ）、听神经（Ⅵ）
颅后窝	乳突区、咽后壁	无	第Ⅸ～Ⅻ对颅神经

（四）影像学方法的选择

首选高分辨率CT。

（五）影像学表现

CT表现为骨质连续性中断、移位，还可见颅缝增宽分离，并能确定颅内血肿的位置、范围和周围的脑水肿，以及脑室变形和中线移位等情况。颅底骨折常累及颅底孔道，从而损伤通过的神经、血管，并可发生鼻窦黏膜增厚、窦腔积血，以前、中颅底骨折多见。CT检查时应根据临床表现重点观察以免遗漏病变。三维重组则立体显示了骨折与周围结构的关系，有利于手术治疗。

颅底骨折CT见图8-33。

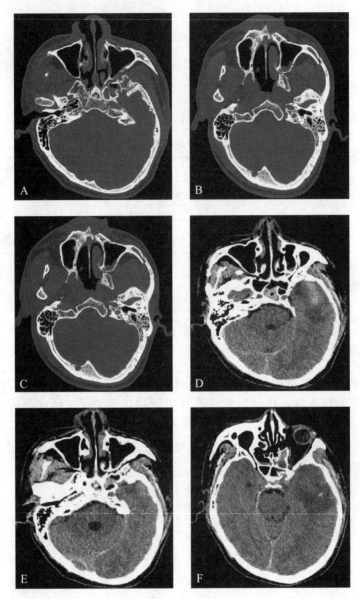

图 8−33　颅底骨折 CT

注：A~C，左上颌窦、蝶骨、蝶窦壁及左侧颧弓骨折。D~F，左侧颞叶脑挫裂伤伴血肿，周围脑组织水肿。

第九章　放射科核心制度

第一节　设备与人员安全管理制度

一、设备安全管理制度

影像设备均为价格昂贵、高精尖大型设备，是进行医疗检查的重要设备，因此设备的安全管理尤为重要。

1. 确保机房环境条件（温度、湿度）达标，符合设备要求，落实清洁防尘措施。

2. 实行专机专人负责制和机修岗位及机房岗位责任制，责任者负有维护保养设备的责任。

3. 严格遵守设备操作规程，使用中遇有异常应立即切断电源，切忌"带病工作"，并立即向维修工程师报告。

4. 工作完毕后，必须按操作程序关闭设备，切断总电源。

5. 每天工作结束后，必须彻底打扫设备卫生，检查有无异常情况。

6. 每次使用设备后，必须做好交班，内容应包括患者检查数、设备使用有无异常等。

7. 维修人员遇有设备故障申报应立即进行抢修，待确认故障排除后，方可交付使用，并对抢修情况做书面记录。

8. 相应设备负责人全面负责本科设备的管理，定期检查设备接地的可靠性，以防电击。

9. 凡新安装或经大修后的设备应按确定的技术参数标准验收，合格后方可使用。在使用中的设备应定时做性能检测。

二、放射科放射安全防护管理制度

1. 根据规定组织放射工作人员参加专业技术培训、放射防护培训和有关法律知识培训。

2. 放射工作人员工作时佩戴个人剂量仪并按规定参加放射工作人员职业健康体检。

3. 按规定对放射诊疗场所和诊疗设备进行防护与状态检测。

4. 严禁对孕妇进行非必要性 X 线检查,尤其是妊娠 8~15 周的妇女。

5. 对儿童进行 X 线检查时,应尽量采用 X 线摄影检查或小剂量 CT 扫描,照射面积适当,并采用短时间曝光的摄影技术。

6. 新安装、维修或更换重要部件后的放射诊疗设备,应请取得资质认证的服务机构进行检测,合格后方可使用。

7. 放射工作人员必须熟练掌握业务技术和射线防护知识,正确掌握适用范围,合理使用 X 线诊断。

8. X 线检查中,在不影响诊断的前提下,应尽可能采用"高电压、低电流、后过滤"和小照射野工作。

9. 放射工作人员在使用 X 线摄影时,应严格按所需要的投照部位调节照射野,使有用 X 线束限制在临床需要的范围内并与成像器件相匹配。

10. 施行 X 线检查时注意受检者防护,对受检者非投照部位采取适当的防护措施。摄影中除受检者,其他人员应在机房外等候,对需要扶携者采取相应的防护措施。

三、放射工作人员个人剂量管理制度

1. 为加强放射工作人员个人剂量管理,明确各项管理措施,特制定本制度。

2. 放射工作人员必须按规定配备个人剂量仪,每季度定期送检。

3. 放射工作人员进入放射工作场所必须正确佩戴个人剂量仪,并妥善保管。对送检后个人剂量每季度超过 1.25mSv、每年超过 5mSv 者,必须调查原因,形成调查报告,经本人签字确认。

4. 放射工作人员个人剂量监测报告,由单位按规定建立个人剂量管理档案。

5. 放射工作人员个人剂量监测档案,必须终身保存。

四、放射科医疗质量安全不良事件报告制度

为了更好地保障医疗安全,减少医疗安全不良事件,确保患者安全,特制定本科医疗质量安全不良事件报告制度与流程,具体如下。

(一) 医疗质量安全不良事件的等级划分

医疗质量安全不良事件按事件的严重程度分为 4 个等级。

1. Ⅰ级事件,警告事件:非预期的死亡或非疾病自然进展过程中造成永久性功能丧失。其分为三个级别:①一般医疗质量安全事件,造成 2 人以下轻度残疾、组织器官损伤导致一般功能障碍或其他人身损害后果。②重大医疗质量安全事件,造成 2 人以下死亡或中度以上残疾、组织器官损伤导致严重功能障碍;造成 3 人以上中度以下残疾、组织器官损伤或其他人身损害后果。③特大医疗质量安全事件,造成 3 人以上重度残疾或死亡。

2. Ⅱ级事件，不良后果事件：在医疗过程中因诊疗活动而非疾病本身造成患者机体与功能损害。

3. Ⅲ级事件，未造成后果事件：虽然发生了错误事实，但未给患者机体与功能造成任何损害，或有轻微后果而不需任何处理可完全康复。

4. Ⅳ级事件，隐患事件：由于及时发现并修正错误，未形成错误事实。

（二）医疗质量安全不良事件报告的原则

Ⅰ、Ⅱ级事件属于必须报告范畴，报告应遵照《医疗事故处理条例》《重大医疗过失行为和医疗事故报告制度的规定》《医疗质量安全事件报告暂行规定》执行。

Ⅲ、Ⅳ级事件报告具有主动性和非处罚性的特点。①主动性：科室和个人自愿参与主动报告不良事件。②非处罚性：报告内容不作为对报告人或他人违章处罚的依据，也不作为对所涉及人员和部门处罚的依据。

（三）医疗质量安全不良事件的报告流程

1. Ⅰ、Ⅱ级事件报告流程：主管医护人员或值班人员在发生或发现Ⅰ、Ⅱ级事件时，除了立即采取有效措施防止损害扩大外，应立即向所在科室负责人报告，科室负责人应及时向医务科、护理部报告。同时在1个工作日内填报《医疗质量安全不良事件报告表》并提交至医务科或护理部，由其核实结果后再上报分管院领导。

2. Ⅲ、Ⅳ级事件报告流程：主管医护人员或值班人员在发生或发现Ⅲ、Ⅳ级事件时，当事人需及时报告科室负责人，在1~2个工作日内填写《医疗质量安全不良事件报告表》，上交至医务科或护理部并提出初步的质量改进建议。医务科、护理部接到报告后立即调查分析事件发生的原因、影响因素及管理等各个环节，与相关科室共同分析问题，制定对策及整改措施，在7个工作日内提出建议反馈给科室，督促相关科室限期整改。医务科、护理部负责备案，每季度进行总结，依据评定标准提出奖惩意见，经医疗质量管理委员会讨论上报院长办公会决议。

（四）奖惩制度

1. 主动报告医疗质量安全不良事件并积极整改的科室与个人，视情节轻重可减轻或免于处罚。如上报的事件对科室或医院从管理体系、运行机制、规章制度及岗位职责上的流程再造有显著帮助，促进质量获得重大改进，可给予奖励。

2. 当事人或科室在Ⅲ、Ⅳ级事件发生后未及时上报导致事件进一步发展，主管部门从其他途径获知的，视情节轻重给予处罚，由此引发纠纷或Ⅰ、Ⅱ级事件的，另按本院医疗纠纷处理办法处罚。

3. 发生或发现医疗质量安全不良事件未主动报告的个人或科室取消评优资格。

第二节 急诊与危急值报告制度

一、放射科急诊值班及交接班制度

1. 值班人员资质要求：值班人员包括一线值班医师、二线值班医师、值班技师。值班医师需取得医师资格证并已在医院进行执业注册登记。住院医师及以上职称医师可以担任一线值班医师，高年资主治及以上职称担任二线值班医师。未取得医师资格证并在医院注册的医师、进修医师、实习期医师不得独立值班。

2. 放射科实行 24 小时值班制度，值班人员应坚守工作岗位，不准脱岗，并保持通信通畅。

3. 值班人员需提前 10 分钟到岗接班，负责急诊摄片及报告工作。

4. 值班医师如遇疑难病例应及时请示二线值班医师，如遇不能独立解决的问题应及时向科主任和医院总值班汇报。

5. 严格执行 X 线检查、CT 检查的操作规程及科室制度，防范差错事故发生，做好医疗安全工作。值班时应巡视各机房及办公室，对设备、门窗、水电进行检查以免发生意外，注意防火防盗。

6. 值班期间严禁在科室内聚众嬉闹、玩游戏。

7. 值班人员不得私自换班，确有特殊情况时需经科主任或医疗组长批准后方可换班。因擅自换班引发的问题，由原值班医师承担责任。

8. 值班期间做好各项文字记录及交接班记录。

二、危急值报告制度

危急值是指当异常检查结果出现时，提示患者可能正处于有生命危险的边缘状态，临床医生需要及时得到检查信息，迅速给予患者有效的干预或治疗措施，否则就有可能出现严重后果，失去最佳抢救机会。放射科对危急值管理高度重视，建立危急值报告制度，不断规范、更新报告处理流程，保障危急值处置及时、有效。

（一）建立完整有效的危急值报告制度

制定临床危急值报告制度及流程，界定重要的检查结果等报告的范围。要求接获非书面危急值报告者应规范、完整、准确地记录患者识别信息、检查结果和报告者的信息，及时向经治或值班医师报告，并做好记录。医师接获临床危急值后及时追踪与处置。

（二）制定完善危急值项目表

根据临床需要和实践总结，放射科制定危急值项目及报告规定，建立危急值项目表，并根据实际情况对危急值项目进行及时更新。

三、危急值项目表

（一）X线检查危急值项目表（表9-1）

表9-1 X线检查危急值项目表

检查项目	危急值情况报告
在X线检查过程中出现呼吸、心跳骤停时，及时抢救并及时联系急诊相关人员	
所有部位	1. 一侧肺不张 2. 气管支气管异物 3. 食管异物 4. 大量液气胸 5. 急性肺水肿 6. 空腔器官穿孔 7. 肠梗阻

（二）CT检查危急值项目表（表9-2）

表9-2 CT检查危急值项目表

检查项目	危急值情况报告
在CT检查过程中出现呼吸、心跳骤停时，及时抢救并及时联系急诊相关人员	
神经系统（头颅五官）	1. 大面积脑梗死：梗死区域≥一个脑叶 2. 脑出血：只要CT检查中发现颅内出血 3. 颅内动脉瘤 4. 硬膜下血肿 5. 硬膜外血肿 6. 大量蛛网膜下腔出血 7. 颅底多发骨折或严重骨折累及颅内致颅内血肿等 8. 脑疝
呼吸系统、循环系统	1. 大量张力性气胸 2. 血气胸 3. 气管支气管异物、食管异物 4. 大面积急性肺栓塞、心包填塞 5. 胸主动脉瘤、夹层动脉瘤 6. 严重膈疝 7. 严重肺水肿
骨、关节、软组织	1. 脊柱爆裂性骨折、椎管占位截瘫 2. 可能危及生命的全身多发、多处骨折 3. 颅底多发骨折

检查项目	危急值情况报告
腹部、消化系统	1. 消化道穿孔、消化道异物 2. 腹部实质性器官破裂出血 3. 腹主动脉瘤 4. 夹层动脉瘤 5. 腹腔大量积血 6. 急性胰腺炎

（三）MRI 检查危急值项目表（表 9－3）

表 9－3　MRI 检查危急值项目表

检查项目	危急值情况报告
在 MRI 检查过程中出现呼吸、心跳骤停时，及时抢救并及时联系急诊相关人员	
神经系统（头颅五官）	1. 大面积脑梗死：梗死区域≥一个脑叶 2. 脑出血：只要 MRI 检查中发现颅内出血 3. 颅内动脉瘤 4. 硬膜下血肿 5. 硬膜外血肿 6. 大量蛛网膜下腔出血 7. 脑疝
呼吸系统、循环系统	1. 大面积急性肺栓塞、心包填塞 2. 胸主动脉瘤、夹层动脉瘤 3. 严重膈疝 4. 严重肺水肿 5. 胸腔大量积液/积血
骨、关节、软组织	1. 脊柱爆裂性骨折、椎管占位截瘫 2. 可能危及生命的全身多发、多处骨折 3. 颅底多发骨折或严重骨折累及颅内致颅内血肿等
腹部、消化系统	1. 消化道穿孔/异物 2. 腹部实质性器官破裂出血 3. 腹主动脉瘤 4. 夹层动脉瘤 5. 腹腔大量积液/积血 6. 急性胰腺炎

（四）介入放射手术危急值项目表（表 9－4）

表 9－4　介入放射手术危急值项目表

检查项目	危急值情况报告
非血管介入手术	1. 张力性气胸、血气胸 2. 实质性器官破裂出血 3. 主要大血管损伤 4. 患者持续性出血、活动性出血 5. 其他严重情况

四、危急值处理流程

（一）危急值报告注意事项

1. 急诊科请检项目、住院抢救及手术中必要的放射检查均列为急诊任务，应立即进行放射检查。会同临床医生做出临时初步诊断，最终结论以书面报告为准。

2. 对于危重患者及检查中可能出现意外的患者，临床医生必须携带急救药品陪同检查，到场监护，由放射诊断技术人员共同配合完成检查工作。

3. 各科室应根据患者病情需要在影像申请单上签注"急"字，申请目的及检查部位均应填写明确。

（二）危急值报告流程图

1. 放射科非介入常规（X 线检查、CT、MRI）检查危急值报告流程见图 9－1。

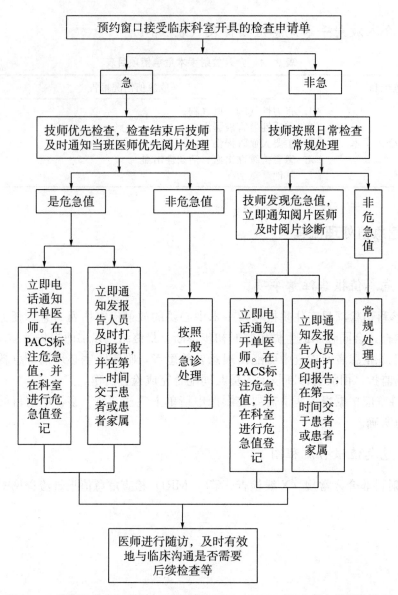

图 9-1 放射科非介入常规（X线检查、CT、MRI）检查危急值报告流程

2. 介入放射手术危急值报告流程见图 9—2。

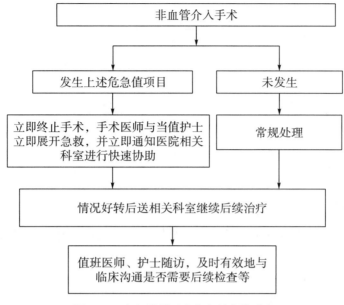

图 9—2　介入放射手术危急值报告流程

第三节　各机房检查管理制度

一、X 线机房检查管理制度

(一) X 线设备管理规范

1. X 线设备使用人员必须岗前培训合格，熟悉使用程序后方可独立操作。

2. X 线机房内所有设备和各项设施由专人负责，在工程技术人员的指导下共同进行维护、保养和检修工作，定期校正各种参数，保证 X 线设备正常、准确的运转状态。

3. 每日开机前准备：①检查机房防护用品是否准备齐全；②观察 X 线设备各部分是否正常；③检查温湿度（温度 18~22℃，相对湿度 45%~60%）是否适宜；④检查机房警示灯是否正常工作。

4. 开机后检查 X 线设备运行是否正常。

5. 检查过程中的注意事项：①移动检查床、X 线球管过程中，操作人员需特别注意设备及人员安全；②曝光前应保证无关人员均在机房外并关好铅门；③若发生设备故障，应及时通知工程师进行排查。

6. 检查结束应关闭 X 线设备主机、工作站电源。

（二）X线设备操作规范

1. 严格按照《X线设备管理规范》进行X线设备操作。
2. 严格核对患者信息，核对患者体位摆放是否与界面选择一致。
3. 患者上下检查床和检查床移动时需注意患者安全，应预防站立位患者摔倒，避免意外受伤。
4. 根据患者情况进行个性化曝光参数设置，防止过量辐射并保证图像质量。
5. 检查时需密切观察患者，若出现紧急情况需立刻进行处理。
6. 检查结束时需预览图像，查对检查申请、图像信息与患者是否完全一致，进行图像PACS传输和磁盘空间整理，及时打印胶片。

（三）X线检查流程

1. 患者携带申请单和预约单到相应X线机房门口报道（检查须知已在预约窗口告知）。
2. 扫描技师认真核对患者信息、检查部位及体位选择是否正确。
3. 扫描技师告知患者整个扫描流程和注意事项。
4. 按照《X线检查规范》中的要求为患者做好检查前准备。
5. 扫描技师对患者进行正确摆位后，再次核对信息，选择正确的患者信息和合适的扫描序列进行扫描。
6. 检查完成后，扫描技师应告知患者取报告和胶片的时间、地点，并及时传输图像到PACS，及时处理图像，传输到"胶片自助打印系统"。

二、CT机房检查管理制度

（一）CT设备管理规范

1. CT设备使用人员必须岗前培训合格，熟悉使用程序后方可独立操作。
2. CT机房内所有设备和各项设施由专人负责，在工程技术人员的指导下共同进行维护、保养和检修工作，定期校正各种参数，保证CT设备处于正常、准确的运转状态。
3. 每日开机前准备：①检查机房防护用品是否准备齐全；②观察CT设备各部分是否正常；③检查温湿度（温度18~22℃，相对湿度45%~60%）是否适宜；④检查机房警示灯是否正常工作。
4. 开机后检查CT设备运行是否正常。
5. 检查过程中的注意事项：①在CT检查床运动中应注意患者安全；②曝光前应保证无关人员均在机房外并关好铅门；③若发生设备故障应及时通知工程师进行排查。
6. 检查结束应关闭CT主机、工作站电源。

（二）CT 设备操作规范

1. 为患者准备好一次性床单，做好手卫生。

2. 严格按照《CT 设备管理规范》进行 CT 设备操作。

3. 严格核对患者信息，核对患者体位摆放是否与界面选择一致。

4. 患者上下检查床和检查床移动时需注意患者安全，防止意外受伤。

5. 根据患者情况进行个性化扫描，防止过量辐射并保证图像质量。

6. 检查时需密切观察患者，若如出现紧急情况需立刻进行处理。

7. 检查结束时需预览图像，查对检查申请、图像信息与患者是否完全一致，进行图像 PACS 传输和磁盘空间整理，及时打印胶片。

（三）CT 检查流程

1. 患者携带申请单和预约单到相应 CT 机房门口报道（检查须知已在预约窗口告知）。

2. 扫描技师认真核对患者信息和检查部位是否正确。

3. 扫描技师告知患者整个扫描流程和注意事项。

4. 按照《CT 检查规范》中的要求为患者做好检查前准备。

5. 扫描技师对患者进行正确摆位后，再次核对信息，选择正确的患者信息和合适的扫描序列进行扫描。

6. 检查完成后，扫描技师应告知患者取报告和胶片的时间、地点，需告知增强扫描患者留在观察区 30 分钟，无不适才可离开。

7. 检查完成后，及时传输图像到 PACS，及时处理图像，传输到"胶片自助打印系统"。

三、MRI 机房检查管理制度

（一）MRI 设备管理规范

1. MRI 设备使用人员必须岗前培训合格，熟悉使用程序后方可独立操作。

2. 按规定进行质量保证检测，并记录液氦水平。

3. 设备间和磁体间环境温度一般控制在 $18\sim22\,^{\circ}\!\mathrm{C}$，相对湿度控制在 $40\%\sim60\%$。每天观察并记录设备间和磁体间的温度、湿度，观察并调节恒温、恒湿精密空调的运行状况，检查机房线圈、防噪耳机等是否准备齐全。

4. 开机后检查 MRI 设备运行是否正常。

5. 扫描前进行图像转换和磁盘空间整理。

6. 检查过程中的注意事项：①在 MRI 检查床运动中应注意患者安全；②确保检查过程中磁共振门关好；③若发生设备故障应及时通知工程师进行排查。

（二）MRI 操作规程及检查流程

1. 严格按照设备开关机程序正确开启或关闭设备。

2. 认真核实患者信息，确保录入信息与患者一致。

3. 任何人进入磁体间前必须去除全部活动金属物品。

4. 装有心脏起搏器、人工心脏瓣膜、心脏支架、眼球异物等术后金属固定器械的患者不能进行 MRI 检查。

5. 患者上下检查床时要注意患者安全，防止意外受伤。

6. 婴幼儿或不配合的患者在进行检查时需要镇静，并由家属全程陪同；危重患者由主管医师陪同。

7. 依据患者检查的项目要求，协助患者正确按规范摆放体位，并再次核对患者信息。

8. 按患者体质特点和疾病种类选择扫描序列与参数。

9. 扫描时应密切观察患者、图像预览窗口、高压注射器等，若出现特殊情况，应立刻进行处理。

10. 扫描过程中，若图像出现伪影或信噪比差，需改换扫描序列、调整扫描参数重新进行扫描。

11. 扫描结束时应预览图像，查对检查申请、图像信息与患者信息；检查图像质量与范围是否满足诊断需要。

（三）MRI 安全制度

1. 铁磁性物体禁止入内：MRI 磁体附近常出现的铁磁性物体主要有氧气钢瓶、担架、轮椅、外科手术器械（剪刀、镊子、夹钳等）、医疗仪器（尤其是呼吸机、血氧仪、监护仪、血压计、听诊器等）、患者随身携带的各种金属物品等。钥匙、磁卡、硬币、皮带、饰物、发卡、假发、手表、打火机、小刀、指甲刀、钢笔、眼镜、金属拐杖、磁疗内衣、磁疗护膝、磁疗护腰、磁贴膏药、磁性暖宝贴、手机、助听器等是最容易被患者带入磁体室的随身铁磁性物体（金属物品）。投射效应是 MRI 系统最大的安全性问题之一，如果误将强铁磁性的氧气钢瓶推入磁体室，则有可能发生灾难性事故，因为在投射效应的作用下，氧气钢瓶将以一定的加速度"飞"向磁体，从而对 MRI 系统造成严重破坏，该加速度足以使钢瓶上的气阀损坏而造成氧气泄漏，有发生爆炸的可能。

2. 制冷剂安全：超导 MRI 仪一般用液氦和液氮作为冷却剂，当发生失超或容器受到猛烈撞击破裂时，可能发生液氦和液氮的泄漏。一般情况下泄漏的液氦和液氮应该通过专用管道排出，但是如果发生意外，则可能进入磁体室。泄漏的制冷剂的危险性包括超低温液氦和液氮引起冻伤、液氦和液氮的直接伤害。液氮本身对人体具有毒性，而液氦对人体虽然无直接毒性，但是两者均可能造成窒息。因此一旦发生制冷剂泄漏，所有人员必须立刻撤离磁体室。磁体室还必须安装氧气监测报警器。

3. 特殊吸收率安全：人体组织吸收特定频率的能量可导致组织温度升高，RF 脉冲照射引起的实际组织温升与 RF 脉冲的持续时间、能量沉积速率、环境温度以及患者自身的温度调节能力（表浅血流量、出汗率等）有关，高热患者不宜行 MRI 检查。射频所产生的热量与 MRI 场强有关，相同条件下，MRI 场强越高，患者热量累积越多。遵循安全标准：全身平均 SAR 推荐值应该在 0.4W/kg 以下，每克组织的 SAR 空间峰值推荐值应该在 8.0W/kg 以下。

4. 梯度场安全：最大梯度场变化率在 6T/s 以下；对于横向梯度，最大梯度场变化率要小于轴向梯度上限的 3 倍；梯度脉冲的脉宽越大，允许的梯度切换率就越小。

5. 梯度噪声安全：声压平均值超过 99dB 或峰值超过 140dB 时，要对患者及陪同者进行听力保护，使患者听到的声压降到 99dB 以下。静音技术有梯度线圈真空隔绝腔技术、缓冲悬挂技术、噪音固体传导通路阻断技术、静音扫描序列技术，以及墙壁天花板使用吸音材料等。

四、DSA 机房检查管理制度

（一）DSA 设备管理规范

1. DSA 设备使用人员必须岗前培训合格，熟悉使用程序后方可独立操作。

2. 每日开机前准备：①检查机房和手术室防护用品是否准备好；②DSA 设备各大部件状况：有无松动、滑脱等异常情况；③操作间环境温度保持在安全范围（18～25℃），设备间空调温度低于 18℃；④检查机房警示灯是否正常工作。

3. 开机后检查 DSA 设备运行是否正常：包括 C 臂和手术床的各种机械运动、曝光功能、工作界面及软件运行等。

4. 手术过程中的注意事项：①在 C 臂运动中应注意患者安全；②曝光前应保证无关人员均在机房外并关好铅门；③若发生设备故障应及时通知工程师进行排查。

5. 检查结束应关闭 DSA 主机、工作站电源。

（二）DSA 设备操作规范

1. 进入手术区域前更换洗手衣裤、拖鞋，佩戴一次性口罩、帽子。

2. 严格按照《DSA 设备管理规范》进行 DSA 设备操作。

3. 严格核对患者信息，核对患者体位摆放是否与界面选择一致。

4. 患者上下手术床和手术床移动时需注意患者安全，防止意外受伤。

5. 正确选择设备工作参数，防止过量辐射并保证图像质量。正确使用高压注射器。

6. 手术时需密切观察患者、图像预览窗口、高压注射器显示屏，若出现意外，需立刻进行处理。

7. 手术过程中，若患者出现危急状况，必要时着铅衣进入手术室内参与抢救。

8. 手术过程中，若出现设备锁定，需立即检查 C 臂与手术床或其他周围物体有无碰撞，并及时解除碰撞状态；若出现射线中断，需立即检查设备温度、环境湿度是否过高，调整后进行采集。如仍无法排除故障，则立即通知设备工程师。

9. 手术结束时需预览图像，查对检查申请、图像信息与患者是否完全一致。进行图像 PACS 传输和磁盘空间整理，及时打印胶片。

（三）DSA 诊疗流程

1. 患者必须行介入诊疗时，由介入手术室接诊医师检查是否符合介入诊疗的适应证，在排除禁忌证后完善术前检查和预约诊疗时间。

2. 对确认可以接受介入诊疗的患者，由手术医师向患者或其家属详细介绍介入诊疗的方法、途径、可能出现的并发症、可预期的效果、术中所用的介入材料及费用，征得患者或其家属的同意并签署知情同意书、委托书、一次性医用卫生材料使用协议书。

3. 手术前患者在病房完成检查前准备。患者到达手术室后，由当班技师详细登记患者信息，并将知情同意书、委托书、一次性医用卫生材料使用协议书放在病历中。由当班护士安排患者上检查床，接心电监护，打开手术包准备手术，其间应严格执行查对制度，防止差错事故的发生。

4. 手术中手术医师、护士和技师均应坚守岗位，各司其职。

5. 手术结束后由手术医师或助手压迫止血，并向患者详细交代注意事项，由护士协助包扎止血，非危重和复杂患者介入诊疗结束后可由介入科医师护送患者回病房。手术医师应及时书写手术记录，技师应及时处理图像、刻录光盘或照片，应尽快将胶片交给急症患者。护士应及时结算手术费用、整理房间并安排下一位患者上检查床。

主要参考文献

[1] 李月卿. 医学影像成像理论 [M]. 北京：人民卫生出版社，2003.

[2] 于兹喜. 医学影像检查技术学 [M]. 北京：人民卫生出版社，2010.

[3] 阮先会，张照喜，辛春. 医学影像解剖学 [M]. 武汉：湖北科学技术出版社，2009.

[4] 刘树伟. 断层解剖学 [M]. 北京：高等教育出版社，2004.

[5] 白人驹，张雪林. 医学影像诊断学 [M]. 3 版. 北京：人民卫生出版社，2010.

[6] 金征宇，龚启勇. 医学影像学 [M]. 3 版. 北京：人民卫生出版社，2015.

[7] 余建明. 实用医学影像技术 [M]. 北京：人民卫生出版社，2015.

[8] 王予生. 骨关节数字 X 线摄影技术学 [M]. 北京：人民军医出版社，2012.

[9] 赵斌，李萌. 医学影像技术学 [M]. 北京：人民卫生出版社，2014.

[10] 王鹏程，李讯茹. 放射物理与防护 [M]. 北京：人民卫生出版社，2014.

[11] 中华医学会影像技术分会，中华医学会放射学分会. CT 检查技术专家共识 [J]. 中华放射学杂志，2016，50（12）：916-928.

[12] 中华医学会放射学分会. 头颈部 CT 血管成像扫描方案与注射方案专家共识 [J]. 中华放射学杂志，2019，53（2）：81-87.

[13] 中华医学会放射学分会，下肢动脉 CTA 扫描技术专家共识协作组. 下肢动脉 CT 血管成像扫描技术专家共识 [J]. 中华放射学杂志，2019，53（2）：88-92.

[14] 中华医学会放射学分会心胸学组，《中华放射学杂志》心脏冠状动脉多排 CT 临床应用指南写作专家组. 心脏冠状动脉 CT 血管成像技术规范化应用中国指南 [J]. 中华放射学杂志，2017，51（10）：732-743.

[15] 余建明，曾勇明. 医学影像检查技术学 [M]. 北京：人民卫生出版社，2016.

[16] 余建明. 医学影像技术学 [M]. 3 版. 北京：科学出版社，2014.

[17] 中华医学会影像技术分会，中华医学会放射学分会. MRI 检查技术专家共识 [J]. 中华放射学杂志，2016，50（10）：724-739.

[18] 中华医学会放射学分会质量管理与安全管理学组，中华医学会放射学分会磁共振成像学组. 磁共振成像安全管理中国专家共识 [J]. 中华放射学杂志，2017，51（10）：725-731.

[19] 杨正汉，冯逢，王霄英. 磁共振成像技术指南：检查规范、临床策略及新技术应用 [M]. 2 版. 北京：人民军医出版社，2017.

[20] 李真林，倪红艳. 中华医学影像技术学·MR 成像技术卷 [M]. 北京：人民卫生

出版社，2017.

[21] 石明国. 医学影像设备（CT/MR/DSA）成像原理与临床应用 [M]. 北京：人民卫生出版社，2013.

[22] 韦清，柏晓玲，逢锦，等. 介入诊疗医务人员正确使用辐射防护用具的证据总结 [J]. 介入放射学杂志，2022，31（7）：724-727.

[23] 中国医学会放射学分会对比剂安全使用工作组. 碘对比剂使用指南（第2版）[J]. 中华医学杂志，2014，94（43）：3363-3369.

[24] 中华医学会临床药学分会，中国药学会医院药学专业委员会，中华医学会肾脏病学分会. 碘对比剂诱导的急性肾损伤防治的专家共识 [J]. 中华肾脏病杂志，2022，38（3）：265-288.

[25] 中华医学会放射学分会磁共振学组，中华医学会放射学分会质量控制与安全工作委员会. 钆对比剂临床安全性应用中国专家建议 [J]. 中华放射学杂志，2019，53（7）：539-544.

[26] 中华医学会呼吸病学分会肺癌学组，中国肺癌防治联盟专家组. 肺结节诊治中国专家共识（2018年版）[J]. 中华结核和呼吸杂志，2018，41（10）：763-771.

[27] 于楠，段海峰，马光明，等. MRI对局灶性机化性肺炎的诊断价值 [J]. 影像诊断与介入放射学，2021，30（4）：255-260.

[28] 中华医学会儿科学分会心血管学组，中华医学会儿科学分会风湿学组，中华医学会儿科学分会免疫学组，等. 川崎病诊断和急性期治疗专家共识 [J]. 中华儿科杂志，2022，60（1）：6-13.

[29] 中华医学会外科学分会血管外科学组，符伟国，陈忠，等. Stanford B型主动脉夹层诊断和治疗中国专家共识（2022版）[J]. 中国实用外科杂志，2022，42（4）：370-379，387.

[30] 中华医学会放射学分会介入学组. 中国Stanford B型主动脉夹层诊断和介入治疗临床指南（2023版）[J]. 中国血管外科杂志（电子版），2022（2）：119-130.

[31] 张雪林. 磁共振成像（MRI）诊断学 [M]. 北京：人民军医出版社，2015.

[32] 李坤成. 中华临床医学影像学：心血管分册 [M]. 北京：北京大学医学出版社，2016.

[33] 夏瑞明，刘林祥. 医学影像诊断学 [M]. 北京：人民卫生出版社，2014.

[34] 韩萍，于春水. 医学影像诊断学 [M]. 北京：人民卫生出版社，2016.

[35] 黎玉莹，李晶晶. 肝转移瘤原发灶来源鉴别的影像学研究进展 [J]. 临床放射学杂志，2023，42（5）：878-881.

[36] 中华人民共和国国家卫生健康委员会. 原发性肝癌诊疗指南 [J]. 肿瘤综合治疗电子杂志，2022，8（2）：16-53.

[37] 辽宁省周围血管病及肿瘤介入诊疗技术质控中心. 肝脓肿介入治疗辽宁专家共识 [J]. 介入放射学杂志，2022，31（7）：642-650.

[38] 中华医学会肝病学分会. 肝硬化诊治指南 [J]. 现代医药卫生，2020，36（2）：320-339.

[39] 赫捷，陈万青. 中国食管癌筛查与早诊早治指南 [J]. 中国肿瘤，2022，31（6）：401－436.

[40] 中国抗癌协会胃癌专业委员会. 胃癌诊治难点中国专家共识（2020版）[J]. 中国实用外科杂志，2020，40（8）：869－904.

[41] 国家癌症中心结直肠癌筛查与早诊早治指南制定专家组. 中国结直肠癌筛查与早诊早治指南 [J]. 中国肿瘤，2021，30（1）：1－28.

[42] Gaudiano C，Tadolini M，Busato F，et al. Multidetector CT urography in urogeniml tuberculosis：use of reformatted images for the assessment of the radiological findings. A pictorial essay [J]. Abdom Radiol（NY），2017，42（9）：2314－2324.

[43] 戴伟，冯锋. MRI 多序列对宫颈癌的临床应用价值分析 [J]. 中国 CT 和 MRI 杂志，2016，14（12）：96－98.

[44] 于春水，郑传胜，王振常. 医学影像诊断学 [M]. 5 版. 北京：人民卫生出版社，2022.

[45] 中华医学会放射学分会骨关节学组，中国医师协会放射医师分会肌骨学组，中华医学会骨科学分会骨质疏松学组，等. 骨质疏松的影像学与骨密度诊断专家共识 [J]. 中国骨与关节杂志，2020，9（9）：666－673.

[46] 中华医学会骨科学分会关节外科学组，中国医师协会骨科医师分会骨关节炎学组. 中国骨关节炎诊疗指南（2021 年版）[J]. 中华骨科杂志，2021，41（18）：1291－1314.

[47] 李锋，宋跃明，方忠. 脊柱小关节骨关节炎诊治专家共识 [J]. 骨科，2018，9（6）：417－422.

[48] 马信龙. 腰椎间盘突出症的病理学分型及其临床意义 [J]. 中华骨科杂志，2014，34（9）：974－981.

[49] 中国老年学学会骨质疏松委员会，骨质疏松症诊断标准学科组. 中国人骨质疏松症诊断标准专家共识（第三稿·2014 版）[J]. 中国骨质疏松杂志，2014，20（9）：1007－1010.

[50] 中国抗癌协会乳腺癌专业委员会. 中国抗癌协会乳腺癌诊治指南与规范（2021 年版）[J]. 中国癌症杂志，2021，31（10）：954－1040.

[51] 美国放射学院. 乳腺影像报告与数据系统图谱（2013 版）[M]. 王殊，洪楠，译. 北京：北京大学医学出版社，2016.

[52] 葛均波，徐永健. 内科学 [M]. 8 版. 北京：人民卫生出版社，2013.

[53] 唐陶富. CT 诊断学 [M]. 北京：人民卫生出版社，2005.

[54] 孔令文，黄光斌，易云峰，等. 创伤性肋骨骨折手术治疗中国专家共识（2021 版）[J]. 中华创伤杂志，2021，37（10）：865－875.

[55] 中国医师协会胸外科医师分会创伤外科学组，中国研究型医院学会胸外科学专业委员会，中国医药教育协会胸外科专业委员会，等. 肋骨胸骨肺部创伤诊治专家共识（2022 版）[J]. 中国胸心血管外科临床杂志，2023，30（1）：1－9.

[56] Talbot BS，Gange CP Jr，Chaturvedi A，et al. Traumatic rib injury：patterns，imaging pitfalls，complications，and treatment［J］. Radiographics，2017，37（2）：628−651.

[57] 中华医学会耳鼻咽喉头颈外科学分会小儿学组. 中国儿童气管支气管异物诊断与治疗专家共识［J］. 中华耳鼻咽喉头颈外科杂志，2018，53（5）：325−326.

[58] 中华医学会外科学分会血管外科学组. 深静脉血栓形成的诊断和治疗指南（第三版）［J］. 中华普通外科杂志，2017，32（9）：807−812.

[59] Righini M，Le Gal G，Bounameaux H. Venous thromboembolismdiagnosis：unresolved issues［J］. Thromb Haemost，2014，113：1184−1192.

[60] Goldhaber SZ，Bounameaux H. Pulmonary embolism and deepvein thrombosis［J］. Lancet，2012，379：1835−1846.

[61] Grasselli G，Calfee CS，Camporota L，et al. ESICM guidelines on acute respiratory distress syndrome：definition，phenotyping and respiratory support strategies［J］. Intensive Care Med，2023，49（7）：727−759.

[62] ARDS Definition Task Force，Ranieri VM，Rubenfeld GD，et al. Acute respiratory distress syndrome：the Berlin Definition［J］. JAMA，2012，307（23）：2526−2533.

[63] 中华医学会呼吸病学分会胸膜与纵隔疾病组（筹）. 胸腔积液诊断的中国专家共识［J］. 中华结核和呼吸杂志，2022，45（11）：1080−1096.

[64] 周翔平. 医学影像学［M］. 2版. 北京：高等教育出版社，2016.

[65] 刘成磊，孙志先，刘婕，等. 肺撕裂伤的CT诊断及分型［J］. 临床放射学杂志，2015，34（5）：725−728.

[66] 许乙凯，陈曌. 急诊影像诊断学［M］. 北京：科学出版社，2019.

[67] 中国企业管理研究会公共卫生与医疗健康管理研究院，浙江长三角健康科技研究院老年病急救技术研究部，浙江省增龄与理化损伤性疾病诊治研究重点实验室，等. 成人食管异物急诊处置专家共识（2020版）［J］. 中华危重症医学杂志（电子版），2020，13（6）：446−452.

[68] 中华医学会外科学分会胰腺外科学组. 中国急性胰腺炎诊治指南（2021）［J］. 中国实用外科杂志，2021，41（7）：739−746.

[69] 中国医师协会中西医结合分会心血管专业委员会，中华中医药学会心血管病分会. 动脉粥样硬化中西医防治专家共识（2021年）［J］. 中国中西医结合杂志，2022，42（3）：287−293.

[70] 李玉林，文继舫，唐建武. 病理学［M］. 8版. 北京：人民卫生出版社，2013.

[71] Grasselli G，Calfee CS，Camporota L，et al. European Society of Intensive Care Medicine Taskforce on ARDS. ESICM guidelines on acute respiratory distress syndrome：definition，phenotyping and respiratory support strategies［J］. Intensive Care Med，2023，49（7）：727−759.